ACT und Schematherapie

Interpersonales Verhalten durch Achtsamkeit, Akzeptieren und Schemagewahrsein verändern

Eine ausführliche Präsentation sämtlicher lieferbaren und geplanten Titel unseres Verlages finden Sie im Internet unter *www.gp-probst.de*

TITELÜBERSICHT

Band 1 – Van Vreeswijk, Broersen & Schurink: *Achtsamkeit und Schematherapie*
Band 2 – Emerson & Hopper: *Trauma-Yoga*
Band 3 – Williams & Poijula: *Das PTBS-Arbeitsbuch*
Band 4 – Rosengren: *Arbeitsbuch Motivierende Gesprächsführung*
Band 5 – Skeen: *Lebensfallen in der Partnerschaft*
Band 6 – Davies: *Triggerpunkt-Massage der Schultern*
Band 7 – Rollnick, Miller & Butler: *Motivierende Gesprächsführung in den Heilberufen*
Band 8 – Wilber: *Das Atman-Projekt – Streben der Seele nach Einheit*
Band 9 – Finando: *Triggerpunkt-Therapie bei Myofaszialschmerz*
Band 10 – Hyman & Pedrick: *Arbeitsbuch Zwangsstörungen*
Band 11 – McKay, Lev & Skeen: *ACT und Schematherapie*
Band 12 – Putnam: *Handbuch Dissoziative Identitätsstörung*

Matthew McKay, Avigail Lev &
Michelle Skeen

ACT und Schematherapie

Interpersonales Verhalten durch Achtsamkeit, Akzeptieren und Schemagewahrsein verändern

Mit einem Vorwort von Steven C. Hayes

Aus dem Amerikanischen von
Theo Kierdorf & Hildegard Höhr

G. P. PROBST VERLAG
Lichtenau/Westfalen

Dieses Buch dient der akkuraten und zuverlässigen Information über das beschriebene Thema. Es wird mit dem ausdrücklichen Hinweis zum Verkauf angeboten, daß der Verlag keine psychologischen, finanziellen, juristischen und anderweitigen Dienstleistungen anbietet. Falls Sie konkreten Rat oder eine allgemeine Beratung benötigen, wenden Sie sich bitte an entsprechende Experten.

Für die Inhalte der im Buch angegebenen externen Webseiten übernehmen wir trotz sorgfältiger inhaltlicher Prüfung keinerlei Haftung. Für die Inhalte dieser Seiten sind ausschließlich deren Betreiber verantwortlich.

Titel der amerikanischen Originalausgabe: ACCEPTANCE AND COMMITMENT THERAPY FOR INTERPERSONAL PROBLEMS: *Using Mindfulness, Acceptance, and Schema Awareness to Change Interpersonal Behaviors*
Zuerst erschienen in den USA bei: New Harbinger Publications, Inc., Oakland/USA

Übersetzung aus dem Amerikanischen: Theo Kierdorf & Hildegard Höhr, Köln
Umschlaggestaltung: Christian Tschepp *(www.christian-tschepp.at)* und Mareile Gropengießer (Paderborn)
Satz: SpaceType, Köln
Druck & Bindung: MediaPrint, Paderborn
Printed in Germany

ISBN 978-3-944476-02-5

Bibliographische Information der Deutschen Nationalbibliothek
Die Deutsche Nationalbibliothek verzeichnet diese Publikation in der Deutschen Nationalbibliografie; detaillierte bibliografische Daten sind im Internet über *http://dnb.d-nb.de* abrufbar.

Inhalt

Vorwort
von Steven C. Hayes

Dies ist meines Wissens das erste Buch, in dem Ideen der Schematherapie mit Methoden der Acceptance-and-Commitment-Therapie (ACT) kombiniert werden. Da sich diese beiden Behandlungsansätze von zwei unterschiedlichen Traditionen innerhalb der kognitiv-behavioralen Schule herleiten, könnte man meinen, sie würden in Konflikt geraten. Doch zumindest so, wie die Autoren des vorliegenden Buches sie einsetzen, passiert das nie.

Das Buch versteht Schemata schlicht als tief verwurzelte Gedankenmuster. Diese Sicht läßt sich mit der ACT problemlos vereinbaren. Schemata beschreiben eine Art funktionaler Themen, und die Autoren konzentrieren sich auf zehn für interpersonale Probleme besonders wichtige Muster: Verlassenheit, Mißtrauen, Entbehrung, Unzulänglichkeit, Entfremdung, Inkompetenz, Versagen, Anspruchshaltung, Unterwerfung und übermäßige Kritik. Eine solche Zusammenfassung von Denkmustern zu größeren Einheiten erleichtert es etwas, übergeordnete Zusammenhänge zu erkennen und sich zwecks genauerer Einschätzung über deren potentielle Funktion klar zu werden. Sowohl dem Klienten als auch dem Therapeuten kann dieser Ansatz helfen, den Wald als Ganzes statt vieler einzelner Bäume zu sehen.

Ausgehend von der Identifikation von Schemata bereichert das hier vorgestellte getestete Protokoll die Arbeit an Schemata durch die Einbeziehung der speziellen ACT-Techniken, die nach der Identifikation der relevanten Schemata die Hauptrolle spielen. Durch ihre sehr funktionale Darstellung der Schemata erleichtern die Autoren es, diese Brücke zu schlagen. So wie im Sinne der traditionellen ACT eine Fusion mit einem Gedanken unmittelbar zu Erlebensvermeidung führt, führt Schema-Coping im Sinne der hier beschriebenen schemafokussierten Sicht ziemlich direkt zu vermeidenden Formen der Anpassung. Schema-Coping-Verhalten in seinen verschiedenen Formen dient der Vermeidung des emotionalen Schmerzes, der mit bestimmten Denkmustern fest verbunden ist. In diesem Sinne lassen sich Schemata nutzen, um dysfunktionale Muster des Vermeidens und deren Entstehungsgeschichte aufzuklären. Diese nützliche Idee wurde im vorliegenden Buch gut umgesetzt.

Ein Grund für die Nutzung eines schemafokussierten Ansatzes bei der Arbeit an interpersonalen Problemen ist, daß solche Probleme in verwirrend vielfältigen Formen auftreten. Man kann sich bei dieser Arbeit sehr leicht im Inhaltlichen verirren – in den Einzelheiten der interpersonalen Geschichten und Schwierigkeiten, im psychologischen Aspekt der Welt des Sozialen. Zwar hat jeder Mensch gelegentlich Beziehungsprobleme, doch in diesem Buch geht es um etwas Grundsätzlicheres: um infolge einer chronisch dysfunktionalen Interaktion wiederholt auftretende Schwierigkeiten. Bei der Arbeit an Problemen dieser Art sind die umfassenderen Muster wichtiger als die Details einer konkreten Situation.

Vor vielen Jahren stellten Sprachforscher fest, daß die analytischen Dimensionen der menschlichen Sprache begrenzt sind; man kann die scheinbar unübersehbare Zahl evaluativer Themen insgesamt drei polar-gegensätzlichen Dimensionen zuordnen: gut/schlecht, stark/schwach und schnell/langsam. Ähnlich können uns Schemata helfen. Sofern es gelingt, sie nicht zu verdinglichen oder in Ursachen zu verwandeln, helfen sie Klienten und Therapeuten, sich auf wenige Themen zu konzentrieren, die viele unterschiedliche Details erfassen. Die Konzentration auf umfassendere Muster (Schemata) hilft Klienten, sich ihr eigenes Verhalten distanzierter und aufmerksamer anzuschauen, und oft kommt dies der Suche nach neuen Anpassungsformen zugute. Die Klienten treten vom Geschehen in der aktuellen Situation einen Schritt zurück und fragen sich: »Was will ich hier und jetzt?« Und: »Was beinhalten die größeren Beziehungsmuster, die sich durch mein momentanes Verhalten herausbilden?« Dieser Schritt – das Zurücktreten vom aktuellen Geschehen und das Ausschauhalten nach umfassenderen Mustern – ist ein mächtiger Verbündeter der Veränderung. Es ist kein Zufall, daß in diesem Buch im Dienste dieses Prozesses ACT-Techniken benutzt werden, denn die verfolgten Ziele stehen völlig im Einklang mit jenen der ACT.

Das in diesem Buch beschriebene Protokoll lenkt die Aufmerksamkeit des Therapeuten unablässig auf die Funktion des Denkens und der Emotion sowie auf die Entwicklung effektiverer Verhaltensmuster. Den Autoren des Buches ist es hoch anzurechnen, daß das beschriebene Protokoll bereits getestet wurde. Wir können uns also einigermaßen sicher sein, daß es bei interpersonalen Problemen wirklich von Nutzen ist. Das Buch enthält detaillierte Beschreibungen von Interventionen und hilft den Lesern, sich vorzustellen, wann und unter welchen Umständen diese jeweils eingesetzt werden sollten.

Die Möglichkeiten, interpersonale Probleme zu behandeln, sind noch sehr begrenzt. Es mag zwar für eine Prognose noch etwas früh sein, aber ich bin fest davon überzeugt, daß das vorliegende Buch die Zahl dieser Möglichkeiten erheblich erweitert. Angesichts der oft weitreichenden und tiefen Wirkung interpersonaler Probleme möchte ich behaupten, daß der hier vorgestellte neue Ansatz keinen Augenblick zu früh aufgetaucht ist.

— Steven C. Hayes,
Foundation-Professor der *University of Nevada*

Einleitung

Klienten suchen uns wegen interpersonaler Probleme auf, die sich oft in mehreren ihrer Beziehungen und in verschiedenen Lebensbereichen äußern (bezogen auf Freunde, Arbeitskollegen, die eigene Familie, einen Partner usw.). Weitreichende interpersonale Probleme können somit ein Niveau erreichen, das man als interpersonale Störung verstehen und das zum Scheitern von Beziehungen, zu sozialer Isolierung, Depression und Dysfunktion im Beruf führen kann.

Klienten, die mit Problemen dieser Art kämpfen, suchen häufig Therapeuten auf. Beispielsweise berichten mehr als 50 Prozent der Besucher unserer *Berkeley Cognitive Behavioral Therapy Clinic* über signifikante wiederkehrende interpersonale Probleme. Die meisten Klienten, die wegen einer Depression, eines Traumas, wegen Angstproblemen sowie wegen Achse-II-Störungen bei uns vorsprechen, leiden auch unter interpersonalen Problemen in mehr als einer für sie wichtigen Beziehung. Und Kollegen aus dem ganzen Land haben eine ähnliche Häufigkeit solcher Probleme beobachtet.

Offensichtlich sind interpersonale Probleme bei Menschen, die sich in eine Psychotherapie begeben, sehr verbreitet. Solche Probleme zerstören Beziehungen und rufen starkes Leiden hervor, sowohl bei den betroffenen Klienten als auch bei ihren Beziehungspartnern. Doch trotz der vielfältigen Schmerzen, die mit Beziehungsproblemen einhergehen, arbeiten nur wenige psychotherapeutische Ansätze direkt an den interpersonalen Verhaltensweisen, die diese Probleme hervorrufen, und es gibt auch nur wenige Untersuchungen darüber, welche Behandlungen Störungen des interpersonalen Verhaltens wirklich zu verändern vermögen (damit beschäftigt sich Kapitel 1 dieses Buches). Deshalb stellen wir hier eine empirisch gestützte Behandlung vor, die auf beziehungsschädigendes Verhalten zielt. (Informationen über eine randomisierte kontrollierte Studie, die diese Therapie in einem Gruppen-Setting untersucht, finden Sie in Kapitel 1 und in Anhang B.)

Da Sie sich für dieses Buch interessieren, haben auch Sie wahrscheinlich Klienten mit interpersonalen Problemen, die auf Beziehungsprobleme wiederholt auf eine schädigende Weise reagieren. Und vielleicht befinden sich unter Ihren Klienten auch einige, deren primäre Probleme Angst, Depression oder Traumata sind, die aber auch auf eine Anzahl zerbrochener Beziehungen zurückblicken. Und bei der letztgenannten Gruppe haben Sie möglicherweise festgestellt, daß eine Behandlung, in der es nur um emotionale Probleme geht, den Betroffenen nicht zu dem Wohlbefinden verhilft, das sie sich wünschen. Die im vorliegenden Buch beschriebene Behandlungsmethode – ein schemafokussierter Ansatz mit Interventionen, die auf die Entwicklung einer achtsamen und akzeptierenden Haltung zielen – gibt Ihnen neue Werkzeuge an die Hand, mit deren Hilfe Sie interpersonale Probleme wirksam behandeln können.

In Kapitel 1 beschäftigen wir uns kurz mit den zur Zeit gebräuchlichen Behandlungen interpersonaler Probleme sowie mit ihrer Wirksamkeit und ihren Mängeln, und wir erklären, weshalb wir die neuartige Kombination von ACT und Schematheorie für vorteilhafter halten. In den Kapiteln 2 und 3 erläutern wir, wie man zwecks Umsetzung dieses Ansatzes den Klienten zunächst die Schemata und die verschiedenen Arten von Schema-Coping-Verhalten nahebringen und ihnen helfen kann, ihre Schemata, Trigger und problematischen Bewältigungsmethoden zu erkennen. Außerdem lernen die Klienten einzuschätzen, wie sich die genannten Faktoren auf ihr Leben und ihre Beziehungen ausgewirkt haben. Die Kapitel 4 bis 7 konzentrieren sich auf den ACT-Prozeß: auf die Entwicklung kreativer Hoffnungslosigkeit, die Entwicklung von Achtsamkeit, die Werteklärung, die Selbstverpflichtung zu wertebasiertem Verhalten, die kognitive Defusion, die Entwicklung der Perspektive des Beobachter-Selbst und die Emotionsexposition. Die Prozesse und Ansätze, die in diesen Kapiteln vorgestellt werden, sollen den Klienten herauszufinden helfen, wie sie sich in Beziehungen lieber verhalten würden, und sie dazu motivieren, die Mühen der Veränderung lange bestehender Verhaltensmuster auf sich zu nehmen. In Kapitel 8 beschäftigen wir uns mit Problemen, die bei dieser Art von Therapie häufig auftreten, und wir geben Empfehlungen für den Umgang mit solchen Problemen.

Das Buch enthält weiterhin drei Anhänge. Anhang A ist ein Beispiel für die Art von Schemafragebogen, die Sie Klienten vor einer Behandlung vorlegen können, um ihnen zu helfen, sich über die für sie wichtigen Schemata klar zu werden. (Wir empfehlen Ihnen das *Young Schema Questionnaire*, das in einer neueren Version in dem Buch *Kognitive Therapie für Persönlichkeitsstörungen* [DGVT-Verlag] enthalten ist.) Beachten Sie auch, daß Anhang B die Ergebnisse von Untersuchungen über die Wirksamkeit des hier beschriebenen Behandlungsansatzes erläutert. Anhang C schließlich enthält ein detailliertes Protokoll für die ACT-Arbeit bei interpersonalen Problemen im Rahmen einer Gruppe. Dieses Gruppenprotokoll entspricht dem Protokoll, das in der in Anhang B beschriebenen Studie benutzt wurde.

Vielleicht fällt Ihnen auf, daß die verschiedenen Techniken im Hauptteil dieses Buches in einer etwas anderen Reihenfolge dargestellt werden als im Protokoll für die Gruppenarbeit in Anhang C. Die Erklärung ist, daß die Darstellung im Anhang streng chronologisch ist, die Beschreibung im Hauptteil des Buches hingegen stärker thematisch organisiert; ähnliche Techniken und Konzepte werden also zur Verdeutlichung zusammengefaßt. In der Praxis benutzen Sie wahrscheinlich in jeder Sitzung Techniken aus verschiedenen Kapiteln, je nachdem, was sich gerade im Therapieraum abspielt. Deshalb empfehlen wir Ihnen, das ganze Buch – oder zumindest alles bis einschließlich Kapitel 8 – zu lesen, bevor Sie den beschriebenen Ansatz bei Ihren Klienten erproben.

Wir haben Anhang C so aufgebaut, daß er als eigenständige Anleitung für die schemafokussierte ACT-Arbeit benutzt werden kann. Theoretisch könnten Sie diesen Teil des Buches im Rahmen der Gruppenarbeit als einzige Quelle benutzen. Wir empfehlen Ihnen aber, zunächst die Kapitel 1 bis 8 zu lesen, um ein tieferes Verständnis des Ansatzes und der Theorie, die ihm zugrunde liegt, zu entwickeln. Dies hilft Ihnen, die Gruppenarbeit flexibel zu gestalten und auf die Bedürfnisse der Gruppenmitglieder oder die Erfordernisse aktueller Situationen abzustimmen.

Die Merkblätter und Arbeitsblätter, die Sie in diesem Buch finden, dürfen Sie für den Gebrauch in Ihrer eigenen Praxis kopieren. Allerdings sind diese Materialien durch das Copyright geschützt. Nicht für den Gebrauch in Ihrer praktischen Arbeit ist der Fragebogen in Anhang A bestimmt. Er ist nur zur Veranschaulichung gedacht. Falls Sie einen ähnlichen Fragebogen benutzen möchten, sollten Sie auf der Website schematherapy.com die aktuellste Version von Jeffrey Youngs Fragebogen für Forschungszwecke oder für den klinischen Gebrauch kaufen.

1 Die Behandlung interpersonaler Probleme – eine Herausforderung besonderer Art

DIE HEUTE VERFÜGBAREN Methoden zur Behandlung interpersonaler Probleme werden ihrem Zweck überwiegend nicht gerecht. Entweder sind sie nicht in der Lage, dysfunktionales Bewältigungsverhalten zu verändern, oder es gelingt ihnen nicht, die zugrundeliegenden (transdiagnostischen) Ursachen interpersonaler Probleme anzusprechen, oder sie umfassen keine Techniken, mit deren Hilfe die Klienten lernen können, interpersonales Leid zu ertragen. Eine wirksamere Behandlungsmethode ist also dringend erforderlich. Das vorliegende Buch stellt eine neue Methode der Behandlung chronischer interpersonaler Probleme vor, die auf die zentralen Komponenten des Problems eingeht und deren Wirksamkeit durch wissenschaftliche Studien bestätigt wurde.

Die Wirksamkeit der Acceptance-and-Commitment-Therapie bei emotionalen (Eifert & Forsyth 2005; Saavedra 2008; Zettle 2007) und zahlreichen psychischen und behavioralen Problemen (Hayes & Smith 2005) ist durch empirische Studien ausreichend belegt. Nun wurde sie erstmals mit einem schemafokussierten Ansatz (Young, Klosko & Weishaar 2003) zu einer Methode kombiniert, deren Nutzen bei interpersonalen Problemen bereits getestet und bestätigt wurde. Später in diesem Kapitel werden wir uns einen kurzen Überblick über die wissenschaftlichen Belege hierfür verschaffen, und in Anhang B befassen wir uns eingehender damit. Im Moment muß es reichen festzustellen, daß die Ergebnisse vielversprechend sind.

Interpersonale Probleme definieren

Der Begriff »interpersonale Probleme« bezeichnet wiederholt auftretende Schwierigkeiten in Beziehungen, die Klienten aufgrund bestimmter dysfunktionaler Reaktionen und Coping-Verhaltensweisen haben, mit dem Resultat eines dysfunktionalen Interaktionsstils. Diese in der Kindheit erlernten Reaktionen und Verhaltensweisen können beinhalten, daß Klienten sich zurückziehen, andere beschuldigen, sich anklammern, angreifen oder sich unterwerfen. Sie können irgendwann im Leben einmal eine adaptive Funktion gehabt haben, erweisen sich jedoch in Beziehungen zwischen Erwachsenen als problematisch. Beispielsweise kann es für ein Kind wichtig sein, wütende Eltern zu meiden, sich einem dominanten Elternteil gegenüber unterwürfig zu zeigen oder sich von einem distanzierten Elternteil zurückzuziehen; doch wenn die Betreffenden diese Bewältigungsmethoden auch noch im Erwachsenenalter in ihren Beziehungen anwenden, erzeugt dies mehr Schmerz und Leiden.

Menschen erlernen solche Bewältigungsmethoden oft, indem sie beobachten, wie ihre Eltern oder andere Familienmitglieder mit Schmerz umgehen. Vielleicht hatten sie auch schlechte Vorbilder, die, wenn sie verletzt waren, wütend wurden und zum Angriff übergingen oder die andere so manipulierten, daß diese ihre Bedürfnisse erfüllten, oder die übermäßig gefügig waren, um nicht verlassen zu werden.

Nicht alle Bewältigungsstrategien werden von Vorbildern übermittelt. Wenn Menschen in einer Beziehung in eine für sie schwierige Situation geraten, reagieren sie oft auf eine Art, von der sie sich zeitweilig ein wenig Linderung versprechen, und wenn dies eintritt, versteifen sie sich oft auf diese Reaktionsweise und wiederholen sie in ähnlichen Situationen. Coping-Verhalten kann kurzfristig lindernd wirken, langfristig jedoch schädigt es Beziehungen. Die Interaktionen fühlen sich dann nicht mehr gut an, und nach einer Weile verhärten die Beziehungspartner oder ziehen sich zurück. Dieses Eintauschen kurzfristiger Linderung gegen langfristige Schwierigkeiten ist die Ursache für sich wiederholende interpersonale Probleme.

Drei Aspekte dysfunktionaler Bewältigungsstrategien

Die Muster dysfunktionalen Coping-Verhaltens, die durch Bemühungen, mit interpersonalen Bedürfnissen und Stressoren fertig zu werden, entstehen, haben in der Regel drei wichtige Merkmale:

- Sie sind unflexibel.
- Sie basieren auf pathogenen Überzeugungen (Schemata), die die eigene Person und andere Menschen in Beziehungen betreffen.
- Sie dienen der Erlebensvermeidung.

Unflexibel

Muster dysfunktionalen Coping-Verhaltens in Beziehungen sind unflexibel, weil sie aufgrund früher Kindheitserlebnisse entstanden sind und im Erwachsenenleben verstärkt werden (Levenson 1995; Sullivan 1955/1991). In der Regel dominieren sie trotz ihrer negativen Konsequenzen, und sie haben die Tendenz, sich selbst erfüllende Prophezeiungen zu erzeugen. Durch negative Resultate werden sie nicht verändert, weil sie in der Lage sind, Angst und Schmerz mittels negativer Verstärkung zumindest zeitweise zu verbannen.

Auf pathogenen Überzeugungen basierend

Jeffrey Young (1999) hat Schemata als tiefreichende kognitive Strukturen und zentrale Überzeugungen bezüglich der eigenen Person und anderer Menschen definiert, was spezielle Themen und Erwartungen, die interpersonale Beziehungen betreffen, einschließt. Schemata sind tief verwurzelt, weil sie für das Verständnis und die Organisation der Welt(sicht) und für die Beziehungen eines Menschen wichtig sind. Sie erzeugen ein Gefühl der Voraussehbarkeit und Sicherheit. Weiterhin wurde gesagt, daß früh entstandene maladaptive Schemata »im Zentrum pathologischer Tendenzen in der Persönlichkeit und psychischen Leidens stehen, was insbesondere in Form von Persönlichkeitsstörungen und chronischen interpersonalen Problemen zum Ausdruck gelangt« (Nordahl, Holthe & Haugum 2005, S. 142).

Die pathogenen Überzeugungen und Erwartungen in Beziehungen zwingen Menschen, immer wieder die gleichen Strategien der Schemavermeidung anzuwenden (E. Cohen 2002; Flasher 2000; Levenson 2010; Safran & Segal 1996). So erwarten beispielsweise Klienten, bei denen das Schema *Verlassenheit und Instabilität* eine wichtige Rolle spielt, daß sie in Beziehungen letztlich immer verlassen werden. Diese Erwartung führt zu Verzerrungen der Wahrnehmungen und zu einer selektiven Fokussierung der Aufmerksamkeit auf Umgebungssignale, die die Erwartung, verlassen zu werden, bestätigen. Wenn bei einem Menschen ein Schema aktiviert wird, werden dadurch bestimmte mit diesem Schema verbundene Gedanken, Gefühle, Empfindungen und Verhaltensweisen hervorgerufen. (Wir benutzen in diesem Buch den Begriff »Schema-Coping-Verhalten[sweisen]«, um problematische Reaktionen infolge der Aktivierung bestimmter Schemata zu bezeichnen.) Gegen das Schema *Verlassenheit* versuchen Menschen sich oft durch exzessives Autonomiestreben, Kontaktunterbrechung, Anklammern oder Rückzug zur Wehr zu setzen. Auf diese Weisen versuchen sie, dem mit dem Schema verbundenen emotionalen Schmerz zu entkommen oder diesen zu unterdrücken. Schemata und Bemühungen, den mit einem Schema verbundenen Schmerz zu vermeiden, lassen Muster dysfunktionalen zwischenmenschlichen Verhaltens entstehen und sich verfestigen.

Durch Erlebensvermeidung angetrieben

Als Erlebensvermeidung werden Versuche bezeichnet, belastende innere Erlebnisse fernzuhalten. Dies schließt Gedanken, Gefühle, Erinnerungen, Empfindungen und andere private Ereignisse ein (Hayes, Strosahl & Wilson 1999/2004). Erlebensvermeidung resultiert aus der fehlenden Bereitschaft, solche privaten Ereignisse zu erleben, weshalb die Betroffenen versuchen, solchen Erlebnissen zu entgehen oder sie im Sinne ihrer Interessen zu beeinflussen, selbst wenn der Schaden dadurch längerfristig gesehen noch größer wird (Hayes & Gifford 1997). Strategien, die darauf zielen, die Kontrolle über eine Situation zu erlangen, können in der äußeren Umgebung ihren Zweck erfüllen. So können Sie beispielsweise, wenn Sie durstig sind, Wasser trinken. Hingegen schlagen Bemühungen, innere Erlebnisse zu beeinflussen, häufig fehl und können die Entstehung dysfunktionalen Verhaltens fördern. Zahlreiche wissenschaftliche Untersuchungen legen den Schluß nahe, daß viele Formen von Psychopathologie im Grunde als dysfunktionale Strategien verstanden werden können, die auf das Vermeiden bestimmter Gedanken, Erinnerungen, Emotionen oder anderer belastender innerer Erlebnisse oder deren völlige Eliminierung zielen (Chawla & Ostafin 2007; Gamez 2009; Hayes, Wilson, Gifford, Follette & Strosahl 1996). Deshalb sollten Bemühungen, an der Überwindung von Erlebensvermeidung zu arbeiten, ein wichtiger Bestandteil jeder Behandlung interpersonaler Probleme sein.

Kriterien für die Behandlung interpersonaler Probleme

In Anbetracht der oben skizzierten Sicht interpersonaler Probleme muß deren Behandlung auf die Veränderung dysfunktionaler Coping-Muster zielen. Dies ist nur möglich, wenn an allen drei genannten Aspekten dieser Verhaltensweisen gearbeitet wird:

- Zur Verbesserung der Verhaltensflexibilität sollte die Behandlung die Entwicklung eines umfassenderen Repertoires an Reaktionsmöglichkeiten anstreben und den Klienten helfen, ein solches Repertoire zu entwickeln. Die Flexibilität muß auf Resultaten und Konsequenzen basieren und die Einschätzung der Funktionalität neuer und alter Verhaltensweisen umfassen.
- Die Behandlung muß weiterhin auf bestehende Schemata eingehen und darauf, wie sie das interpersonale Verhalten eines Klienten beeinflussen.
- Um Vermeidungsstrategien entgegenzuwirken, sollte die Behandlung den Klienten dazu motivieren, schemabasierten emotionalen Schmerz zu ertragen, und Methoden vermitteln, die dies ermöglichen.

Momentan übliche Behandlungsverfahren

Zur Zeit werden zur Behandlung interpersonaler Probleme verschiedene Möglichkeiten genutzt:

- **Interpersonale Psychotherapie** Diese ursprünglich für die Behandlung von Depression entwickelte zeitlich begrenzte Form von Psychotherapie konzentriert sich auf die Arbeit an dysfunktionalen Beziehungsmustern.
- **Übertragungsfokussierte Psychotherapie** Diese von Otto Kernberg entwickelte Form psychoanalytisch orientierter Psychotherapie versucht Borderline-Persönlichkeitsstörungen mittels übertragungsfokussierter Deutungen zu behandeln.
- **Zeitlich beschränkte dynamische Psychotherapie** Diese oft bei chronischen interpersonalen Problemen eingesetzte Kurzzeitbehandlung zielt auf die Veränderung dysfunktionaler Arten des In-Beziehungs-Tretens.
- **Dialektisch-behaviorale Therapie (DBT)** Diese verhaltensbasierte Therapie wurde für Menschen mit einer Borderline-Persönlichkeitsstörung in Verbindung mit suizidalem und parasuizidalem Verhalten entwickelt. Die DBT vermittelt vier zentrale Fertigkeiten (Emotionsregulation, Achtsamkeit, Streßtoleranz und Kompetenz in der interpersonalen Kommunikation).
- **Schemafokussierte Therapie** Diese insbesondere auf die Borderline-Persönlichkeitsstörung und die Narzißtische Persönlichkeitsstörung zielende kognitiv-behaviorale Behandlungsmethode identifiziert zentrale maladaptive Schemata und Arten der Schemavermeidung, die Beziehungen schädigen.

Leider hat jeder dieser Ansätze bestimmte Nachteile. Sie zielen zwar tatsächlich darauf, dysfunktionale Beziehungsmuster aufzulösen, aber was ihre Fähigkeit, das interpersonale Verhalten zu verändern, angeht, liegen sehr unterschiedliche empirische Erkenntnisse vor. Die Resultate von Untersuchungen, die sich mit der therapeutischen Wirkung der interpersonalen Interaktionen von Klienten beschäftigen, sind recht widersprüchlich. Bei der DBT beispielsweise gibt es signifikante Belege dafür, daß sie suizidales und para-suizidales Verhalten sowie die Zeit des Aufenthalts in einer psychiatrischen Institution verringern kann. Doch merkwürdigerweise äußert sich die Fachliteratur nur sehr vage darüber, ob diese Therapie chronisch dysfunktionales interpersonales Verhalten zu verändern vermag. Und während mehrere der augenblicklich gängigen Behandlungsverfahren Fragenkataloge benutzen, die das Vorliegen von Borderline-Persönlichkeitsmerkmalen überprüfen sollen, wird die interpersonale Kompetenz bei solchen Meßverfahren nur anhang einer Subskala überprüft.

Obwohl zahlreiche Belege dafür existieren, daß alle genannten Behandlungen die Zahl der Einweisungen in psychiatrische Institutionen und die Häufigkeit parasuizidalen Verhaltens verringern und die mit der Borderline-Persönlichkeitsstörung verbundenen Symptome zu lindern vermögen, läßt sich nur schwer einschätzen, in welchem Maße sie interpersonales Verhalten verändern. Im übrigen mangelt es zur Zeit noch an objektiven Meßwerkzeugen und Inventaren für die Einschätzung der interpersonalen Funktionsfähigkeit und des Verhaltens in Beziehungen.

Außerdem erfüllen die oben genannten Therapien entweder eines oder mehrere der weiter unten beschriebenen Kriterien für die Behandlung interpersonaler Probleme nicht. Die *übertragungsfokussierte Psychotherapie* erfüllt keines, da sie sich weder um die Entwicklung von Verhaltensflexibilität noch um die Auflösung pathogener Überzeugungen oder der Tendenz zu Erlebensvermeidung kümmert – und auch keine Verhaltensänderung zu erreichen versucht, was aber zur Entwicklung neuer Reaktionen und zur Ersetzung dysfunktionaler Bewältigungsmuster notwendig wäre. Die *interpersonale Psychotherapie* beschäftigt sich nicht mit pathogenen Überzeugungen und erschließt auch keine Möglichkeiten, der Erlebensvermeidung entgegenzuwirken oder das Ertragen emotionalen Schmerzes zu fördern. Die *dialektisch-behaviorale Therapie* befaßt sich nicht mit pathogenen Überzeugungen, und die *schemafokussierte Therapie* arbeitet nicht an der Verringerung des Vermeidens oder an der Verbesserung der Fähigkeit, emotionalen Schmerz zu ertragen. Die *zeitlich begrenzte dynamische Psychotherapie* ist zweifellos die wirksamste und zielbewußteste unter den zur Zeit gebräuchlichen Methoden der Behandlung interpersonaler Probleme; aber auch sie interessiert sich nicht für die Erlebensvermeidung und bringt Klienten nicht bei, den emotionalen Schmerz, der ihr dysfunktionales interpersonales Verhalten speist, zu ertragen.

Wir können also resümieren, daß Bedarf besteht, etwas Neues zu entwickeln, das auf die chronischen interpersonalen Problemen zugrundeliegenden Faktoren effektiver einwirkt. Wir halten die Kombination der ACT mit einem schemabasierten Ansatz für die neue Methode, nach der wir so dringend suchen.

Ein alternativer Behandlungsansatz

In diesem Buch wird ein neuer, auf Akzeptieren basierender Ansatz der Behandlung interpersonaler Probleme vorgestellt, der auf die Veränderung von Verhalten (insbesondere von maladaptiven Bewältigungsstrategien) zielt und alle weiter oben skizzierten Kriterien erfüllt:

- Er versucht, die Verhaltensflexibilität in interpersonalen Zusammenhängen zu verbessern und die Funktionalität des Verhaltens zu garantieren.
- Er befaßt sich mit dem Einfluß pathogener Überzeugungen bzw. von Schemata.
- Insbesondere geht er auf die Erlebensvermeidung ein, indem er konkrete Methoden vermittelt, die das Ertragen emotionalen Schmerzes fördern (beispielsweise

Achtsamkeit, Selbst als Kontext und *kognitive Defusion*). Und mit Hilfe von *Werteklärung* stärkt er die Motivation des Klienten, Vermeidungsverhalten zu verändern.

Charakteristisch für Menschen mit interpersonalen Problemen sind unflexible Muster des interpersonalen Kontakts; außerdem sind diese Klienten schwer zu behandeln. Angesichts der Starrheit dieser Muster erscheint die ACT als nützliche Behandlungsmethode, weil sie die psychische Flexibilität fördert, indem sie die Fähigkeit zu akzeptieren verbessert und die Defusion von Gedanken, Emotionen und Überzeugungen unter Einschluß von Schemata belebt. Die ACT bemüht sich nicht, Schemata und zentrale Überzeugungen zu verändern; statt dessen ändert sie die Art, wie Menschen zu beiden in Beziehung treten, damit sie sich schemabedingtem Schmerz gegenüber unterschiedlich verhalten und im Sinne ihrer persönlichen Wertvorstellungen aktiv werden können.

Das vorliegende Buch basiert auf langfristigen klinischen Erfahrungen und entsprechenden wissenschaftlichen Erkenntnissen, die bei der therapeutischen Arbeit mit Menschen, die unter interpersonalen Problemen leiden, gewonnen wurden. Das in Anhang C wiedergegebene zehn Wochen umfassende gruppentherapeutische ACT-Protokoll wird gestützt durch Untersuchungen von Avigail Lev (2011), in denen die Wirksamkeit eines sehr ähnlichen, ebenfalls zur Behandlung interpersonaler Probleme genutzten Protokolls überprüft wurde. Es handelte sich um eine randomisierte kontrollierte Untersuchung, durchgeführt in einer kommunalen Einrichtung für die Behandlung von Substanzmißbrauch. Die Stichprobe bestand aus 44 männlichen Klienten, die nach dem Zufallsprinzip entweder einer Kontrollgruppe *(treatment as usual – TAU)* oder der Experimentalgruppe (ACT plus TAU) zugeteilt wurden. (Die TAU bestand in einem Tagesklinikprogramm, das einen Zwölf-Schritte-Ansatz, ein Entspannungstraining, Ärger-Wut-Management, Rückfallprävention und zahlreiche andere Faktoren umfaßte.) Die Studie zeigte, daß die problematischen interpersonalen Verhaltensweisen bei der mit ACT behandelten Gruppe signifikant nachließen, was mit Hilfe des *Inventory of Interpersonal Problems* (IIP) gemessen wurde. Die Ergebnisse zeigten starke Verbesserungen nach der Behandlung, sowohl im Sinne der gemischten faktoriellen Varianzanalyse (ANOVA) als auch im Sinne von Cohens d ($d = -1.23$). Diese Resultate belegen die potentielle Wirksamkeit dieses Protokolls und die Möglichkeit, mit seiner Hilfe die interpersonale Funktionsfähigkeit zu verbessern. (Weitere Einzelheiten über diese Studie und ihre Resultate finden Sie in Anhang B.)

Zusammenfassung

Keine der zur Zeit gebräuchlichen Methoden zur Behandlung interpersonaler Probleme ist in der Lage, auf alle für die Entstehung und Aufrechterhaltung dysfunktionalen Bewältigungsverhaltens charakteristischen Aspekte adäquat einzugehen. Die innovative Kombination von ACT mit einem schemabasierten Ansatz ermöglicht die Entwicklung eines ausgewogenen Behandlungsprotokolls, das auf alle wichtigen Aspekte dieser Problematik eingeht. Zur Klarstellung sei darauf hingewiesen, daß hier eine ACT-Behandlung beschrieben wird. Techniken der Schematherapie kommen dabei nicht zum Einsatz. Die Schemata dienen einzig und allein dazu herauszufinden, worin die primären Probleme der Klienten bestehen. Es geht diesem Ansatz nicht darum, die Schemata oder zentralen Überzeugungen von Klienten zu verändern, sondern ihnen soll geholfen werden, den mit ihren Schemata verbundenen primären Schmerz zu akzeptieren und flexiblere Verhaltensmöglichkeiten zu entwickeln, damit sie ein Leben führen können, das besser mit ihren persönlichen Werten harmoniert.

2 Was ist ein Schema?

Die Behandlung interpersonaler Probleme beginnt mit der Identifikation der für einen Klienten relevanten frühen maladaptiven Schemata, die seinen Problemen in Beziehungen zugrunde liegen. Weil Ihnen dieses Material möglicherweise nicht vertraut ist (oder weil es für Sie sogar schwer zu begreifen ist), sollten Sie sich genügend Zeit dafür nehmen – eventuell zwei Sitzungen. Anschließend können Sie den Klienten bei der Identifikation häufig aktivierter Schematrigger unterstützen, damit er lernt, solchen Situationen in Zukunft aufmerksamer zu begegnen. Sobald einem Klienten klar geworden ist, wie sich schemabasierte Gedanken, Emotionen und Verhaltensweisen auf seine interpersonalen Interaktionen auswirken, hat er eine deutlich größere Chance – und er ist wesentlich stärker motiviert –, sein Verhalten zu ändern.

Schemata verstehen

Ein Schema ist eine zentrale Überzeugung, die in der frühen Kindheit durch die Erlebnisse eines Menschen mit seinen Eltern, anderen Betreuern, Geschwistern und Gleichaltrigen entsteht. Schemata sind tief in kognitiven Strukturen und Überzeugungen verwurzelt, die einem Menschen helfen, seine Identität in Beziehung zu anderen zu definieren. Insofern beeinflussen Schemata stark das interpersonale Verhalten und sind die treibende Kraft hinter interpersonalen Problemen. Frühe maladaptive Schemata haben aus verschiedenen Gründen eine sehr starke Wirkung (Young & Klosko 1993/2006):

- Sie beinhalten uneingeschränkte Überzeugungen bezüglich der Frage, wer wir sind und was wir in unserer Beziehung zu anderen Menschen und zur Welt erwarten können. Sie werden als unumstößliche Wahrheiten empfunden und als Gegebenheiten hingenommen.
- Sie perpetuieren sich selbst und widersetzen sich jeder Veränderung, weil sie in der frühen Kindheit und in der Adoleszenz entstanden sind. Wenn sie in den ersten Lebensjahren entstanden sind, sind sie präverbal.
- Sie basieren auf frühen Traumata, Vernachlässigung und wiederholten negativen Botschaften über die eigene Person. Deshalb werden sie zum Kern des Selbstkonzepts.
- Sie sind mit starken belastenden Emotionen oder Schemaaffekten verbunden. Typische Schemaaffekte sind Furcht, Scham, Einsamkeit, emotionaler Hunger, Wut oder eine Kombination der genannten Faktoren.
- Sie werden durch wichtige Ereignisse aktiviert. Dies geschieht beispielsweise beim Schema *Versagen* häufig durch Kritik oder durch Konfrontation mit einer schwierigen Aufgabe.
- Schemata sind Versuche, die Zukunft vorauszusagen. Sie helfen, das Wissen eines Menschen über Interaktionen mit der Welt zu organisieren. Im Grunde sind Schemata Ausdruck des Bemühens herauszufinden, was in jeder Situation jeder Beziehung geschehen wird. Weil diese Überzeugungen der Illusion Vorschub leisten, man könne in die Zukunft schauen und sich auf sie vorbereiten, ist es sehr schwierig, sie aufzugeben.

Die Rolle unerfüllter frühkindlicher Bedürfnisse

Maladaptive Schemata entstehen, wenn zentrale frühkindliche Bedürfnisse nicht erfüllt werden. Nach Jeffrey Young (2004) müssen sechs Bedürfnisse erfüllt werden, damit Kinder gut gedeihen. Werden sie vernachlässigt, entstehen Schemata, die für die Betreffenden und ihre Beziehungen zu anderen Menschen problematisch sind.

- **Grundlegende Sicherheit** Dieses Bedürfnis ist vom Zeitpunkt der Geburt an sehr wichtig, und es bezieht sich darauf, wie Kinder von ihrer Familie oder ihren nächsten Bezugspersonen behandelt werden. Wenn Säuglinge und Kleinkinder sich nicht auf eine stabile und sichere Umgebung verlassen können, können bei ihnen die Schemata *Verlassenheit/Instabilität* oder *Mißtrauen/Mißbrauch* oder beide entstehen.

- **Verbundenheit mit anderen** Kinder, die von ihrer Familie und von Gleichaltrigen keine Liebe, Zuneigung, Empathie, kein Verständnis und keine Anleitung erfahren, können die Schemata *emotionale Entbehrung* oder *soziale Isolation/Entfremdung* oder beide entwickeln.
- **Autonomie** ist für die kindliche Entwicklung wichtig, weil sie gesunde Unabhängigkeit und später die Trennung von den Eltern ermöglicht. Wenn Kinder nicht lernen, sich auf sich selbst zu verlassen, sich verantwortlich zu verhalten und kompetent zu urteilen, entwickeln sie wahrscheinlich die Schemata *Abhängigkeit/Inkompetenz* oder *Verletzbarkeit*. (Verletzbarkeit ist keines der zehn Schemata, die im hier vorgestellten Behandlungsprotokoll eine Rolle spielen.)
- **Selbstachtung** Wenn Kinder geliebt, akzeptiert und respektiert werden, entwickeln sie ein gesundes Selbstwertgefühl. Fehlt ihnen die Unterstützung ihrer Familie und gleichaltriger Freunde, können bei ihnen die Schemata *Unzulänglichkeit/Scham* oder *Versagen* oder beide entstehen.
- **Selbstausdruck** In einer nährenden Umgebung werden Kinder ermutigt, ihre Bedürfnisse und Wünsche auszudrücken. Wird dieser Selbstausdruck unterdrückt, entwickeln die betroffenen Kinder das Gefühl, ihre Bedürfnisse und Gefühle seien unwichtiger als die ihrer Eltern. Solche Kinder werden oft bestraft, und man vermittelt ihnen, sie seien »weniger als«. Bei unzureichender Förderung und Unterstützung des Selbstausdrucks können bei Kindern die Schemata *Unterwerfung* oder *Überhöhte Standards/übertrieben kritische Haltung* entstehen.
- **Realistische Grenzen** Kinder, die in einer Umgebung aufwachsen, die sie dazu anregt, Verantwortung zu übernehmen, Selbstkontrolle und Selbstdisziplin zu entwickeln und sich anderen gegenüber respektvoll zu verhalten, lernen, sich innerhalb realistischer Grenzen zu bewegen. Erlauben Eltern ihren Kinder zuviel und sind sie ihnen gegenüber zu nachgiebig, wird den Kindern nicht klar, daß sie sich über andere Menschen, die von dem, was sie tun, betroffen sein werden, Gedanken machen müssen, bevor sie handeln. Aufgrund einer solchen mangelnden Kenntnis realistischer Grenzen kann bei Kindern das Schema *Anspruchshaltung* entstehen.

Wie Sie Klienten erklären können, was ein Schema ist

Sie können Klienten das Wesen von Schemata entweder so erklären, wie es im folgenden Text »Frühe maladaptive Schemata verstehen« erklärt ist, oder Sie können ihnen den Text gleich zum Lesen geben.

FRÜHE MALADAPTIVE SCHEMATA VERSTEHEN

Merkblatt

Ein maladaptives Schema ist im Grunde eine Überzeugung, die Sie selbst oder Ihre Beziehung zur Welt betrifft. Das Schema läßt bei Ihnen das Gefühl entstehen, daß mit Ihnen selbst, Ihren Beziehungen oder Ihrem Verhältnis zur Welt etwas nicht in Ordnung ist. Schemata bilden sich in der Kindheit heraus und entwickeln sich aufgrund länger andauernder dysfunktionaler Erlebnisse mit Eltern, Geschwistern und Gleichaltrigen im Laufe der Kindheit, und diese Entwicklung setzt sich fort, während Kinder ihre Erlebnisse zu verstehen und weitere Schmerzen zu vermeiden versuchen. Schemata entstehen aufgrund wiederholter schädigender Botschaften über uns selbst, die uns durch frühe Erlebnisse (beispielsweise »Du bist schlecht« oder »Du kannst nichts richtig machen«) oder durch bestimmte traumatische Ereignisse übermittelt werden. Wenn ein Schema erst einmal entstanden ist, ist es extrem stabil und wird zu einem Muster, das während des ganzen Lebens immer wieder zutage tritt.

Schemata sind wie eine Sonnenbrille, die alles, was Sie erleben, verzerrt darstellt. Sie färben die Art, wie Sie die Dinge sehen, und sie produzieren Annahmen und Voraussagen, die Ihnen vorgaukeln, daß sie der Wahrheit entsprechen oder sich als wahr erweisen werden. In der Kindheit entstandene Schemata werden während des gesamten Erwachsenenlebens immer wieder aktiviert. Zu den häufigsten Triggern (»Auslösern«) von Schemata zählen belastende interpersonale Ereignisse und schwer zu ertragende Gedanken und Gefühle. Nachdem ein Schema aktiviert worden ist, bringt es machtvolle automatische Gedanken und Gefühle über Sie selbst hervor, die zu Depression, Panik, Einsamkeit, Wut, Konflikten, schlechten beruflichen Leistungen, Süchten und Entscheidungsmängeln führen können. Schemata erschweren es Ihnen, sich in Beziehungen sicher zu fühlen, für die Erfüllung Ihrer Bedürfnisse zu sorgen und die Bedürfnisse anderer Menschen zu erfüllen.

EIGENARTEN FRÜHER MALADAPTIVER SCHEMATA

- Sie werden als unanfechtbare Wahrheiten über Sie selbst und Ihre Umgebung erlebt.
- Sie perpetuieren sich selbst und widersetzen sich der Veränderung.
- Sie scheinen die Zukunft vorauszusagen, insbesondere was in Zukunft in Ihren Beziehungen geschehen wird. Und weil sie die Illusion nähren, Sie könnten sehen, was Sie erwartet, und könnten sich folglich darauf vorbereiten, ist es extrem schwer, sie aufzugeben.
- Gewöhnlich werden sie durch belastende Ereignisse aktiviert, häufig durch schmerzhafte Erlebnisse in einer Beziehung, die Sie selbst betreffende alte Überzeugungen wecken.
- Sie werden immer von starken Emotionen wie Scham, Furcht, Verletztheit oder Verzweiflung begleitet.

Wie Sie die Schemata eines Klienten identifizieren können

Zehn Schemata spielen bei interpersonalen Problemen eine Rolle. Jede dieser zentralen Überzeugungen kann interpersonale Interaktionen beeinträchtigen und schädigen. Bei den meisten Klienten wirken sich mehrere Schemata auf Beziehungen aus, und deren Zusammenwirken kann besonders starke Schmerzen erzeugen. Beispielsweise ist das Schema *Unzulänglichkeit/Scham* oft mit dem Schema *Verlassenheit/Instabilität* verbunden, was dazu führen kann, daß die Überzeugung, man sei nicht liebenswert, die Erwartung fördert, man werde zurückgewiesen werden. Sie können die Beschreibungen im Merkblatt *Zehn zentrale Schemata* benutzen, um Ihren Klienten diese Schemata zu erklären. Wir empfehlen Ihnen aber auch, den Klienten diese Texte in die Hand zu geben, damit sie sich in den kommenden Wochen damit beschäftigen und sich immer wieder daran orientieren können.

ZEHN ZENTRALE SCHEMATA

Merkblatt

Jeffrey Young hat insgesamt 18 frühe maladaptive Schemata beschrieben. Zehn davon sind für interpersonale Beziehungen wichtig. Ein Schema ist eine zentrale Überzeugung. Diese Überzeugungen definieren, wer wir sind, und ermöglichen uns, uns im Leben zu orientieren. Sie sind der Ursprung jenes inneren Monologs, der für die Gedanken, Annahmen und Deutungen, welche die persönliche Weltsicht jedes Menschen prägen, charakteristisch sind. Ein Schema, das aktiviert wird, erzeugt intensive Emotionen. Sie müssen herausfinden, welche Schemata für Sie persönlich wichtig sind, und untersuchen, wie diese Ihr Leben und Ihre Interaktionen mit anderen Menschen beeinflussen; nur so können Sie in Ihren Beziehungen Veränderungen zum Positiven erreichen. Studieren Sie die folgende Liste der zehn für interpersonale Beziehungen relevanten Schemata, und halten Sie diese Liste immer griffbereit, damit Sie schnell feststellen können, welche Schemata in einer aktuellen Interaktion eine Rolle spielen.

- **Verlassenheit/Instabilität** Die Überzeugung, daß Menschen, die für Sie im Leben wichtig sind, instabil oder unzuverlässig sind.
- **Mißtrauen/Mißbrauch** Die Erwartung, daß man Sie durch Mißbrauch, Mißhandlung oder Vernachlässigung schädigen wird.
- **Emotionale Entbehrung** Die Erwartung, daß Ihr Bedürfnis nach emotionaler Unterstützung nicht erfüllt werden wird – was verschiedene Formen annehmen kann:
  - *Entbehrung nährender Zuwendung: Mangel an Aufmerksamkeit*
  - *Entbehrung von Empathie: Mangel an Verständnis*
  - *Entbehrung von Schutz: Mangel an Anleitung*

- **Unzulänglichkeit/Scham** Die Überzeugung, daß Sie unzulänglich, minderwertig oder nicht liebenswert sind.
- **Soziale Isolation/Entfremdung** Die Überzeugung, daß Sie nicht zu einer Gruppe gehören, daß Sie isoliert sind oder daß Sie sich radikal von anderen Menschen unterscheiden.
- **Abhängigkeit/Inkompetenz** Die Überzeugung, daß Sie unfähig oder hilflos sind und in erheblichem Maße Hilfe von anderen brauchen, bzw. daß Sie ohne einen bestimmten anderen Menschen nicht überleben können – oder beides.
- **Versagen** Die Überzeugung, daß Sie unzulänglich oder inkompetent sind und letztlich versagen werden.
- **Anspruchshaltung** Die Überzeugung, daß Sie es verdient haben, Privilegien zu genießen, und daß Sie anderen überlegen sind.
- **Unterwerfung** Freiwilliges Erfüllen der Bedürfnisse anderer auf Kosten der Erfüllung der eigenen Bedürfnisse. Unterwerfung gegenüber anderen, um tatsächlich zu erwartende oder vermutete Konsequenzen zu vermeiden, oder Übergeben der Kontrolle an andere als Resultat tatsächlichen oder mutmaßlichen Zwangs.
- **Überhöhte Standards/übertrieben kritische Haltung** Die Überzeugung, daß Sie sehr hohen verinnerlichten Maßstäben gerecht werden müssen, um Kritik zu vermeiden. Dies hat die Beeinträchtigung von Lebensaspekten wie dem Erleben von Freude, Gesundheit und befriedigenden Beziehungen zur Folge.

Schemaaffekt

Wie bereits erwähnt wurde, ist jedes Schema mit einem oder mehreren schmerzhaften emotionalen Zuständen verbunden. Sobald es durch interpersonale Ereignisse aktiviert worden ist, taucht sofort der relevante Schemaaffekt auf und beeinflußt das Verhalten des Betroffenen. In der folgenden Tabelle werden zu jedem der zehn oben genannten Schemata die typischen Affekte beigefügt.

Schema	Affekt
Verlassenheit/Instabilität	Furcht, Wut und Trauer
Mißtrauen/Mißbrauch	Furcht, Wut und Sehnsucht
Emotionale Entbehrung	Einsamkeit, Sehnsucht, Traurigkeit und Wut

Unzulänglichkeit/Scham	Scham, Traurigkeit und Wut
Soziale Isolation/Entfremdung	Einsamkeit, Scham, Furcht, Angst, Wut und Sehnsucht
Abhängigkeit/Inkompetenz	Furcht, Angst und Wut
Versagen	Furcht, Trauer, Wut und Scham
Anspruchshaltung	Wut
Unterwerfung	Trauer und Wut
Überhöhte Standards/ übertrieben kritische Haltung	Wut

Die mit Schemata assoziierten Emotionen sind so schmerzhaft, daß Menschen oft bereit sind, alles zu tun, um sie zu entkräften oder zu vermeiden. Damit werden wir uns in Kapitel 3 ausführlicher auseinandersetzen.

Einschätzen von Schemata

Wir empfehlen drei Methoden zur Identifikation der frühen maladaptiven Schemata eines Klienten:

- Lassen Sie den Klienten einen Schemafragebogen durcharbeiten, beispielsweise das *Young Schema Questionnaire.*
- Werten Sie Gedankenprotokolle aus, die der Klient zusammengestellt hat.
- Benutzen Sie imaginative Verfahren, um Schemata zu aktivieren und dann zu identifizieren.

Schemafragebögen

Das *Young Schema Questionnaire* wird oft benutzt, um die 18 frühen maladaptiven Schemata zu identifizieren. Anhang A enthält eine Form dieses Fragenkatalogs, die mit Erlaubnis und unter Mithilfe von Jeffrey Young für die Identifikation der für interpersonale Probleme besonders wichtigen zehn Schemata modifiziert wurde. Die in Anhang A wiedergegebene Version ist nicht zum Gebrauch, sondern nur zur Information bestimmt. Falls Sie einen ähnlichen Fragenkatalog in Ihrer praktischen Arbeit benutzen wollen, können Sie auf der Website schematherapy.com die aktuellste Version von Jeffrey Youngs Fragebogen für wissenschaftliche und klinische Zwecke kaufen.

Gedankenprotokolle

Auch ein einfaches Gedankenprotokoll kann helfen, die Schemata eines Klienten zu verstehen. Lassen Sie Ihre Klienten zwei Wochen lang mit Hilfe eines Formblatts ihre Gedanken protokollieren. Erklären Sie ihnen, daß sie jeweils nach dem Erleben starker emotionaler Reaktionen wie Trauer, Angst, Scham oder Wut ihre Gedanken notieren, und bitten Sie sie, alles aufzuschreiben, was ihnen in Zeiten starken Affekts in den Sinn kommt. Dabei sollen sie die Triggersituationen in der linken Spalte des Formblatts notieren, ihre emotionalen Reaktionen in der mittleren und zentrale automatische Gedanken in der rechten Spalte.

Wenn Sie sich dieses Gedankenprotokoll später anschauen, dann wählen Sie daraus mehrere Gedanken, von denen Sie den Eindruck gewinnen, daß sie mit den für den Klienten wichtigen Schemata zusammenhängen. Anschließend können Sie mit Hilfe der Technik des vertikalen Pfeils untersuchen, ob die ausgewählten Gedanken tatsächlich mit aktivierten Schemata zusammenhängen. Diese Technik besteht darin, immer wieder die Frage zu stellen: »Wenn [der Gedanke] zutrifft, was bedeutet dies dann bezogen auf Sie?« Fordern Sie den Klienten auf, sich in seiner Antwort auf Gedanken und Überzeugungen zu stützen, nicht auf Gefühle oder Empfindungen. Stellen Sie diese Schlüsselfrage bezogen auf jeden Gedanken und jede Überzeugung, die er daraufhin äußert, erneut, bis der Klient mit einem Gedanken oder einer Überzeugung antwortet, der oder die einem für ihn relevanten Schema entspricht. Es folgt ein Beispiel für diese Art von Dialog.

THERAPEUT: In Ihrem Gedankenprotokoll gibt es einen Gedanken, den ich gern mit Ihnen erforschen möchte. Als sich Ihre Tochter weigerte, mit Ihnen zusammen ihre Hausaufgaben zu erledigen, haben Sie gedacht: »Ich kann das nicht ertragen.« Wenn es zuträfe, daß Sie dies nicht ertragen könnten, was würde dies dann auf Sie bezogen bedeuten?

KLIENT: Es würde bedeuten, daß ich mit ihr nicht umgehen kann … daß ich mit ihrem Widerstand nicht fertig werde, mit der Art, wie sie einfach ignoriert, was ich von ihr erwarte.

THERAPEUT: Und wenn es zutrifft, daß sie Ihnen gegenüber Widerstand zeigt und ignoriert, was Sie von ihr erwarten, was bedeutet das dann bezogen auf Sie?

KLIENT: Daß ich ein ziemlich schlechter Vater bin – daß ich nicht weiß, was ich tue.

THERAPEUT: Und wenn es zutrifft, daß Sie nicht wissen, was Sie als Vater tun, was bedeutet das dann bezogen auf Sie?

KLIENT: Es bedeutet, daß ich inkompetent bin. Ich mache alles falsch, was wichtig für mich ist.

GEDANKENPROTOKOLL

Triggersituation	emotionale Reaktion	automatische Gedanken

In der Regel dauert es nicht lange, bis man zu dem für Klienten wie diesen wichtigen Schema vorgestoßen ist: *Versagen*. Wenn Sie mit Hilfe der Technik des vertikalen Pfeils herausfinden, was ein bestimmter Gedanke bezogen auf den Klienten bedeutet, stoßen Sie schließlich auf die zentrale Überzeugung – und auf das Schema –, die (das) dem gewählten Gedanken zugrunde liegt.

Arbeit mit imaginativen Techniken

Wenn Sie imaginative Techniken benutzen wollen, um Schemata zu aktivieren und zu identifizieren, müssen Sie zunächst eine Situation aus neuester Zeit wählen, für die starker Affekt kennzeichnend war und in der ein Schema wirksam gewesen sein könnte. Fordern Sie die Klienten auf, sich die Szene vorzustellen und sich darüber klar zu werden, was sie in der Situation gesehen, gehört und (sowohl körperlich als auch emotional) gefühlt haben. Sobald die Klienten so intensiv in die Szene eingetaucht sind, daß sie ein gewisses Maß an Affekt erleben, können Sie folgende Fragen stellen:

- Wer sind Sie in dieser Szene?
- Wie fühlen Sie sich, wenn Sie diese Szene vor sich sehen?
- Was, fürchten Sie in dieser Szene, das passieren könnte?
- Wie sieht die andere Person in der Szene Sie?
- Was sagen Sie in der Szene zu sich selbst?

Die Antworten auf diese Fragen liefern oft recht klare Hinweise darauf, welches Schema im Spiel ist.

Klienten Feedback geben

Ganz gleich, ob Sie mit einem Schemafragebogen, mit Gedankenprotokollen und der Technik des vertikalen Pfeils oder mit visuellen Vorstellungen arbeiten, der jeweilige Einschätzungsprozeß hilft Ihnen dabei, ein oder mehrere Schemata zu identifizieren, die den interpersonalen Problemen eines Klienten zugrunde liegen. Anschließend können Sie das früher in diesem Kapitel aufgeführte Informationsblatt zu den zehn für interpersonale Probleme zentralen Schemata benutzen, um mit dem Klienten zusammen die für ihn wichtigen Schemata zu finden und mit ihm darüber zu reden. Während dieser Arbeit sollten Sie sich vergewissern, daß der Klient die schemabezogenen zentralen Überzeugungen als einen Teil seines eigenen Denkens erkennt. Der folgende Beispieldialog veranschaulicht, wie man dies erreichen kann.

Therapeut: Als wir uns gemeinsam Ihr Gedankenprotokoll anschauten, ist mir aufgefallen, daß es da etwas gab, das immer wieder auftauchte. Ich meine den Gedanken, daß Sie nirgendwo hinpassen – Ihr Gefühl, daß niemand Sie sieht oder versteht. Und als wir uns die verschiedenen Schemata auf der Liste ansahen, schien mir das Schema *soziale Isolation* am besten auf Sie zu passen – dieses Gefühl, nirgendwo hinzugehören und selbst dann allein zu sein, wenn Sie mit anderen Menschen zusammen sind. Kommt Ihnen dieses Gefühl, nicht in etwas hineinzupassen, vertraut vor? Ist es auch in anderen, früheren Situationen schon aufgetaucht?

Klient: Ja. In meiner Familie habe ich mich genauso gefühlt. Da gab es diese lauten, ständig aktiven und energiegeladenen Leute, neben denen ich mich immer lammfromm und sehr still fühlte. Ihre unerschöpfliche Energie hat mich einfach umgeworfen. In der High-school und später im College hatte ich dieses Gefühl auch ständig. Ich gehörte einfach nicht zu den Gruppen in meiner Umgebung.

Therapeut: Empfanden Sie das, als Sie erwachsen waren, immer noch als wahr?

Klient: Ich fühlte mich, als ob die anderen Menschen mich nicht verstünden, fast, als würde ich für sie gar nicht existieren. Ich habe ständig das Gefühl, außerhalb zu stehen und nach innen zu schauen.

Therapeut: Das Schema, nicht hineinzupassen, von allen anderen isoliert zu sein, reicht bis zu Ihren aktuellen Gefühlen.

Klienten helfen, Schemaaffekt zu erkennen

Sobald Sie herausgefunden haben, welches Schema oder welche Schemata die Interaktionen eines Klienten beeinflussen, können Sie mit der Erforschung des schemabezogenen Affekts beginnen. Sie können Klienten helfen, ihre Schemata mit bestimmten Emotionen in Verbindung zu bringen, indem Sie ihnen direkte Fragen stellen wie: »Wenn das Schema *Unzulänglichkeit/Scham* auftaucht, welche Emotion ist dann für Sie damit verbunden?« Oder: »Wenn sich bei Ihnen die Empfindung *Emotionaler Entbehrung* einstellt, und Sie denken, daß Sie nicht bekommen werden, was Sie brauchen, welche Emotion ist dann für Sie damit verbunden?«

Meist haben Klienten eine sehr klare Vorstellung von dem Affekt, der infolge der Aktivierung ihrer Schemata zutage tritt. Sie sind sich des emotionalen Schmerzes, der sich in solchen Situationen plötzlich manifestiert, sehr bewußt. Achten Sie, wenn Sie über Schemata sprechen, stets auf die schemabezogenen Emotionen, die auf die Klienten einzuwirken beginnen, sobald bei ihnen ein bestimmtes Schema aktiviert ist. Es ist wichtig, den emotionalen Zustand eines Klienten zu erkennen und dies auch zu erkennen zu geben, damit Sie gemeinsam mit ihm am schemabasierten Affekt und am dysfunktionalen Coping-Verhalten arbeiten können.

Schematrigger

Praktisch jede interpersonale Situation kann Schemata und Schemaaffekt aktivieren. Sobald sich Klienten ihrer Schemata und deren emotionaler Wirkung bewußt geworden sind, können sie mit der Identifikation der interpersonalen Situationen beginnen, die am häufigsten Schemata aktivieren. Sie können diese Situationen Klienten so erklären, wie es im Merkblatt *Schematrigger* beschrieben wird. Wir empfehlen Ihnen, den Klienten dieses Blatt später zum Nachlesen mitzugeben.

SCHEMATRIGGER

Merkblatt

Schemata verzerren unserer Sicht anderer Menschen und zwischenmenschlicher Situationen. Wenn sie bei uns aktiviert werden, sollen unsere Reaktionen uns vor dem entstehenden emotionalen Schmerz schützen. Wir können Trigger nicht generell vermeiden. Aber wenn Sie für jedes Ihrer Schemata Trigger identifiziert haben und sich bewußt Rechenschaft darüber geben können, wann die betreffenden Situationen auftreten, sind Sie der Möglichkeit, typische Reaktionen zu verändern, einen Schritt näher gekommen – und damit auch der Verringerung des schemabedingten Schmerzes und des mit dem Schema assoziierten Coping-Verhaltens. Es folgt eine Zusammenstellung der typischen Trigger für unsere zehn Schemata.

- **Verlassenheit/Instabilität** Dieses Schema wird oft aktiviert, wenn Sie mit einem Partner zusammen sind, der unberechenbar, instabil oder unzugänglich ist. Wenn es aktiv ist, empfinden Sie Wut, Furcht und Trauer.
- **Mißtrauen/Mißbrauch** Dieses Schema wird oft aktiviert, wenn Sie glauben, daß Menschen, mit denen Sie interagieren, Sie verletzen oder verraten werden. Ist es aktiv, empfinden Sie Wut, Furcht und Verlangen.
- **Emotionale Entbehrung** Dieses Schema wird oft aktiviert, wenn Sie sich einsam fühlen, wenn Sie mit einem distanzierten Partner zusammen sind oder wenn Sie sich nicht verstanden, ungeschützt oder nicht geliebt fühlen. Wenn es aktiv ist, empfinden Sie Traurigkeit, Einsamkeit und Wut.
- **Unzulänglichkeit/Scham** Dieses Schema wird oft aktiviert, wenn Sie einem anderen Menschen näher kommen und Sie das Gefühl haben, daß der Andere Ihre Mängel erkennen wird, weiterhin wenn andere Sie kritisieren oder wenn Sie sich in einer Situation befinden, in der Sie das Gefühl haben, daß andere Sie für unzulänglich, mit Mängeln behaftet oder wertlos halten. Ist es aktiviert, empfinden Sie Scham, Wut und Traurigkeit.
- **Soziale Isolation/Entfremdung** Dieses Schema wird oft aktiviert, wenn Sie sich in Situationen oder Gruppenzusammenhängen befinden und sich anders oder ausgeschlossen fühlen. Ist es aktiviert, empfinden Sie Furcht, Angst, Einsamkeit und Scham.

- **Abhängigkeit/Inkompetenz** Dieses Schema wird oft durch Veränderungen im Leben oder neuartige Situationen aktiviert oder durch das Ende einer Beziehung zu jemandem, der Ihnen viel Sicherheit gegeben hat. Ist es aktiviert, empfinden Sie Angst, Furcht und Wut.
- **Versagen** Dieses Schema wird oft aktiviert, wenn Sie mit erfolgreicheren Menschen zusammen sind oder wenn Sie sich in Situationen befinden, in denen Sie das Gefühl entwikkeln, es fehle Ihnen an Fähigkeiten, Talenten, Kompetenz oder Intelligenz. Ist es aktiviert, empfinden Sie Traurigkeit, Scham, Wut und Furcht.
- **Anspruchshaltung** Dieses Schema wird oft aktiviert, wenn sich Dinge nicht Ihren Vorstellungen gemäß entwickeln oder wenn die Erfüllung Ihrer Bedürfnisse und Wünsche keinen Vorrang hat. Ist es aktiviert, empfinden Sie Wut.
- **Unterwerfung** Dieses Schema wird oft in Situationen und Beziehungen aktiviert, in denen Sie den Bedürfnissen anderer Vorrang geben oder in denen Sie sich von anderen dominiert fühlen. Ist es aktiviert, empfinden Sie Traurigkeit und Wut.
- **Überhöhte Standards/übertrieben kritische Haltung** Dieses Schema wird oft aktiviert, wenn Sie das Gefühl haben, daß andere Ihren hohen Maßstäben nicht entsprechen. Ist es aktiviert, empfinden Sie Wut.

Die interpersonalen Domänen

Ereignisse, die Schemata aktivieren können, betreffen die sechs interpersonalen Domänen: Arbeit, Freunde, Familie, intime Beziehungen, Elternschaft und Gemeinschaftsleben. Konzentrieren Sie sich auf diese Domänen, um Ihren Klienten zu helfen, ihre Anfälligkeit für die Wirkung von Schemata in den verschiedensten Arten von Beziehungen zu erkennen und zu verstehen. Fragen Sie bezogen auf jede der genannten Domänen: »Von welchen Situationen glauben Sie, daß sie Ihr Schema [im Idealfall sollten Sie an dieser Stelle ein bestimmtes Schema nennen] im beruflichen Bereich aktivieren?« Nennen die Klienten daraufhin ein bestimmtes interpersonales Ereignis, sollten Sie dem weiter nachgehen. Fragen Sie, ob es auch noch andere Erlebnisse, Konflikte oder Interaktionen gibt, die das Schema und die mit ihm verbundenen Affekte aktivieren. Fragen Sie auf diese Art so lange weiter, bis möglichst viele Situationen und interpersonalen Ereignisse aktiviert worden sind. Notieren Sie diese Situationen und Ereignisse auf dem *Arbeitsblatt Schematrigger* (S. 35). Untersuchen Sie auf diese Weise alle relevanten Domänen, um einige schemaaktivierende Ereignisse zu identifizieren, mit denen der Klient in verschiedenen Situationen kämpft.

Bitten Sie Ihre Klienten, auf schemaaktivierende Ereignisse zu achten und festzustellen, welcher Affekt jeweils damit verbunden ist. Vergessen Sie aber auch nicht zu erklären, daß es nicht darum geht, Trigger und die mit ihnen verbundenen schmerzhaften Emotionen zu unterdrücken, sondern daß die Klienten zu erkennen lernen sollen, wann Schemata und schemabezogener Affekt in Beziehungen aktiviert werden. Um Klienten bei der Entwicklung dieses Gewahrseins zu unterstützen, können Sie ihnen das *Protokoll schemaaktivierender Ereignisse* (S. 36) geben und sie bitten, zu Hause damit zu arbeiten, indem sie Schematrigger und damit verbundene Emotionen notieren, sobald sie die Aktivierung eines Schemas bemerken.

Das *Protokoll schemaaktivierender Ereignisse* soll Klienten helfen, schemabezogene Ereignisse zu erkennen und zu beobachten. Je besser sie dazu in der Lage sind, um so wahrscheinlicher werden sie in der Zukunft in der Lage sein, ihre eigenen Reaktionen auf solche Ereignisse zu beeinflussen.

Es ist wichtig, die mit schemaaktivierenden Ereignissen verbundenen schmerzhaften Emotionen anzuerkennen. Beim Erleben schmerzhafter Emotionen ist es völlig normal, dem Schmerz entfliehen zu wollen. Deshalb sollten Klienten unbedingt darin unterstützt werden, jeden Schritt eines schemaaktivierenden Prozesses zu beobachten und zu dokumentieren. Je besser sie über ihre Trigger informiert sind und je besser sie diese, wenn sie auftauchen, erkennen können, um so größere Chancen haben sie, problematische interpersonale Verhaltensweisen zu verändern. Der folgende Beispieldialog zeigt, wie Sie dabei vorgehen können:

THERAPEUT: *(schaut sich das* Protokoll schemaaktivierender Ereignisse *des Klienten an)*: Ich sehe hier, daß Ihre Arbeitskollegin etwas gesagt hat, wodurch Sie sich sehr stark kritisiert fühlten.

KLIENT: Ja, sie hat gesagt, der Job sei mir völlig egal – ich wirke so, als sei ich überhaupt nicht daran interessiert.

THERAPEUT: Und das hat Ihr Schema *Unzulänglichkeit/Scham* aktiviert?

KLIENT: Ja. Ich fühlte mich ziemlich übel, als hätte ich wirklich alles vermasselt. Und dann wurde ich allmählich wütend, weil ich mir dachte: Wer zum Teufel ist diese Frau eigentlich, mich so zu verurteilen!

THERAPEUT: Sie hatten also das Gefühl, mit Ihnen sei irgendwas nicht in Ordnung, und das war für Sie …

KLIENT: … als hätte mir jemand einen Schlag in die Magengrube versetzt. Ich fühlte mich völlig wertlos.

THERAPEUT: Und dann sind Sie wütend geworden.

KLIENT: Ich habe ihr gesagt, sie solle sich um ihren eigenen Kram kümmern, und mir sei völlig egal, was sie denke.

ARBEITSBLATT SCHEMATRIGGER

Domäne	Schema	Trigger	Emotionen
Arbeit/Beruf			
Freunde			
Familie			
Intime Beziehungen			
Elternschaft			
Gemeinschaftsleben			

PROTOKOLL SCHEMAAKTIVIERENDER EREIGNISSE

Trigger	Schema	Emotionen

Acceptance-and-Commitment-Therapie und Schemata

Nach ACT-Auffassung ist Schmerz mit der menschlichen Existenz untrennbar verbunden. Die ACT versteht schemabezogenen Schmerz nicht als pathologisch und nicht als etwas, das man überwinden kann. Weil diese Art von Schmerz in der frühen Kindheit entstanden ist, wird er die Betroffenen während ihres ganzen Lebens begleiten. Ganz gleich, wie alt wir sind oder wie lange wir in Therapie sind, wir werden uns wahrscheinlich nie völlig von unseren Schemata und von dem mit ihnen verbundenen Affekt befreien können. Beispielsweise wird bei Menschen, die in ihrer frühen Kindheit verlassen oder im Stich gelassen worden sind und die deshalb die Erwartung entwickelt haben, daß dies immer wieder passieren wird, wahrscheinlich bei jedem wichtigen interpersonalen Ereignis das Schema *Verlassenheit/Instabilität* aktiviert. Kritik, Rückzug und wütende Reaktionen anderer aktivieren bei ihnen dieses Schema und die mit ihm verbundene Furcht.

Die ACT versucht bei interpersonalen Problemen nicht, die relevanten Schemata und den schemabezogenen Schmerz aufzulösen, sondern sie bringt den Betroffenen bei, auf die Aktivierung von Schemata anders als bisher zu reagieren. Die ACT unterscheidet zwischen primärem Schmerz, der ein unvermeidlicher Bestandteil der menschlichen Existenz ist, und jenen sekundären Schmerzen oder Leiden, die durch Versuche, dem Unvermeidlichen zu entgehen, entstehen. Aus ACT-Sicht erzeugt der mit einem Schema verbundene Affekt primären Schmerz, der eine unvermeidliche Begleiterscheinung des Lebens ist. Deshalb zielt das in diesem Buch vorgestellte Behandlungsprotokoll nicht darauf, den durch Schemaaktivierung entstehenden primären Schmerz zu unterbinden, sondern arbeitet an der Linderung des sekundären Schmerzes: des Leidens, das durch Bemühungen, den mit einem Schema verbundenen Affekt zu vermeiden, entsteht.

Im Schema-Coping-Verhalten (SCV) wurzeln alle interpersonalen Probleme. Wenn Menschen versuchen, durch aktivierte Schemata verursachten primären Schmerz zu vermeiden oder abzublocken, wirkt sich das immer schädlich auf die Beziehungen der Betreffenden aus. Deshalb konzentriert sich die Behandlungsmöglichkeit, die hier vorgestellt wird, auf die SCVs der Klienten. Diese Verhaltensweisen entsprechen dem ACT-Konzept der Erlebensvermeidung, bei der Strategien zur Unterdrückung, Betäubung, Bewältigung und Kontrolle von Schmerz zur Anwendung kommen. Aus ACT-Sicht besteht das Problem nicht in den Schemata selbst und auch nicht in den Emotionen, die sie hervorrufen, sondern darin, daß Menschen versuchen, durch Schemata hervorgerufenen Schmerz mit Hilfe verschiedener Strategien zu vermeiden, die Beziehungen schädigen oder zerstören.

Zusammenfassung

Wenn Klienten lernen, ihre Schematrigger und ihre Reaktionen auf alltägliche Lebenssituationen zu beobachten, wird ihnen allmählich klar, wie stark sich Schemata auf interpersonale Ereignisse auswirken. Im nächsten Kapitel werden wir uns mit dem Schema-Coping-Verhalten, einer Form von Erlebensvermeidung, beschäftigen und damit, wie SCV Beziehungen schädigt. Man muß Klienten helfen, diese Dynamik zu verstehen, weil sie nur so eine Motivation für die vor uns liegende schwierige Arbeit entwickeln können: zu lernen, schemabezogenen Schmerz zu akzeptieren, um ein interpersonales Verhalten zu entwickeln, das mit ihren persönlichen Wertvorstellungen im Einklang steht.

3 Schema-Coping-Verhalten verstehen

NACHDEM SIE Ihre Klienten dazu angeleitet haben, ihre Schemata und deren Ursprung in Kindheitserlebnissen zu verstehen und sich über die wichtige Rolle von Schemata im Alltag und in Beziehungen klarzuwerden, können Sie ihnen erklären, was Schema-Coping-Verhalten ist und welchen Preis Menschen dafür zahlen, daß sie es nutzen. Zwar bewirken diese Verhaltensweisen oft eine kurzfristige Linderung, doch wirken sie sich auf Beziehungen in der Regel längerfristig schädlich aus. Es wurde bereits darauf hingewiesen, daß das Erkennen dieser schädigenden Wirkung Klienten dazu motivieren kann, sich der anstrengenden Arbeit der Veränderung seit längerer Zeit bestehender Verhaltensmuster in Beziehungen zu widmen.

Wie Sie Ihren Klienten erklären können, was Schema-Coping-Verhalten ist

Im folgenden wird veranschaulicht, wie Sie Klienten erklären können, was Schema-Coping-Verhalten (SCV) ist.

> THERAPEUT: Schema-Coping-Verhalten nennt man Reaktionsweisen, die schemabezogenen Schmerz blockieren oder unter Kontrolle bringen sollen. Solches Verhalten kann zeitweilig lindernd wirken, aber langfristig stärkt es das aktive Schema, so daß die Betroffenen es noch stärker für »die Wahrheit« halten, und sie verstärken auch den durch das Schema verursachten emotionalen Schmerz.
>
> Umgebung und Temperament können zur Entstehung eines bestimmten Schema-Coping-Verhaltens beitragen. Wir erlernen solche Verhaltensweisen oft, indem wir unsere Eltern und andere Familienmitglieder beim Umgang mit ihrem Schmerz beobachten. Fühlte sich der Vater verletzt, wurde er wütend und ging zum Angriff über. Eine Schwester zog sich in solchen Situationen in ihr Zimmer zurück. Und ein Bruder fing vielleicht wegen entsprechender Erlebnisse an zu trinken.
>
> Manchmal entwickeln wir auch aus eigenem Antrieb SCVs. Wird bei uns immer wieder ein bestimmtes Schema aktiviert, lernen wir allmählich eine Art, die,

wie wir meinen, unseren starken emotionalen Schmerz zumindest zeitweise lindert. Und weil das zu funktionieren scheint, bleiben wir dabei und verhalten uns in Situationen dieser Art immer wieder so.

Problematisch an SCVs ist, daß sie oft andere Menschen, Beziehungen und letztlich auch die Person, die sie benutzt, verletzt. Wenn wir uns zurückziehen, uns unterwerfen oder zum Angriff übergehen, wirkt sich das auf unsere Beziehungen zu den Menschen, die uns wichtig sind, negativ aus, und das spüren wir. Nach einer Weile resignieren die Betreffenden in ihrer Beziehung zu uns oder verhärten sich oder ziehen sich zurück. SCVs können also tatsächlich zeitweise Schmerzen lindern, aber langfristig wirken sie so, daß wir uns noch schlechter fühlen – und es kann sogar passieren, daß wir auf diese Weise Menschen, die wir lieben, verlieren.

Verbreitetes Schema-Coping-Verhalten

SCVs sind zwar bei jedem Menschen anders, aber es gibt bestimmte ähnliche Muster. Die für zwischenmenschliche Beziehungen schädlichsten SCVs lassen sich grob in zehn Typen unterteilen, die in einem von Jeffrey Young verfaßten Merkblatt mit dem Titel *Ten Common Schema Coping Behaviors* (Young 2012) beschrieben werden. Die ersten fünf dieser Verhaltensweisen entsprechen alle dem Bewältigungsstil der Schemaüberkompensation. Diese Art von Bewältigungsverhalten kann man am besten verstehen, wenn man es sich als aggressive Reaktion auf schemaaktivierende Ereignisse vorstellt. Diejenigen, die eine dieser Verhaltensweisen benutzen, kämpfen gegen ihr Schema. Dies entspricht dem »Kampf«-Aspekt der Kampf-Flucht-oder-Erstarrungsreaktion. Das sechste SCV entspricht dem Bewältigungsstil des Sich-Fügens. Es handelt sich hier um eine passive Reaktion auf ein schemaaktivierendes Ereignis, die dem Erstarrungsaspekt der Kampf-Flucht-oder-Erstarrungsreaktion entspricht. Die letzten vier der zehn typischen SCVs entsprechen dem Bewältigungsstil der Schemavermeidung. Mit Hilfe dieser Reaktionen versuchen Klienten, den durch Schemaaktivierungen hervorgerufenen Schmerz zu vermeiden. Sie entsprechen der Flucht-Komponente der Kampf-Flucht-oder-Erstarrungsreaktion.

Sie können das Merkblatt *Die zehn häufigsten Schema-Coping-Verhaltensweisen* benutzen, um Ihren Klienten diese Thematik zu erklären, und ihnen das Blatt anschließend zum gelegentlichen Nachlesen mitgeben.

DIE ZEHN HÄUFIGSTEN SCHEMA-COPING-VERHALTENSWEISEN **Merkblatt**

SCHEMAÜBERKOMPENSATION

- **Aggression oder Feindseligkeit** Wenn Sie auf ein schemaaktivierendes Ereignis aggressiv oder feindselig reagieren, gehen Sie zum Gegenangriff über, indem Sie beschuldigen, kritisieren, herausfordern oder Widerstand entwickeln.
- **Dominanz oder exzessive Selbstbehauptung** In diesem Fall versuchen Sie, anderen Menschen Ihren Willen aufzuzwingen, um Ihre Ziele zu erreichen.
- **Bemühen um Anerkennung oder Status** Die Schemaüberkompensation besteht hier darin, daß Sie andere zu beeindrucken und durch große Erfolge und einen besonderen Status die Aufmerksamkeit auf sich zu ziehen versuchen.
- **Manipulation oder Ausbeutung** Hier bemühen Sie sich um die Erfüllung Ihrer eigenen Bedürfnisse, ohne andere erkennen zu lassen, worum es Ihnen geht. Dabei können Verführung und Unaufrichtigkeit eine Rolle spielen.
- **Passive Aggression oder Rebellion** Sie tun so, als würden Sie in etwas einwilligen, rebellieren aber in Wahrheit, indem Sie das, was zu tun ist, hinauszögern, indem Sie sich beklagen, indem Sie langsam sind, schmollen oder schlechte Leistungen erbringen.

SICH IN EIN SCHEMA FÜGEN

- **Einwilligung oder Abhängigkeit** Bei dieser Art von Reaktion auf ein schemaaktivierendes Ereignis verlassen Sie sich auf andere, geben nach, verhalten sich abhängig und passiv, vermeiden Konflikte und versuchen, anderen zu Gefallen zu sein.

SCHEMAVERMEIDUNG

- **Sozialer Rückzug oder übertriebenes Autonomiestreben** Bei diesem Coping-Verhalten isolieren Sie sich, unterbrechen die Verbindung zu anderen Menschen und ziehen sich von ihnen zurück. Möglicherweise wirken sie bei alldem übertrieben unabhängig und selbstsicher, oder Sie widmen sich verstärkt dem Lesen, Fernsehen, Computerarbeiten und anderen Tätigkeiten, bei denen Sie vorzugsweise allein sind.
- **Zwanghafte Suche nach Stimulation** Dieses Coping-Verhalten sucht Anregung oder Ablenkung durch zwanghafte Aktivitäten wie Kaufzwang, Sexsucht, Spielsucht, Risikosucht oder körperliches Aktivsein.
- **Suchtartige Selbstberuhigung** Hier suchen Sie Anregung durch den Konsum von Drogen, Alkohol und Essen oder durch exzessive Selbststimulation.
- **Psychischer Rückzug** Bei diesem Coping-Verhalten flüchten Sie in die Dissoziation, ins Leugnen, in Phantasien oder in andere Formen des Rückzugs nach innen.

So nützlich diese Kategorien sein mögen, sollte man sich doch immer wieder vergegenwärtigen, daß Klienten je nach Schema unterschiedliche SCVs bevorzugen und manchmal sogar ein und dasselbe Schema unterschiedlich zu bewältigen versuchen. Beispielsweise kann ein Klient mit dem Schema *Emotionale Entbehrung* manchmal die Erfüllung seiner Bedürfnisse einfordern und es in anderen Fällen vorziehen, nachzugeben oder sich zu unterwerfen. Deshalb sollte man mit Klienten an der Identifikation aller zur Vermeidung schemabedingter Schmerzen benutzten Bewältigungsstrategien arbeiten.

Nachdem Sie das Konzept des Schema-Coping-Verhaltens erläutert und Ihren Klienten die Möglichkeit gegeben haben, sich mit dem obigen Merkblatt zu beschäftigen, können Sie mit ihnen ein allgemeines Gespräch darüber führen, welche SCVs sie am häufigsten benutzen. Der folgende Dialog veranschaulicht, wie man eine Untersuchung der Rolle von SCVs initiieren kann. Das in diesem Fall aktivierte Schema ist *Soziale Isolation/Entfremdung*.

Therapeut: Wenn Sie sich diese Liste anschauen, auf der beschrieben wird, wie Menschen mit durch ihre Schemata hervorgerufenem emotionalem Schmerz fertig zu werden versuchen, kommt Ihnen dann etwas bekannt vor?

Klient: Rückzug. Völliges Unterbrechen der Verbindung. Es ist wie: »Scheiß drauf. Weshalb gibst du dich überhaupt mit diesen Leuten ab?«

Therapeut: Ist Ihnen sonst noch etwas aufgefallen? Was taucht bei Ihnen auf, wenn Sie sehen, wie sich andere Menschen von Ihnen unterscheiden oder wenn andere offenbar in ihr eigenes Leben vertieft sind und Sie praktisch nicht wahrnehmen?

Klient: Wut. Ich werde dann sehr kritisch und angeekelt. Wenn ich das Gefühl habe, irgendwo ausgeschlossen zu werden, gehe ich manchmal zum Angriff über.

Therapeut: Das heißt, wenn Sie sich ausgeschlossen fühlen – wenn Sie nicht dazuzugehören oder nicht an etwas teilzuhaben glauben –, ziehen Sie sich entweder zurück oder werden sehr kritisch und gehen manchmal sogar zum Angriff über. Haben Sie irgendeine Idee, warum Sie sich jeweils für die eine oder andere dieser beiden Bewältigungsmethoden entscheiden?

Klient: Ich glaube, ich werde wütend, wenn ich meine Bedürfnisse auszudrücken versuche und die Menschen, an die ich mich damit wende, das einfach nicht verstehen – wenn ich das Gefühl bekomme, daß ich ihnen im Grunde scheißegal bin.

Verbinden der SCVs mit bestimmten interpersonalen Situationen

Als nächstes müssen die Klienten ihre SCVs mit bestimmten Triggern in interpersonalen Situationen in Verbindung bringen. Deshalb sollten Sie ihnen nun helfen, schemaaktivierende Situationen und die mit ihnen verbundenen SCVs in den sechs interpersonalen Domänen zu untersuchen: Arbeit, Freunde, Familie, intime Beziehungen, Elternschaft und Gemeinschaftsleben. Wenn Ihr Klient das *Protokoll schemaaktivierender Ereignisse* aus Kapitel 2 ausgefüllt hat, verfügen Sie über eine Liste schemaaktivierender Situationen. Bitten Sie den Klienten, diese Situationen in der linken Spalte des *Arbeitsblatts Schema-Coping-Verhalten* (S. 44) zu vermerken. (Ein ausgefülltes Beispiel finden Sie im Anschluß an das Blankoformular.)

Klienten, die diesen Punkt im Behandlungsprozeß erreicht haben, wissen wahrscheinlich schon viel mehr über Schematrigger als zum Zeitpunkt der Zusammenstellung des *Protokolls schemaaktivierender Ereignisse*. Deshalb sollten sie nun so viele zusätzliche Triggersituationen notieren, wie ihnen einfallen. Je umfassender die Liste ist, um so besser sind die Klienten darauf vorbereitet, schemaaktivierende Ereignisse zu erkennen.

Lassen Sie die Klienten als nächstes zu jeder schemaaktivierenden Situation notieren, auf welches SCV sie dabei zurückgreifen, und es in der rechten Spalte beschreiben. Falls sie Schwierigkeiten haben, ihr jeweiliges Bewältigungsverhalten zu erkennen, sollten sie sich das Merkblatt *Die zehn häufigsten Schema-Coping-Verhaltensweisen* (S. 41) noch einmal genau durchlesen. Auch die folgende kurze Visualisationsübung kann nützlich sein.

1. Fordern Sie den Klienten auf, sich eine bestimmte Triggersituation vorzustellen.
2. Dann soll der Klient feststellen, welche Emotion die Situation auslöst, und das zugehörige Schema benennen.
3. Bitten Sie den Klienten, auf eventuell während des Visualisierens der Situation auftauchende Handlungsimpulse zu achten. Was will der Klient sagen oder tun, um mit dem Schmerz fertig zu werden?

ARBEITSBLATT SCHEMA-COPING-VERHALTEN	
Schemaaktivierende Situation	**Schema-Coping-Verhalten**

BETHS ARBEITSBLATT SCHEMA-COPING-VERHALTEN	
Schemaaktivierende Situation	**Schema-Coping-Verhalten**
Bei der Arbeit einen Fehler machen.	*Mit dem, woran ich arbeite, aufhören; es aufschieben.*
Mein Chef weist auf etwas hin, das ich falsch mache.	*Lauter sprechen; mich verteidigen; später nicht mehr mit ihm reden.*
Zu spät zur Arbeit kommen, was die Kollegen merken.	*Rückzug; nicht mehr mit ihnen reden.*
Kollegen gehen ohne mich in die Mittagspause.	*Rückzug; nicht mehr mit ihnen reden.*
Meine Freundin Jane gibt mir ständig Ratschläge.	*Dummheiten, die sie macht, kritisieren.*
Jane sorgt sich wegen meiner Einkaufsorgien.	*Wütend werden; ihr sagen, daß sie das nichts angeht; sie nicht mehr anrufen.*
Meine Freundin Norma hat etwas vergessen, das wir zusammen unternehmen wollten.	*Wütend werden; ihr die Meinung sagen.*
Norma redet über ihren großartigen Job und ihr gutes Gehalt.	*Kritisieren ihrer Probleme.*
Norma spricht über die Erfolge ihrer Kinder.	*Rückzug; nicht mehr mit ihr reden.*
Meine Mutter will nicht in mein Haus kommen.	*Rückzug; dicht machen.*
Meine Mutter ruft nicht an.	*Sie selbst anrufen; ihr wütend die Meinung sagen.*
Mein Mann kritisiert mich.	*Wütender Gegenangriff; Beschuldigungen.*
Mein Mann spricht sehr knapp und kalt mit mir.	*Anklammern; ihm nahe bleiben; seine Aufmerksamkeit fordern.*
Mein Sohn hört mir nicht zu oder ignoriert, was ich sage.	*Wütend werden; erhebe meine Stimme; fordere Aufmerksamkeit.*
Mein Sohn wird wütend und sagt, ich sei dämlich.	*Wütender Gegenangriff.*
Mein Sohn spielt ständig Videospiele, auch wenn ich ihn ausdrücklich aufgefordert habe, es nicht zu tun.	*Werde wütend; erhebe meine Stimme.*
Mein Sohn grinst mich an oder rollt die Augen.	*Rückzug; aufhören zu reden.*
Mein Sohn grüßt mich nicht, wenn er ins Haus kommt.	*Versuche, ihm nahe zu sein; tue Dinge für ihn.*

Mein Sohn sagt: »Was ist los?«, wenn ich mit ihm zu reden versuche.	*Werde wütend; erhebe meine Stimme; sage zu ihm, er verhalte sich ungehörig.*
Mein Sohn kritisiert, was ich mir kaufe.	*Ich kritisiere seinen Geschmack.*
Werde zu einer Schulkonferenz nicht eingeladen.	*Einen wütenden Brief schreiben.*

Untersuchen der Kosten von Schema-Coping-Verhalten

Sobald die Klienten die Verbindung zwischen Schematriggern und SCVs erkannt haben, können Sie die wichtigsten Triggersituationen gründlicher untersuchen – diejenigen, in denen sich SCVs auf wichtige Beziehungen der Klienten auswirken. Dadurch sollen die Klienten lernen, zwischen kurzfristigen und langfristigen Auswirkungen dieser Verhaltensweisen zu unterscheiden. Folgender Dialog veranschaulicht diesen Prozeß. Er bezieht sich auf das von Beth ausgefüllte Beispiel-Arbeitsblatt.

THERAPEUT: Einige Ihrer Triggersituationen beziehen sich auf Ihren Mann: Situationen, in denen er etwas kritisiert, das Sie tun, und Situationen, in denen er auf Sie kurz angebunden, kalt und unkommunikativ wirkt.

BETH: Ja. Ich fühle mich in seiner Nähe sehr verletzlich.

THERAPEUT: Weil er bei Ihnen das Gefühl der Wertlosigkeit aktivieren kann – das Schema *Unzulänglichkeit/Scham*, das Gefühl, daß Sie in irgendeiner Hinsicht nicht in Ordnung oder schlecht sind.

BETH: Genau.

THERAPEUT: Schauen wir uns doch einmal an, wie Sie mit solchen Situationen fertig zu werden versuchen. *(Schaut sich Beths Arbeitsblatt an.)* Wenn er Sie kritisiert, gehen Sie zum Gegenangriff über – Sie werden dann wütend und sprechen über all die Dinge, die er falsch macht. Aber wenn er kalt und zurückgezogen auf Sie wirkt, klammern Sie sich an ihn und fordern ihn auf, Ihnen Aufmerksamkeit zu schenken. Dies sind zwei unterschiedliche Bewältigungsreaktionen.

BETH: Wenn er mich kritisiert, fühle ich mich verletzt … und ich schäme mich. Und weil ich das nicht ertragen kann, platze ich aus der Haut. Aber sein Rückzug ist für mich beängstigend. Deshalb versuche ich, ihn zu mir hin zu ziehen.

THERAPEUT: Wenn Sie diese SCVs benutzen – wütend zu werden oder zu versuchen, Ihren Mann näher zu sich hin zu ziehen –, fühlen Sie sich dann besser oder schlechter?

Beth: Ich glaube, zuerst fühle ich mich besser. Wenn ich um mich schlage, fühle ich mich wieder wohler in meiner Haut. Und wenn ich mich an ihn klammere und Nähe fordere, habe ich das Gefühl, mich an ihm festhalten zu können, und dann fürchte ich mich nicht mehr so sehr.

Therapeut: Und was passiert dann? Hilft Ihnen das SCV dann immer noch?

Beth: Nein. Dann ärgert er sich, und ich bekomme das Gefühl, etwas völlig falsch gemacht zu haben.

Therapeut: Das Coping-Verhalten hilft also nur kurz, und nach einer Weile …

Beth: Ja. Dann habe ich das Gefühl, daß ich die Dinge nur noch komplizierter mache.

Therapeut: Die SCVs sind langfristig keine Lösung. Sie scheinen das alte Schema sogar zu stärken – das Gefühl, nichts wert zu sein.

Untersuchen Sie mit Ihren Klienten zusammen deren stärkste Trigger und SCVs. Sie sollen erkennen, daß die SCVs den Schemaaffekt nur kurzfristig lindern, aber längerfristig die Schemata eher stärken und noch mehr schemabedingten Schmerz erzeugen. Im Laufe dieser Untersuchung wird den Klienten zunehmend klar, wie sich SCVs auf ihre Beziehungen in verschiedenen interpersonalen Domänen auswirken.

Regen Sie die Klienten dazu an, sich bewußt zu machen, welche SCVs sie am häufigsten benutzen, und festzustellen, in welchen interpersonalen Situationen bestimmte SCVs in der Regel aktiviert werden. Wenn ihnen dies klar ist, können sie anfangen, die betreffenden Triggersituationen zu identifizieren und festzustellen, wie sie darauf reagieren. Erklären Sie, daß Verhaltensänderungen nur möglich sind, wenn man die betreffenden Verhaltensweisen erkennt: Man muß die SCVs identifizieren, sobald sie auftreten oder kurz nachdem dies geschehen ist.

Schema-Coping-Verhalten zu untersuchen ist schwierig. Diese dysfunktionalen Reaktionsweisen zu erkennen und darüber zu sprechen kann starke Beschämungsgefühle verursachen. Außerdem kann dies verschiedene Schemata aktivieren, insbesondere *Unzulänglichkeit/Scham* und *Versagen*. Gehen Sie mit diesem Material vorsichtig um. Würdigen Sie, wie schmerzhaft es ist, wenn Schemata aktiviert werden, und wie normal es ist, wenn Menschen alles in ihrer Macht Stehende tun, um diesen Schmerz zu unterbinden oder zu überdecken. Bemühen Sie sich, SCVs möglichst nicht abwertend zu beschreiben. Wenn sie in einer Therapiesitzung auftauchen und auf Sie gerichtet sind – beispielsweise Angriff, Rückzug oder Unterwerfung –, sollten Sie verständnisvoll beschreiben, was der Klient tut, das aktivierte Schema benennen und den Schmerz anerkennen. Lassen Sie den Klienten die in der Therapiesitzung aufgetauchte Triggersituation anschließend in das *Arbeitsblatt Schema-Coping-Verhalten* (S. 44) eintragen.

Als Hausaufgabe kann der Klient weiter die im Laufe der Woche aktivierten Schemata beobachten und auf dem *Arbeitsblatt Schema-Coping-Verhalten* alle benutzten SCVs dokumentieren.

Acceptance-and-Commitment-Therapie und Schema-Coping-Verhalten

Wenn Sie mit Klienten die langfristigen Auswirkungen von SCVs untersuchen, sollte klar werden, daß diese Verhaltensweisen sich auf viele Beziehungen belastend auswirken – und daß der mit den Schemata verbundene Schmerz weiter bestehen bleibt, nachdem die SCVs die Beziehungen des Klienten geschädigt oder sogar zerstört haben. Dadurch wird den Klienten klar, daß Versuche, schemabezogene Schmerzen mit Hilfe von SCVs zu vermeiden, letztlich nicht zum Verschwinden der Schmerzen führen. Vielmehr können sie dadurch auf die Dauer sogar verstärkt werden.

Wie in Kapitel 2 erwähnt, wird schemabedingter Schmerz in entsprechenden interpersonalen Situationen unvermeidlich aktiviert. Die ACT bezeichnet diesen Schmerz als primären oder »reinen« Schmerz. Die SCVs sind im Grunde immer Versuche, unvermeidlichen Schmerz zu vermeiden. Obwohl jedes SCV ein anderes Verhalten beinhaltet, dienen alle dem gleichen Zweck – Schemaaffekt zu vermeiden oder zeitweise zu unterbinden. Die Folge ist, daß das entsteht, was die ACT sekundären oder »schmutzigen« Schmerz nennt: Leiden, das durch Vermeiden und durch dysfunktionale Entscheidungen entsteht. Die Verringerung dieses sekundären Schmerzes ist das eigentliche Ziel der ACT.

Zusammenfassung

Dieser letzte Einführungsteil der Behandlung ermöglicht den Klienten, genauer zu verstehen, wie Schemata wirken. Indem sie lernen, bestimmte Vermeidungsstrategien und die interpersonalen Situationen, in denen sie angewandt werden, zu erkennen, machen sie sich mit ihrem individuellen Repertoire an Mustern von Coping-Verhalten vertraut.

Stellen Sie die SCVs als völlig normale Reaktionen dar, erläutern Sie ihre Wirkung auf schemabedingten Schmerz, und erklären Sie, wie sie auf längere Sicht die Beziehungen schädigen. Im nächsten Kapitel beginnen wir, die Prinzipien und Prozesse der Acceptance-and-Commitment-Therapie auf Probleme in interpersonalen Beziehungen anzuwenden und gleichzeitig die konkreten emotionalen und relationalen Kosten der SCVs zu untersuchen.

4 Kreative Hoffnungslosigkeit und Achtsamkeit entwickeln

Bisher haben Sie Ihren Klienten geholfen, die für ihre Interaktionen wichtigen Schemata zu identifizieren und festzustellen, welches SCV für sie charakteristisch ist. Nun werden Sie lernen, wie Sie Ihren Klienten helfen können, sich darüber klarzuwerden, welchen Preis sie für die Nutzung der SCVs zahlen müssen, und wie diese sich in den wichtigen Domänen Arbeit, Freunde, Familie, intime Beziehungen, Elternschaft und Gemeinschaftsleben auswirken. Damit haben Sie die Grundlagen und die Motivation für die Nutzung der für die ACT so wichtigen *kreativen Hoffnungslosigkeit* geschaffen – den Bereich, in dem Klienten neue Lösungen und neue Verhaltensweisen entdecken können.

Ein wichtiger Teil dieses Prozesses ist die Prüfung der Funktionalität oder Brauchbarkeit (engl.: *workability*) ihres aktuell bevorzugten Verhaltens; dies geschieht durch Untersuchen der Wirkung der SCVs auf die Beziehungen des Klienten. Diese Funktionalitätsuntersuchung geht dem Eintritt in den Zustand der kreativen Hoffnungslosigkeit unmittelbar voraus. Indem der Klient die Funktionalität seines bisherigen Verhaltens untersucht, erkennt er die tatsächliche Wirkung seiner SCVs. Außerdem sollten Sie ihn untersuchen lassen, ob diese Verhaltensweisen dazu führen, daß er sich besser fühlt, ob sie sich positiv auf seine Beziehungen auswirken und ob sie ihn einem Handeln im Sinne seiner Werte näherbringen. Wenn der Klient sich über die Kosten der SCVs klar wird und wenn er merkt, daß sie ihm längerfristig nicht von Nutzen sind, gelangt er in den Zustand kreativer Hoffnungslosigkeit – er kommt an den Punkt, wo ihm klar wird, daß sein schemabedingter Schmerz unvermeidbar ist und daß sein Problem nicht in diesem Schmerz, sondern in seinen Versuchen, den Schmerz zu vermeiden, besteht. Die Prüfung der Funktionalität von Verhalten und der Zustand kreativer Hoffnungslosigkeit spielen während der gesamten Therapie immer wieder eine Rolle.

In diesem Kapitel geht es auch darum, Klienten die Achtsamkeit näherzubringen – einen der sechs zentralen Prozesse der ACT. Es handelt sich dabei nicht um Streßreduktionstechniken, sondern darum, daß der Klient seines Schemaaffekts und seines Drangs, SCVs zu benutzen, bewußter wird. Außerdem schafft Achtsamkeit den Raum, den Klienten brauchen, um authentische Entscheidungen – wertebasierte Entscheidungen – darüber treffen zu können, wie sie mit dem schemabezogenen Schmerz und mit ihrem Drang, SCVs zu nutzen, umgehen wollen.

Einschätzung der Kosten von SCVs

Sie können Klienten entweder auf formelle oder auf informelle Weise helfen, die Kosten der SCVs in für sie wichtigen Beziehungen einzuschätzen. Nehmen Sie sich für die Auseinandersetzung mit diesem Thema unbedingt ein bis zwei Sitzungen Zeit, um die Kosten in vielen verschiedenen Beziehungen und in allen wichtigen Lebensbereichen einschätzen zu können. Überprüfen Sie, wie stark der Schmerz ist, den diese SCVs erzeugen. Betrauern Sie einen Augenblick lang die tatsächlich schweren Verluste, und bestätigen Sie die Schwere der Beziehungsprobleme. Da die Motivation zur Veränderung größtenteils durch Erlebnisse dieser Art entsteht, wird es sich später auszahlen, wenn Sie genügend Zeit auf diesen Aspekt der Therapie verwenden.

Formelle Kosteneinschätzung

Wenn Sie die Kosten der verwendeten SCVs auf formelle Weise untersuchen wollen, bitten Sie Ihren Klienten, das *Arbeitsblatt Resultate* durchzuarbeiten. Lassen Sie ihn zu jedem wichtigen SCV notieren, welche negativen Folgen damit in den sechs interpersonalen Domänen verbunden sind. Da die negativen Auswirkungen natürlich nicht immer alle Domänen betreffen, bleiben diejenigen, die in einem konkreten Fall bedeutungslos sind, unausgefüllt. (Nach dem Blanko-Arbeitsblatt finden Sie ein ausgefülltes Beispielblatt.)

ARBEITSBLATT RESULTATE	
Schema-Coping-Verhalten ______	
Domäne	**negative Resultate**
Arbeit	
Freunde	
Familie	
Intime Beziehungen	
Elternschaft	
Gemeinschaftsleben	

JIMS ARBEITSBLATT RESULTATE	
Schema-Coping-Verhalten: *Feindseligkeit*	
Domäne	**negative Resultate**
Arbeit	*Meine Zusammenarbeit mit Kollegen ist negativ bewertet worden.* *Ich hatte eine Auseinandersetzung mit meinem Chef und wurde gezwungen, meine Abteilung zu verlassen.*
Freunde	*Meine Freundschaften enden oft aufgrund eines Konflikts.* *Ich hatte Streit mit Steve und habe ihn seither nicht mehr gesehen.*
Familie	*Mein Bruder hat mich mehrmals wegen meiner Launen kritisiert. Jetzt treffe ich ihn nur noch an Feiertagen.*
Intime Beziehungen	*Loris wichtigster Kritikpunkt, der zu unserer Trennung geführt hat, war meine Wut.*
Elternschaft	
Gemeinschaftsleben	*Ich habe den Radrenn-Club nach einem Streit mit dem Vorsitzenden verlassen.*

Weil Klienten, die das *Arbeitsblatt Resultate* benutzen, sich oft auf die Folgen ihres Verhaltens konzentrieren – also auf Dinge, die tatsächlich geschehen sind –, müssen Sie sie eventuell dazu anleiten, sich auch mit emotionalen Resultaten zu befassen. Fragen Sie sie, ob sie infolge der SCVs in bestimmten Domänen Traurigkeit, Verlust, Verletztheit, Schuld, Scham oder Furcht empfinden. Weil der emotionale Schmerz für die bevorstehende schwierige Arbeit motivieren kann, ist es wichtig, sich mit diesen Dingen zu beschäftigen.

Informelle Kosteneinschätzung

Statt mit dem *Arbeitsblatt Resultate* zu arbeiten, kann man die Resultate für ein oder mehrere SCVs auch auf einem Whiteboard notieren. Wahrscheinlich brauchen Sie nicht alle Domänen zu notieren, sondern es reicht, wenn Sie gemeinsam mit dem Klienten möglichst viele problematische Resultate zusammenstellen. Während der Arbeit mit dem Whiteboard sollten Sie irgendwann Ihre wachsende Besorgnis darüber zum Ausdruck bringen, wieviel Schmerz und wie große Schwierigkeiten die SCVs im Leben des Klienten verursacht haben.

Eine noch informellere Einschätzung der SCV-Resultate besteht darin, Fragen zu mehreren zentralen Domänen zu stellen und zu untersuchen, wie sich die SCVs in diesen Bereichen auf die Beziehungen ausgewirkt haben. Fordern Sie den Klienten auf, ein paar Geschichten darüber zu erzählen, und erforschen Sie anschließend einige schmerzhafte Resultate gründlicher. Danach können Sie die Ergebnisse zusammenfassen und validieren, so wie es im folgenden Beispiel demonstriert wird.

> THERAPEUT: Allmählich wird mir klar, wie sich die Coping-Strategie des Rückzugs und des Sich-Verschließens bei Ihnen ausgewirkt hat. Der alte schemabedingte Schmerz – der darauf beruht, daß Sie sich irgendwie falsch und unzulänglich fühlen – hat Sie überfallen. Sie wußten nicht, wie Sie sich vor solchen Gefühlen anders schützen konnten, als sich zu verschließen. Zu etwas anderem sahen Sie sich nicht in der Lage, und eine Weile schien dies den Schmerz tatsächlich von Ihnen fernzuhalten. *(Validierung)*
>
> Doch obwohl der Rückzug Sie zu schützen schien, wirkte er sich auf Ihre Beziehungen schädlich aus. *(Einschätzen der Kosten der SCVs.)* Ihre Frau fühlte sich daraufhin einsam, und es war für sie, als würde sie allmählich verdursten. Und irgendwann entfernte sie sich dann von Ihnen, mit der Folge, daß *Sie* sich sehr einsam fühlten. Und wenn Sie in Ihrem Beruf kritisiert wurden und das Gefühl »Mit mir ist etwas nicht in Ordnung« bekamen, zogen Sie sich aus der Situation oft zurück und suchten sich eine andere Arbeit. Aber dann mußten Sie anderswo

ganz von vorn anfangen, und das wirkte sich nicht gerade günstig auf Ihre Karriere aus. Ich höre von Ihnen im Moment viel Bedauern über diese Lage der Dinge.

Und dann war da noch Ihr Vater – ein ziemlich ruppiger und verhärteter Mann, der Sie mit seinen Meinungen verletzt hat. Sie haben sich von ihm zurückgezogen und dann keine Möglichkeit mehr erhalten, sich von ihm zu verabschieden, als er starb. Damit ist für Sie ziemlich viel Traurigkeit verbunden.

Und wenn Ihre Freundin Sie jetzt bittet, etwas zu verändern, oder wenn sie sich über Sie beklagt, werden Sie mit den gleichen Gefühlen konfrontiert. Und dann verschließen Sie sich, und auch sie zieht sich von Ihnen zurück.

Während ich zuhöre, spüre ich, wieviel Sie durch diese Art, sich zu verhalten, verloren haben – wieviel Schmerz dadurch in Ihr Leben gekommen ist. Ihr Verhalten schützt Sie zwar kurzfristig vor Gefühlen der eigenen Unzulänglichkeit, aber langfristig gesehen schädigt es die für Sie wirklich wichtigen Beziehungen.

Kreative Hoffnungslosigkeit

Nachdem Sie mit Ihren Klienten an der Einschätzung der Funktionalität der SCVs gearbeitet haben und daran, sich darüber klar zu werden, was sie in ihren Beziehungen bewirken, sollten Sie in der Behandlung eine andere Richtung einschlagen und mit dem Entwickeln des kreativen Zustandes der Freiheit von Hoffnung – kurz: der »kreativen Hoffnungslosigkeit« – beginnen. Dies ist ein wichtiger Schritt der ACT. Der Zustand kreativer Hoffnungslosigkeit markiert den Augenblick, in dem ein Klient anfängt, über eine neue Beziehung zum Schmerz und eine neuartige Reaktion auf ihn nachzudenken.

Die Klienten erkennen nun, daß alle ihre Versuche, den schemabezogenen Schmerz unter Kontrolle zu bringen und zu verringern, ihren Zweck nicht erfüllt haben und daß der Schmerz noch stärker geworden ist. In dieser Situation stellen Sie eine Frage, die den weiteren Verlauf des Behandlungsprozesses prägen wird: »Wenn das Weglaufen vor dem Schmerz und der Versuch, ihn zu unterdrücken oder zu vermeiden, ihren Zweck nicht erfüllt haben, könnte die Lösung dann darin liegen, das genaue Gegenteil zu tun? Könnte es bedeuten, nicht wegzulaufen? Könnte die Antwort im Schmerz selbst liegen? Könnte die Lösung darin bestehen, daß Sie sich die unangenehmen Emotionen, die mit Ihren Schemata verbunden sind, spüren lassen?«

Die entscheidende Botschaft lautet, daß wir den schemabezogenen Schmerz um so stärker spüren, je mehr wir ihn vermeiden. Um ein wirklich anderes Resultat zu erreichen, müssen die Klienten in einem gewissen Sinne aufgeben. Sie müssen die Hoffnung verlieren, daß ihr Streben nach Kontrolle sie auf längere Sicht zum Ziel führen wird. Sie müssen einsehen, daß die SCVs ihren Zweck nicht erfüllt haben und dies niemals tun werden. Die Überzeugung, es sei möglich, schemabedingten Schmerz unter Kontrolle zu bringen, ist unzutreffend und nichts anderes als eine Falle, die zum Erstarren führt.

Das ist schmerzhaft, aber aus dem Zustand kreativer Hoffnungslosigkeit wird neue Hoffnung geboren – Hoffnung darauf, daß es möglich und sogar wünschenswert ist, sich mit schemabezogenem Schmerz zu konfrontieren und ihn zu spüren, ohne den mit den SCVs verbundenen schrecklichen Tribut zahlen zu müssen. Weil Klienten bei Konfrontationen mit ihrem schemabezogenen Schmerz hohe Risiken eingehen, sollten Sie sich für die Auseinandersetzung mit dem Zustand kreativer Hoffnungslosigkeit genügend Zeit nehmen (eine bis zwei Sitzungen). So lange die Klienten nicht die grundlegende ACT-Prämisse verstehen und akzeptieren, daß Erlebensvermeidung (in Form von SCVs) die Ursache interpersonaler Probleme, nicht deren Lösung, ist, werden sie wahrscheinlich weiterhin ihre Strategien habituellen Vermeidens anwenden. Falls Sie Ihren Klienten einen Text zu lesen geben möchten, der erklärt, was kreative Hoffnungslosigkeit ist, kann Ihnen das Merkblatt *Kreative Hoffnungslosigkeit* (S. 56) gute Dienste leisten.

Weil die Idee der kreativen Hoffnungslosigkeit für manche so schwer zu verstehen ist, kann es nützlich sein, wenn man mehrere Möglichkeiten kennt, Klienten dieses wichtige Konzept näherzubringen. Metaphern sind dabei oft sehr nützlich. Die folgenden beiden Metaphern können Sie für diesen Zweck benutzen: die *Treibsand-Metapher* (Hayes & Smith 2005/2007, S. 18) und die *Metapher vom Menschen im Loch* (Hayes *et al.* 1999/2004, S. 107-110).

Der Kampf im Treibsand Man kann den Kampf um die Unterdrückung schemabezogenen Schmerzes und auch jedes schmerzhafte emotionale Erlebnis mit dem Versinken in Treibsand vergleichen. Je intensiver Sie sich bemühen, mit Hilfe von SCVs oder anderen Strategien der Emotionskontrolle zu entkommen, um so tiefer versinken Sie. Indem Sie kämpfen, bringen Sie sich in immer größere Schwierigkeiten. Was wäre, wenn Sie aufhören würden, zu kämpfen und Widerstand aufzubauen? Könnten Sie sich nicht auch entspannen, zurückweichen und sich vorsichtig durch den Treibsand bewegen, statt gegen ihn anzukämpfen?

Ein Loch graben Stellen Sie sich vor, Sie sind in einem tiefen Loch gefangen. Das einzige Werkzeug, das Sie haben, ist eine Schaufel (Ihre alten SCVs), und die einzige Lösung, die Sie kennen, besteht darin, zu graben. Aber durch Graben wird das Loch noch größer und tiefer. Sie graben also an den Rändern des Lochs, die daraufhin zusammenbrechen, und in das Loch, in dem Sie sich befinden, fällt Erde. Sie versuchen, Stufen zu graben, aber daraufhin fällt noch mehr Erde in das Loch und auf Sie. Was können Sie tun, wenn Sie sich in einem Loch befinden und nur eine Schaufel haben? Der erste Schritt ist, die Schaufel wegzulegen und mit dem Graben aufzuhören (die alten SCVs nicht mehr zu benutzen). Erst danach können Sie sich auf die Suche nach einer funktionaleren Lösung machen.

KREATIVE HOFFNUNGSLOSIGKEIT

Merkblatt

Wenn Sie das Gefühl haben, nicht mehr weiterzukommen und mit Ihrem Latein am Ende zu sein, dann ist das ein wichtiger Augenblick, in dem Sie eine Lektion erhalten, die Ihr Leben verändern kann. Wenn Sie im Geiste und im Herzen ganz sicher wissen, daß alles, was Sie getan haben, um mit schemabezogenem Schmerz fertig zu werden, nichts bringt, sind Sie den ersten Schritt auf einem neuen Weg gegangen. Wenn Sie sich eingestehen und akzeptieren, daß der Versuch, durch ein Schema verursachten Schmerz zu unterbinden, Ihnen selbst und den Menschen, die Ihnen nahestehen, nur noch mehr Schmerz gebracht hat, gewinnen Sie eine neue, paradoxe Freiheit. Weil sich alle Ihre bisherigen Methoden als untauglich erwiesen haben, können Sie sich dafür entscheiden, etwas Neues auszuprobieren.

Dies ist ein Wendepunkt. Der Neuaufbruch beginnt, wenn Sie zur Kenntnis nehmen, daß Ihr Erleben Ihr bester Führer ist. Was sagen Ihnen Ihre Erlebnisse mit Ihren Schemata und SCVs? Führen die SCVs Sie langfristig zu dem, was Sie anstreben, oder nicht? Helfen sie Ihnen oder nicht? Sind sie für Ihre Beziehungen gut oder nicht? Nehmen Sie sich ein wenig Zeit, um über diese Fragen nachzudenken.

Wenn Sie die Fragen beantworten, könnte Ihnen die Situation als hoffnungslos erscheinen. Es gibt aber durchaus Grund zur Hoffnung, weil andere Möglichkeiten existieren. Raum für Hoffnung entsteht, wenn Sie alle bisherigen Bemühungen, durch Schemata entstandenen Schmerz unter Kontrolle zu bringen, aufgeben. Sie haben ihren Zweck bisher nicht erfüllt und werden es auch in Zukunft nicht. Die unzutreffende Überzeugung, daß es möglich ist, diesen Schmerz zu kontrollieren, daß man ihn irgendwie unterbinden kann, hat Sie dazu gebracht, an einer Strategie festzuhalten, die ihren Zweck nicht erfüllt.

Ihre Erfahrung sagt Ihnen, daß alle Bemühungen, Schmerz unter Kontrolle zu bringen, zu nichts führen und die Situation sogar noch unerträglicher machen. Alle Strategien, mit denen Sie bisher versucht haben, ihren durch Schemata verursachten Schmerz zu bezwingen, haben nichts gebracht. Deshalb sollten Sie nun etwas Neues ausprobieren. Wenn es zu nichts führt, vor dem Schmerz wegzulaufen, ihn zu unterdrücken oder ihn zu vermeiden, könnte die Lösung dann darin bestehen, genau das Gegenteil zu tun – *nicht* wegzulaufen? Könnte die Lösung im Schmerz selbst liegen? Könnte sie darin bestehen, sich mit dem Schmerz, den Ihre Schemata verursachen, zu konfrontieren?

Den Kampf beenden

Wie können Klienten den Kampf mit schemabedingtem Schmerz beenden? Aus ACT-Sicht ist diese Art von Schmerz so unvermeidbar wie schlechtes Wetter. Und wie schlechtes Wetter kommt und geht er. Negative interpersonale Ereignisse aktivieren ihn und führen zu einem Aufwallen von Schemaaffekt (Scham, Verlustangst, Verletztheit, Traurigkeit usw.) und schemagesteuerten Kognitionen (»Ich bin ein Versager«, »Ich bin nicht liebenswert«, »Ich bin nicht gut genug«, »Ich werde nie bekommen, was ich brauche« usw.). Doch wir haben jeden Tag Dutzende von Emotionen und nach vorliegenden Schätzungen etwa 60 000 Gedanken. Gedanken und Emotionen sind also temporäre Ereignisse und verändern sich ständig. Wenn die Klienten lernen, zu beobachten und zu warten, statt zu kämpfen und Widerstand zu leisten, entfalten sich diese privaten Ereignisse und verebben später wieder und machen so den Weg frei wird für den nächsten Gedanken und die nächste Emotion.

Es gibt noch eine weitere so einfache wie tiefgründige Metapher, die Klienten sehr wirksam zu helfen vermag, das, was sie erleben, als vorübergehende Erscheinung zu verstehen: die Metapher, daß wir nicht das Wetter sondern der Himmel sind. Harris (2009/2011) weist darauf hin, daß diese Metapher in den Lehren der Buddhisten, Taoisten und Hindus zu finden ist. Der Himmel ist immer da und (ent-)hält das Wetter, das sich ständig verändert. Manchmal ist es wolkig und dunkel, manchmal schneit es, manchmal regnet es, und manchmal scheint die Sonne, und es weht ein sanfter Wind, und am Himmel sieht man flauschige weiße Wolken. Während Wind, Sturm, Regen und Sonnenschein kommen und gehen, bleibt der Himmel stets, wie er ist, und nimmt jede Veränderung des Wetters mit unerschütterlicher Bereitschaft auf. Der Himmel gleicht dem Selbst, das dem endlosen, sich ständig verändernden Strom privater Ereignisse mühelos standhält. Im folgenden Text wird veranschaulicht, wie Sie Klienten diese Metapher vorstellen können.

Therapeut: Unterschiedliche Arten von Wetter sind lebensnotwendig. Wir würden einen wunderschönen Sonnentag weniger genießen können, wenn der Himmel täglich hell und blau wäre. Wir brauchen aber auch Regen und Schnee, weil sie uns Wasser liefern. Ebenso brauchen wir schwierige Emotionen, denn durch sie erkennen wir, wann wir vom Weg abgekommen sind, oder daß wir das wirklich Wichtige aus dem Blick verloren haben.

Glauben Sie, Sie könnten Ihr gesamtes Wetter beobachten, ohne dagegen zu kämpfen und ohne zu versuchen, es zu verändern? Könnten Sie die Empfindungen in Ihrem Körper, die Gedanken in Ihrem Geist und die Emotionen, die aufkommen und wieder verebben, einfach nur beobachten? Manchmal sind Sie glücklich, manchmal traurig und manchmal furchtsam. Wären Sie bereit, alles, was Sie erleben, einfach nur zu registrieren, in jedem einzelnen Augenblick?

Schwierige Gedanken und Emotionen, so wie diejenigen, die durch Ihre Schemata aktiviert werden, gleichen einem beängstigenden Sturm, bei dem es donnert und blitzt und der Wind heult. Wenn sich der Sturm dann irgendwann beruhigt, wird die Luft wieder klar. Der Himmel tut nichts weiter, als diese Stürme zuzulassen. Könnten Sie, dem Himmel gleich, aufhören, gegen das Wetter anzukämpfen? Könnten Sie einfach nur sein Kommen und Gehen beobachten, nur registrieren, wie die schmerzhaften Gedanken und Gefühle auftauchen und später wieder verschwinden?

Achtsamkeit entwickeln

An diesem Punkt empfehlen Sie Ihren Klienten eine ziemlich radikale Veränderung: sich ihren Schmerz anzuschauen, ohne gegen ihn zu kämpfen; jenes ruhige und klare Selbst zu sein, das vorübergehende Gedanken und Gefühle zuläßt, bis sie ohne ihr Zutun wieder verschwinden; und zu sehen, daß diese privaten Ereignisse, auch wenn sie noch so schmerzhaft sein mögen, nur zeitweilig existieren und nicht mit ihrem Selbst identisch sind. Doch wie lernen Klienten zu beobachten, statt zu versuchen, die Kontrolle über ihr Erleben zu erlangen? Zum Glück kennt die Menschheit die Antwort auf diese Frage seit mehreren tausend Jahren: Achtsamkeit.

Im folgenden finden Sie mehrere Übungen, die helfen, Achtsamkeit zu entwikkeln: *Achtsames Fokussieren*, die *Übung der Fünf Sinne* und *Achtsame Aktivitäten*. Nachdem Sie Ihren Klienten das achtsame Fokussieren beigebracht haben, können Sie ihnen empfehlen, es einige Wochen lang täglich zu üben, bis sie eine gewisse Kompetenz darin entwickelt haben; und überprüfen Sie jede Woche, wie oft die Klienten die Übung ausgeführt haben. Außerdem empfehlen wir Ihnen, jede Sitzung mit ca. 3–5 Minuten achtsamem Fokussieren zu beginnen, um zu unterstreichen, wie wichtig diese Technik ist.

Achtsames Fokussieren

Die folgende Fokussierungsübung ist eine einfache Möglichkeit, Klienten in einer Therapiesitzung die Achtsamkeit näherzubringen. Außerdem eignet sie sich gut als Hausaufgabe zwischen den Sitzungen. Lassen Sie die Klienten zunächst ihren Atem beobachten, auf dem ganzen Weg von der Nase bis zum Gefühl der Dehnung im Zwerchfell. Anschließend können sie üben, das Auftauchen privater Ereignisse zu registrieren, indem sie diese einfach als »Gedanke«, »Emotion« oder »Empfindung«

benennen. Sie können die folgende Übungsanleitung auch aufnehmen und Ihren Klienten für den Hausgebrauch zur Verfügung stellen. Die Anleitung ist für eine fünfminütige Übung gedacht (adaptiert nach McKay, Davis & Fanning 2011/2009).

> THERAPEUT: Schließen Sie die Augen, atmen Sie tief, und nehmen Sie wahr, wie sich das Atmen anfühlt. Vielleicht bemerken Sie ein Gefühl der Kühle, während der Atem durch Ihre Nase oder Kehle strömt ... Achten Sie auch auf die Dehnung Ihrer Rippen, während die Luft in Ihre Lunge strömt ... Und achten Sie auf Ihr Zwerchfell, das direkt unter dem Brustkorb liegt und die Lunge von der Bauchhöhle trennt. Spüren Sie, wie sich das Zwerchfell beim Einatmen dehnt und sich beim Ausatmen entspannt.
>
> Beobachten Sie weiter Ihren Atem, und lassen Sie Ihre Aufmerksamkeit dem Fluß der Atemluft folgen ... ein und aus ... ein und aus. Beim Atmen werden Sie auch andere Dinge bemerken. Vielleicht sind es Gedanken. Wenn ein Gedanke auftaucht, was immer er beinhaltet, so sagen Sie sich: »Gedanke«. Bezeichnen Sie ihn einfach als das, was er ist: »Gedanke«. Und wenn Ihnen eine Empfindung auffällt, was immer sie beinhaltet, so sagen Sie sich: »Empfindung«. Und wenn Sie eine Emotion bemerken, dann sagen Sie zu sich: »Emotion«. Bezeichnen Sie sie einfach als das, was sie ist: »Emotion«.
>
> Versuchen Sie, an nichts von dem, was Sie erleben, festzuhalten. Bezeichnen Sie alles, was auftaucht, lassen Sie es wieder davonziehen, und erwarten Sie danach das Auftauchen des nächsten Phänomens. Sie tun also nichts weiter, als Ihren Geist und Körper zu beobachten und Gedanken, Empfindungen und Emotionen zu benennen. Wenn Sie etwas als schmerzhaft empfinden, registrieren Sie den Schmerz und bleiben offen für das, was als Nächstes auftauchen mag. Beobachten Sie alles, was Sie erleben, was es auch sein mag, bezeichnen Sie es, lassen Sie es vorüberziehen, und achten Sie darauf, was als nächstes auftaucht.
>
> Lassen Sie beim Beobachten alles zu, was erscheint: Gedanken ... Empfindungen ... Gefühle. All dies ist vergängliches Wetter, und Sie selbst sind der Himmel. Beobachten Sie nur ... und bezeichnen Sie die Phänomene ... und lassen Sie sie vorüberziehen.

Lassen Sie die Meditation anschließend noch zwei Minuten in Stille ausklingen, und beenden Sie sie, indem Sie die Klienten bitten, die Augen zu öffnen und mit ihrer Aufmerksamkeit in den Raum zurückzukehren.

Empfehlen Sie den Klienten, diese Übung jeden Tag auszuführen, damit sie allmählich lernen, sich beim Beobachten privater Ereignisse wohler zu fühlen und Übung darin zu entwickeln.

Die Übung der fünf Sinne

Eine weitere Möglichkeit, das Beobachten zu lehren, besteht in der Anleitung zum Fokussieren auf die fünf Sinne. Fordern Sie die Klienten auf, sich nacheinander jeweils 30 Sekunden auf einen der fünf Sinne zu konzentrieren: auf das Hören, das Riechen, das Sehen, das Schmecken und das Berühren. Die gesamte Übung dauert also nur zweieinhalb Minuten, aber in dieser kurzen Zeitspanne sollen die Klienten in jeder der fünf Sinnesmodalitäten so viele Beobachtungen wie möglich machen.

Achtsame Aktivitäten

Man kann die Fähigkeit der Klienten, ihre Erlebnisse zu beobachten, auch verbessern, indem man sie auffordert, sich achtsam verschiedenen Aktivitäten zu widmen. Sie sollen jede Woche eine weitere Aktivität hinzunehmen, die sie achtsam ausführen, bis es insgesamt vier bis sechs sind. Es geht darum, daß sie diese Dinge jeden Tag achtsam ausführen. Hierzu ein paar Vorschläge:

- **Achtsames Geschirrspülen** Nehmen Sie alle sensorischen Reize beim Geschirrspülen wahr: das warme Wasser, die glitschige Seife, die harten Ränder des Geschirrs und der Kochgeräte, das Geräusch laufenden Wasser, den Geruch der Seife usw.
- **Achtsames Gehen** Achten Sie darauf, wie sich bei jedem Schritt das Körpergewicht auf verschiedene Bereiche der Füße verlagert, wie sich das Gleichgewicht verändert und wie Ihre Arme schwingen. Man kann beim Gehen auch die Schritte zählen, aber das ist nicht unbedingt erforderlich. Registrieren Sie beim Gehen auch, was Sie sehen, hören und riechen. Man kann dies beim normalen täglichen Gehen üben, beispielsweise auf dem Weg zur Arbeit oder zur Schule.
- **Achtsame Gartenarbeit** Achten Sie auf die Bodentemperatur, auf den Widerstand des Unkrauts, wenn Sie es auszureißen versuchen, auf den Druck, den das Stoßen einer Schaufel ins Erdreich verursacht, auf den Duft der Blüten und Blätter, auf die Farben und Formen der Pflanzen usw.
- **Achtsames Baden oder Duschen** Achten Sie auf das Geräusch rinnenden Wassers und darauf, wie es sich auf Ihrer Haut anfühlt, auf die Glitschigkeit der Seife, auf den Duft von Seife und Shampoo und auf die ständig wechselnden Empfindungen, die das Wasser in den verschiedenen Körperregionen verursacht.
- **Achtsames Essen** Nehmen Sie die Farbe und Konsistenz der Speisen wahr, ihre Temperatur, ihre Aromen und Geschmäcke, die Empfindung, die das Anheben einer Gabel oder eines Löffels hervorruft usw.

- **Achtsames Trinken** Beachten Sie, wie es sich anfühlt, Flüssigkeit im Mund zu haben, und welche Temperatur und Konsistenz sie hat. Achten Sie auch auf die Aromen und Geschmäcke des Getränks, darauf, welche Empfindungen es in der Kehle und im Magen erzeugt, auf seine Konsistenz, auf das Gewicht des Glases oder der Tasse usw.

Wenn man sich bestimmten normalen Aktivitäten auf achtsame Weise widmet, ist es wichtig, bei den Sinnesempfindungen zu bleiben. Tauchen dann Gedanken oder andere private Ereignisse auf, sollte man sie einfach registrieren und die Aufmerksamkeit sogleich wieder auf die fünf Sinne richten.

Umgang mit Widerstand gegen die Achtsamkeitsübung

Weil beim achtsamen Fokussieren nicht nur das Beobachten geübt wird, sondern es auch zur Konfrontation mit schmerzhaften privaten Ereignissen kommt, werden einige Klienten versuchen, es zu vermeiden. In diesem Fall müssen Sie die Betreffenden ermutigen, beschwätzen und drängen, die neue Fertigkeit zu üben. Es folgen ein paar Tips für den Umgang mit starkem Widerstand gegen die Achtsamkeitsübung.

- Produzieren Sie eine Audioaufnahme zum Achtsamen Fokussieren, und legen Sie fest, wann und wo der Klient die Übung jeden Tag ausführen soll.
- Lassen Sie ihn zwischen dieser Übung und weniger belastenden Achtsamkeitsübungen wie der *Übung der fünf Sinne* oder der achtsamen Ausführung einfacher Alltagsaktivitäten wie achtsamem Gehen oder Essen eines Apfels wechseln.
- In der Therapiesitzung können Sie die Zeitspannen, die dem *Achtsamen Fokussieren* gewidmet sind, von zunächst fünf Minuten allmählich auf zehn Minuten oder mehr verlängern.

Das interpersonale Erleben beobachten

Wenn ein Klient seine Achtsamkeit drei oder vier Sitzungen lang hat verbessern können, ist es an der Zeit, ihn zur Beobachtung interpersonaler Erlebnisse anzuleiten. Dabei sollten Sie mit einer Liste von Schematriggern beginnen, damit der Klient auf entsprechende Ereignisse achten und daran denken kann, beim Auftauchen von Triggern seine Beobachtungsfertigkeiten zu nutzen. Wir empfehlen Ihnen, Klienten zuerst beizubringen, schemabezogene Emotionen, Gedanken, Empfindungen und Handlungsdränge in der Therapiesitzung zu beobachten, indem sie sich belastende Ereignisse aus neuerer Zeit in Erinnerung rufen.

ARBEITSBLATT INTERPERSONALE TRIGGER	
schemaaktivierende Personen	schemaaktivierende Verhaltensweisen oder Ereignisse

MARIAS ARBEITSBLATT INTERPERSONALE TRIGGER	
schemaaktivierende Personen	**schemaaktivierende Verhaltensweisen oder Ereignisse**
Meine Mutter	*Sie kritisiert meine Kleidung und meinen Lebensstil.* *Sie wirkt abgelenkt und zurückgezogen, wenn ich sie besuche.*
Mein Ex-Mann	*Er kritisiert Entscheidungen, die ich bezüglich unseres gemeinsamen Sohns treffe.* *Er wirkt sehr kalt, wenn wir am Telefon miteinander reden.*
Mein Sohn	*Er ignoriert mich und schließt sich in seinem Zimmer ein.* *Er weigert sich, mit mir zusammen etwas zu unternehmen, wenn ich ihn dazu einlade.* *Er beklagt sich über meine Regeln und darüber, wie ich das Haus in Ordnung halte.*
Meine Freundin Elisabeth	*Sie ruft nicht zurück, wenn ich sie anrufe, und wenn ich sie erreiche, wirkt sie desinteressiert.* *Sie kritisiert, wie ich meine mütterlichen Aufgaben erfülle, und sie sagt, mein Sohn sei völlig zügellos.* *Sie kommt oft zu spät, wenn wir uns verabredet haben.*
Der Direktor meiner Schule	*Er kritisiert meine Unterrichtspläne.* *Ich rege mich bei unseren monatlichen Feedback-Sitzungen und in Konferenzen wegen Problemschülern oft auf.*

Schematrigger auflisten

Stellen Sie zunächst interpersonale Erlebnisse zusammen, die der Klient als Schematrigger bezeichnet. Dabei kann das *Arbeitsblatt interpersonale Trigger* (siehe Seite 62) nützlich sein. Hinter dem Blankoformular finden Sie ein Beispielblatt, das von Maria, einer 43-jährigen Elementarschullehrerin, ausgefüllt wurde. Maria ist geschieden und lebt mit ihrem 13-jährigen Sohn zusammen; bei ihr sind die Schemata *Verlassenheit/Instabilität* und *Unzulänglichkeit/Scham* sehr aktiv.

Zu Marias SCVs zählen Aggression oder Feindseligkeit, sozialer Rückzug und Gefälligsein (in Form exzessiver Bemühungen, es ihrem Sohn recht zu machen), aber das ist im Moment unwichtig. Sie muß zunächst lernen, besser zu beobachten, damit sie das Eintreten schemaaktivierender interpersonaler Situationen erkennen kann.

Schemaaktivierende Ereignisse im Alltag beobachten

In diesem Teil der Behandlung helfen Sie Ihren Klienten, eine Liste interpersonaler Ereignisse zusammenzustellen, die in der kommenden Woche ihre Schemata aktivieren könnten, wozu der Kontakt mit schemaaktivierenden Personen und das Erleben bestimmter Verhaltensweisen oder Ereignisse zählen. In Marias Fall könnten dazu ihre wöchentlichen Anrufe bei ihrer Mutter, das Abholen ihres Sohnes nach einem Wochenende, das er mit ihrem Ex-Mann verbracht hat, die Feedback-Sitzungen mit ihrem Direktor und die Kritik ihres Sohnes zählen.

In jeder der aufgeführten Triggersituationen und insbesondere wenn Klienten das erste Aufwallen des Schemaaffekts bemerken, sollte der Fokus auf die Beobachtung innerer Prozesse gerichtet sein. Fordern Sie die Klienten auf, folgende private Erlebnisse zu beobachten:

- **Beobachten des schemabasierten Affekts** Gefühle kommen und gehen, und manchmal verwandeln sie sich in andere Gefühle (beispielsweise kann Verletztheit sich in Wut verwandeln).
- **Beobachten schemarelevanter Gedanken** Die Gedanken kommen und gehen, und man sollte sich nicht auf einen von ihnen fixieren.
- **Beobachten physischer Empfindungen**, die mit einem interpersonalen Ereignis verbunden sind, beispielsweise Aufgeregtheit (Erröten) und Anspannung.
- **Beobachten von Impulsen** Der Drang, zu handeln und den Schemaaffekt irgendwie zu vermeiden, sind typische Anlässe für die Nutzung von SCVs.
- **Beobachten, daß es verschiedene Entscheidungsmöglichkeiten gibt** Darin ist die Erkenntnis enthalten, daß es nicht notwendig ist, dem Drang blind zu folgen.

Der letztgenannte Punkt ist der wichtigste Aspekt des Beobachtens. Der Klient lernt dadurch, daß Impulse oder der innere Drang, etwas Bestimmtes zu tun, nicht zwingend zu einer entsprechenden Handlung führen müssen. Was die Klienten tatsächlich tun, muß nicht mit den SCVs identisch sein, zu denen sie sich innerlich gedrängt fühlen. Bringen Sie die Klienten dazu, auf den Moment zu achten, in dem der Impuls in ihr Gewahrsein tritt, und in eben diesem Moment zu erkennen, daß sie wirklich unabhängig entscheiden können, ob sie ihrem inneren Drang folgen wollen.

Sie können Ihre Klienten auffordern, im *Tagebuch interpersonaler Erlebnisse* auf den folgenden beiden Seiten ihre Beobachtungen während schemaaktivierender Ereignisse zu notieren.

Befragen Sie die Klienten in den nächsten drei bis fünf Wochen über interpersonale Ereignisse, die bei ihnen Schemaaffekte aktiviert haben. Was haben sie beobachtet? Und haben sie, wenn sich schemabedingte Dränge meldeten, ihnen entsprechend gehandelt oder nicht? Wenn Sie Ihre Klienten immer wieder dazu anhalten, ihre mittlerweile entwickelten Fertigkeiten im achtsamen Beobachten zu nutzen, um diese entscheidenden Augenblicke zu erkennen, werden sie allmählich in der Beobachtung privater Ereignisse geübter werden. Entscheidend ist, daß sie lernen, permanent aufmerksam zu sein, so daß die Klienten sich daran gewöhnen, damit zu rechnen, daß Sie sich mit diesen Themen befassen werden. Wenn Sie selbst Ihre Aufmerksamkeit auf das Beobachten von Triggerereignissen richten, werden auch Ihre Klienten dies tun.

Beobachten interpersonaler Ereignisse in der Therapiesitzung üben

Sie können Ihren Klienten helfen, das Beobachten interpersonaler Ereignisse in einer Therapiesitzung zu üben, indem Sie ihnen beibringen, schemaaktivierende Vorstellungsbilder zu nutzen. Fordern Sie sie auf, sich ein interpersonales Ereignis aus neuerer Zeit in Erinnerung zu rufen und sich vorzustellen, das bei ihnen Schemaaffekt hervorgerufen hat. Fordern Sie sie auf, sich an visuelle, auditive und kinästhetische Aspekte des Ereignisses zu erinnern. Lassen Sie ihnen etwas Zeit, damit sich die Emotion aufbauen kann. Sobald die Klienten über deutlichen Affekt berichten, können Sie sie bitten, das Ereignis verbal zu beschreiben, wobei alle im *Tagebuch interpersonaler Erlebnisse* aufgeführten Komponenten einbezogen werden sollen: Emotionen, Gedanken, Empfindungen und innere Dränge. Das folgende Transkript veranschaulicht diesen Prozeß.

TAGEBUCH INTERPERSONALER ERLEBNISSE

Ereignis: ______________________________

____

Schemaemotionen: ______________________________

____

Schemabedingte Gedanken: ______________________________

____

Physische Empfindungen: ______________________________

____

____

Schemabedingte innere Dränge: ______________________________

____

Markieren Sie eine Option: *Dem inneren Drang gefolgt* *Dem inneren Drang nicht gefolgt*

Ereignis: ______________________________

____

Schemaemotionen: ______________________________

____

Schemabedingte Gedanken: ______________________________

____

Physische Empfindungen: ____

____

Schemabedingte innere Dränge: ____

____

Markieren Sie eine Option: *Dem inneren Drang gefolgt* *Dem inneren Drang nicht gefolgt*

Ereignis: ____

____

____

Schemaemotionen: ____

____

Schemabedingte Gedanken: ____

____

____

Physische Empfindungen: ____

____

Schemabedingte innere Dränge: ____

____

Markieren Sie eine Option: *Dem inneren Drang gefolgt* *Dem inneren Drang nicht gefolgt*

THERAPEUT: Versuchen Sie, sich so viel wie möglich über den Augenblick bewußt zu machen, in dem Ihre Mutter kritisiert hat, daß Ihre Bluse zu tief ausgeschnitten sei. Stellen Sie fest, wo Sie sich befinden, wie der Raum aussieht … Und hören Sie alle Geräusche dort: die Stimme Ihrer Mutter, die Geräusche in der Umgebung … Achten Sie auch darauf, wie sich Ihr Körper anfühlt und ob Sie etwas berühren. Sind Sie nun dort? Befinden Sie sich in diesem Erlebnis?

KLIENTIN: Ja, und ich bin wieder genau so wütend!

THERAPEUT: Wenn Sie deswegen aufgebracht sind, dann ist das genau das, was wir wollen. Sie haben nun die Möglichkeit, dieses Erlebnis einfach nur zu beobachten. Okay, das Gefühl ist also Wut. Können Sie es ein wenig genauer beschreiben?

KLIENTIN: Ich fühle mich ziemlich gedemütigt. Damit fängt es an. Ich fühle mich wie ein kleines Mädchen, das etwas falsch gemacht hat.

THERAPEUT: Und die Wut hängt damit zusammen?

KLIENTIN: Ja. Zuerst schäme ich mich, und dann bin ich wütend.

THERAPEUT: Gut. Beobachten Sie weiter, was Sie empfinden. Sind mit dem Gefühl auch Gedanken verbunden?

KLIENTIN: Sie hat es schon wieder getan. Sie hat mich schon wieder drangekriegt. Ich hab's wieder versemmelt.

THERAPEUT: Spüren Sie etwas in Ihrem Körper? Achten Sie darauf, was dort passiert.

KLIENTIN: Mir ist heiß – im Gesicht. Ich werde rot.

THERAPEUT: Und wozu bringen diese Empfindungen Sie? Fühlen Sie sich dadurch zu einer Handlung getrieben?

KLIENTIN: Ich will sie anbrüllen. Ich will aus der Haut fahren – schreien.

THERAPEUT: Okay, beobachten Sie das. Achten Sie darauf, daß es nur ein Drang ist und daß Sie entscheiden können, ob Sie dem Drang folgen oder nicht.

KLIENTIN: Na ja, ich werde meine Mutter nicht hier in Ihrer Praxis anbrüllen.

THERAPEUT: *(lacht)* Okay. Das wollen Sie hier nicht tun. Aber achten Sie darauf, wie Sie sich innerlich dazu getrieben fühlen – das ist ein innerer Drang. Machen Sie sich klar, daß das etwas ist, das Sie tun oder lassen können. Wenn Ihre Mutter anwesend wäre, könnten Sie entscheiden, sich entweder Ihrem Drang entsprechend zu verhalten oder es nicht zu tun. Vielleicht könnten Sie sich auch für etwas völlig anderes entscheiden.

KLIENTIN: Ja. Da ist zwar der Drang zu brüllen, aber vielleicht … brauche ich ihm nicht zu folgen.

THERAPEUT: Genau. Darum geht es mir: daß Sie das jedesmal beobachten, wenn in einer Ihrer Triggersituationen etwas geschieht. Achten Sie auf die Emotion – manchmal sind es auch mehrere gleichzeitig, so wie jetzt. Und achten Sie darauf, welche Gedanken auftauchen. Versuchen Sie, sich nicht in sie verwickeln zu lassen und sich nicht auf sie zu fixieren. Registrieren Sie einfach, daß das altbekannte Schema *Unzulänglichkeit/Scham* ein paar Gedanken emporwirbelt. Achten Sie auch auf Empfindungen – auf Dinge, die in Ihrem Körper passieren. Und registrieren Sie schließlich einen eventuell auftauchenden Handlungsdrang. Beobachten Sie ihn, so wie Sie es gerade getan haben, und vergessen Sie nie, daß Sie im Moment des Beobachtens die Wahl haben – Sie können Ihrem Drang gemäß aktiv werden, Sie können aber auch entscheiden, es nicht zu tun.

Klientin: *(nickt)*

Therapeut: In der kommenden Woche werden Sie mit Sicherheit mehrmals die Möglichkeit haben, Ihre schemabedingten Gefühle, Gedanken und Dränge zu beobachten. Dabei werden Sie sich vielleicht manchmal so in den Augenblick verstricken, daß Sie das Beobachten vergessen. Aber wenn Sie sich fest vornehmen, Ihre Erlebnisse zu beobachten, gelingt es Ihnen wahrscheinlich manchmal, sie zu registrieren und die vielen inneren Regungen und den Drang zu bestimmten SCVs zu beobachten. Vor allem aber sollten Sie sich klarmachen, daß allein Sie entscheiden, ob Sie Ihrem inneren Drang folgen und entsprechend handeln oder nicht.

Klientin: Ich werde mein Bestes tun, besonders was meine Mutter und meinen Sohn angeht. Mein Verhalten in diesen Beziehungen gefällt mir nicht.

Therapeut: In Ordnung. Beobachten Sie, was in diesen Situationen geschieht.

Wenn Sie wollen, können Sie diese Übung mehrmals wiederholen, insbesondere wenn die betreffenden Klienten sich weigern, das *Tagebuch interpersonaler Erlebnisse* (S. 66 f.) zu führen, oder wenn sie den Augenblick der Wahlmöglichkeit nicht erkennen und deshalb immer wieder in ihre SCVs verfallen.

Zusammenfassung

In diesem Kapitel wurde beschrieben, wie man Klienten beibringen kann, Vorhandensein und Wirkung von Schema-Coping-Verhalten zu erkennen (im ACT-Sinne ging es also um Erlebensvermeidung). Indem man feststellt, was SCV kostet, schafft man Raum für kreative Hoffnungslosigkeit. In dieser Phase muß sich der Klient mit der Tatsache auseinandersetzen, daß seine Bemühungen um Kontrolle auf längere Sicht fehlgeschlagen sind. Durch den Versuch, dem Schmerz zu entfliehen, entsteht nur noch mehr Schmerz und dauerhaftes Leiden. Entscheidend ist hier die Erkenntnis, daß man, indem man »mehr vom Gleichen« tut, auch nur »mehr vom Gleichen« produzieren kann. Sobald dies den Klienten klar wird und sie so in den Zustand kreativer Hoffnungslosigkeit gelangen, geht die Behandlung von der Erforschung des Problems zur aktiven Veränderung der Situation über. Dabei geht es zunächst darum, Achtsamkeit und entsprechende Fertigkeiten zu entwickeln, und schließlich um das Beobachten interpersonaler Interaktionen. Wenn Sie Ihren Klienten helfen, schemaaktivierender Ereignisse und der damit verbundenen Emotionen, Gedanken, Empfindungen und Handlungsdränge bewußter zu werden, erschließt sich ihnen der Raum für authentische, wertebasierte Entscheidungen, die ihre Reaktion auf schemabezogenen Schmerz betreffen.

5 Werteklärung und Selbstverpflichtung zu wertebasiertem Handeln

Wenn die Klienten im Beobachten von Schemaaffekt und inneren Drängen zum Handeln erfahrener werden, verlagert sich der Schwerpunkt der Arbeit darauf, Muster interpersonalen Verhaltens zu verändern. Mittlerweile müßten die Klienten eine gewisse Übung darin haben, den Augenblick zu erkennen, in dem sie selbst darüber entscheiden können, ob sie in altbekannte SCVs zurückfallen oder sich anders verhalten wollen. Sie und Ihr Klient können sich nun zwei wichtigen Zielen zuwenden:

- **Entwickeln eines Plans zur Verhaltensänderung** Die alten SCVs müssen außer Funktion gesetzt werden. Doch wenn man etwas *nicht* zu tun versucht, entsteht ein Verhaltensvakuum, was oft zum Fehlschlagen des gesamten Bemühens führt. Deshalb hilft der ACT-Ansatz den Klienten, konkrete Intentionen zu entwickeln, die ihren Werten für interpersonale Beziehungen entsprechen, und anschließend hilft die ACT ihnen, ihre Intentionen in ihren Beziehungen in engagiertes Handeln zu verwandeln.
- **Entwickeln einer auf den Werten des Klienten basierenden Grundlage für die Konfrontation mit schemabedingtem Schmerz** Die ACT-Terminologie nennt dies Bereitschaft, und diese hängt davon ab, ob man einen Grund hat, sich mit schemabedingtem Schmerz zu konfrontieren und ihn zu akzeptieren. Denn nur dann kann ein Klient in Beziehungen leben und sich darin so verhalten, wie es seinen zentralen Werten entspricht, statt bei seinem typischen Vermeidungsverhalten (seinen SCVs) zu bleiben.

Diese Arbeit beginnt damit, zu klären, welche Werte für den Klienten hinsichtlich seiner Beziehungen zentral sind. Anschließend werden seine spezifischen Verhaltensintentionen identifiziert, um ihn darin unterstützen zu können, im Sinne seiner Werte zu leben. Der nächste Schritt besteht darin einzuschätzen, inwieweit der Klient mit seinen eigenen Werten im Einklang lebt. Bei dieser Arbeit geht es darum, engagiertes Handeln und den Rückgriff auf alte SCVs als Alternativen einander gegenüberzustellen.

Werte erklären

Verwenden Sie ein bis zwei Sitzungen darauf, Ihren Klienten zu helfen, sich über ihre zentralen Werte für alle wichtigen interpersonalen Domänen (Arbeit, Freunde, Familie, intime Beziehungen, Elternschaft, Gemeinschaftsleben) klar zu werden. Es geht darum, daß sie in den verschiedenen Domänen Möglichkeiten des Lebens in Beziehungen erkennen, die ihnen wirklich wichtig sind. Dies hilft ihnen, zwischen SCVs und Arten wertebasierten Seins in Beziehungen zu unterscheiden. Es folgt ein Vorschlag für die Erklärung der Bedeutung von Werten im therapeutischen Dialog.

> Therapeut: All die Schema-Coping-Verhaltensweisen, über die wir gesprochen haben, haben eine sehr starke Wirkung auf Ihre Beziehungen. Aber das muß nicht so sein. Wahrscheinlich würden Sie lieber anders sein und auch anders handeln – nämlich im Einklang mit Ihren persönlichen Werten –, und das könnte dazu führen, daß Sie Ihre Beziehungen völlig anders als jetzt erleben. Wenn Sie einverstanden sind, würde ich mich gern damit befassen, welche Werte für Sie wichtig sind, wenn es um Beziehungen geht. Anschließend können wir vielleicht herauszufinden versuchen, was Sie anders machen könnten, wenn Sie sich in Ihren Beziehungen diesen Werten gemäß verhalten würden.

Als nächstes sollten Sie erklären, was Werte sind und was nicht, und dabei müssen Sie unbedingt den Unterschied zwischen Werten und Zielen herausarbeiten.

> Therapeut: Ihre Werte stehen für eine Richtung, in die Sie gehen wollen. Sie helfen Ihnen herauszufinden, wer Sie sein möchten und wie Sie in den verschiedenen Bereichen Ihres Lebens handeln wollen. Dazu ein Beispiel: Wenn jemand sagt: »Ich möchte ein Freund sein, der für Menschen da ist, der ihnen zuhört und hilft und der immer auf ihrer Seite steht«, dann ist das ein Wert. Damit wird eine Charakteristik von Beziehungen in der Domäne der Freundschaften festgelegt. Ein Wert zeigt an, wohin ein Mensch gehen möchte und wie er sein will.
>
> Ein Wert ist etwas anderes als ein Ziel. Ein Ziel kann sein, einem Freund zu helfen, sein Auto zu reparieren, oder ihn zum Flughafen zu fahren. Im Gegensatz zu Werten sind Ziele konkrete Handlungen. Sie können sagen: »Das habe ich erreicht.« Ein Wert hingegen ist eine Eigenschaft Ihrer Art zu leben, die Ihnen wichtig ist. Wenn es um Beziehungen geht, ist ein Wert eine Art, auf die man mit anderen Menschen zusammen sein will. Man kann einen Wert niemals »erreichen«, sondern man kann nur in die Richtung gehen, die er weist.
>
> Ich würde nun gerne mit Ihnen zusammen ein wenig Zeit darauf verwenden, einige Ihrer Werte in Beziehungen zu erforschen. Sind Sie damit einverstanden?

Wenn Sie das Konzept der Werte vorstellen und erklären, sollten Sie unbedingt klarstellen, daß Werte immer individuell sind, daß sie niemals durch soziale Normen, die Erwartungen anderer Menschen oder das, was die Klienten meinen wertschätzen zu müssen, vorgegeben sind. In der ACT beinhaltet die Definition von Werten, daß diese »frei gewählt« sind – eine zentrale Eigenschaft authentischer Werte.

Interpersonale Werte und Intentionen klären

Nun ist es Zeit, konkret zu werden: die sechs Domänen interpersonaler Beziehungen zu erforschen und für diejenigen, die für das Leben eines bestimmten Klienten wichtig sind, mit ihm gemeinsam mindestens einen interpersonalen Wert zu identifizieren. In den Beispielen, die wir in diesem Kapitel benutzen, geht es um eine Klientin mit Namen Rebecca, eine 35-jährige Frau, der die Schemata *Versagen* und *Mißtrauen/Mißbrauch* zu schaffen machen. Der Dialog mit ihr könnte wie folgt beginnen.

Therapeut: Rebecca, wenn Sie an Ihre Beziehungen im Beruf denken, gibt es dann irgend etwas, woran Sie sich bei Ihren Kontakten und Aktivitäten mit Kollegen und Vorgesetzten orientieren möchten?

Rebecca: Das weiß ich nicht.

Therapeut: Okay. Ich frage mich, wie Sie im Umgang mit Kollegen und Vorgesetzten sein möchten. Vielleicht ist es ja bei jedem Kollegen oder Vorgesetzten anders. Das weiß ich nicht. Aber vielleicht könnten Sie einmal darüber nachdenken, wie Sie in diesen Beziehungen sein wollten, wenn Sie sich an Ihren persönlichen Werten orientieren würden.

Rebecca: Ich glaube, ich würde gern ehrliches Feedback über unsere Aktivitäten geben, dabei aber nicht gemein oder überkritisch sein, so wie ich es manchmal bin. Ich würde einfach auf konstruktive Weise sagen wollen, was zu tun ist.

Therapeut: Okay. Sie wollen bezüglich der aktuellen Arbeiten und Projekte wahrheitsgemäß und konstruktiv äußern, was los ist und was zu tun ist. Fällt Ihnen dazu sonst noch etwas ein?

Rebecca: Ich glaube, ich würde die Initiativen und die kreativen Einfälle meiner Arbeitskollegen unterstützen wollen – statt sie zu verurteilen und zu kritisieren.

Sie können dies während einer Sitzung tun und die Reaktionen des Klienten im *Arbeitsblatt Wertebasierte Intentionen* auf den folgenden beiden Seiten notieren. Eine andere Möglichkeit ist, die Arbeit am Arbeitsblatt als Hausaufgabe aufzugeben und mit dem Klienten über die Werte, die er notiert hat, in der folgenden Sitzung zu sprechen.

ARBEITSBLATT WERTEBASIERTE INTENTIONEN			
Domäne	**Wichtigkeit (0–2)**	**Wert**	**Intention**
Arbeit/Beruf			
Freunde			
Familie			
Intime Beziehungen			
Elternschaft			
Gemeinschafts-leben			

REBECCAS ARBEITSBLATT WERTEBASIERTE INTENTIONEN			
Domäne	**Wichtigkeit (0–2)**	**Wert**	**Intention**
Arbeit/Beruf	*2*	*1. Ehrliches (nicht bösartiges) Feedback geben.* *2. Die Kreativität von Arbeitskollegen unterstützen.*	*1. Konstruktiv und ehrlich sagen, was ich über unser neues Software-Projekt denke.* *2. Jede neue Initiative ernst nehmen und das Positive suchen.*
Freunde	*2*	*Eine fürsorgliche Freundin sein.*	*Statt mich zurückzuziehen, mindestens einmal pro Woche Kontakt zu meinen Freunden aufnehmen.*
Familie	*1*	*Eine liebevolle, unterstützende Tochter sein.*	*Statt mich darauf zu fixieren, wie ich mir meine Mutter gewünscht hätte, ihr bei jedem Telefongespräch etwas sagen, das ich an ihr schätze.*
Intime Beziehungen	*2*	*Eine liebende, unterstützende Freundin sein.*	*Statt mich darauf zu konzentrieren, Dinge zu kritisieren, jeden Tag nach etwas Ausschau halten, das ich schätze, und es laut aussprechen.*
Elternschaft	*0*		
Gemeinschaftsleben	*1*	*Kindern in meiner Umgebung helfen.*	*Mich als »Große Schwester« bewerben und an der Ausbildung dafür teilnehmen.*

Wenn der Klient das Arbeitsblatt benutzt – ob im Rahmen von Hausaufgaben oder während einer Therapiesitzung, in der es als strukturierendes Element fungiert –, sollte er die Bedeutung der einzelnen Domänen auf einer von 0 bis 2 reichenden Skala einschätzen, wobei »0« für »unwichtig, »1« für »mäßig wichtig« und »2« für »sehr wichtig« steht. Für alle Domänen, deren Bedeutung er höher als 0 einschätzt, sollte er ein bis zwei zentrale Werte für Beziehungen identifizieren. Werte werden oft in Form allgemeiner Prinzipien zum Ausdruck gebracht, und in der Regel beschreiben sie eine bestimmte Art zu sein, etwa »ehrlich sein«, »offen sein« oder »unterstützend wirken«.

Als nächstes müssen diese allgemeinen Werte in spezifische Verhaltensintentionen umgewandelt werden. Beispielsweise kann man sich fragen, wie ein Klient den Wert »Meinen Kindern die Möglichkeit geben zu erleben, daß sie geliebt werden«, der seine Elternrolle betrifft, in die Tat umsetzen will. Konkrete Intentionen können beispielsweise lauten: »Jeden Abend mit meinen Kindern Zeit verbringen, um mich darüber zu informieren, wie der Tag für sie war« oder: »Mich beim Setzen von Grenzen von Wertschätzung statt von Wut leiten lassen«. Das Formulieren konkreter Intentionen ermöglicht es dem Klienten, einen gezielten Plan für die Änderung von Verhalten im Sinne seiner Werte zu entwickeln.

Gegenüberstellen von wertebasiertem Verhalten und Schema-Coping-Verhalten

Wenn Sie Ihren Klienten helfen, sich über ihre Werte klarzuwerden, ist es nützlich, auf individuellen interpersonalen Werten basierendes Verhalten mit SCVs zu vergleichen. Identifizieren Sie dazu ein SCV, das in einer bestimmten Domäne auftritt. Fordern Sie die Klienten dann auf, Unterschiede zwischen dem SCV und einem wertebasierten Verhalten in der betreffenden Beziehungen und Situation herauszuarbeiten. Es folgt ein Beispieldialog mit Rebecca.

Therapeut: Ich weiß, daß Ihr Freund bei Ihnen das alte Schema *Versagen* aktiviert. Wenn Sie das Gefühl haben, daß Sie etwas nicht richtig machen, daß Sie seine Erwartungen nicht erfüllen, können Sie in SCVs hineingezogen werden – meist sind es Rückzug oder Kritisieren. Wie unterscheiden sich Ihre Werte im Hinblick auf diese Beziehung von den alten SCVs?

Rebecca: Ich möchte ihm zeigen, daß ich ihn schätze, statt ihn zu kritisieren.

Therapeut: Und wie steht es mit Ihren alten Gefühlen zu versagen?

Rebecca: Ich weiß. Deshalb kritisiere ich ihn ja. Ich versuche, es so aussehen zu lassen, als ob *er* ein Problem hätte, nicht ich.

THERAPEUT: Wie wird Ihre neue Intention das verändern?

REBECCA: Ich will mich darauf konzentrieren, was ich an ihm wirklich gut finde, und es ihm sagen, statt ihn ständig zu kritisieren.

Die Bereitschaft entwickeln, Schemaaffekt zu akzeptieren

Glücklicherweise können wertebasierte Intentionen im Hinblick auf Beziehungen problematische SCVs oft ersetzen. Allerdings müssen die Klienten bereit sein, schmerzhaften Schemaaffekt zuzulassen. Im Sinne der eigenen Werte zu handeln, statt vor schemabedingtem Schmerz davonzulaufen, bedeutet, daß die Klienten sich mit ihrem Schmerz konfrontieren müssen. Sie müssen Gefühle der Unzulänglichkeit, der Entbehrung, des Versagens und alle anderen Arten von schemabedingtem Affekt zulassen. Klienten, die diesen Punkt der Arbeit erreicht haben, haben alle ACT-Prozesse kennengelernt, die sie für die Konfrontation mit diesem Schmerz brauchen. Trotzdem müssen Sie klar zum Ausdruck bringen, daß dies so ist. Der folgende Dialog veranschaulicht, wie das geschehen kann.

THERAPEUT: Wenn Sie aufhören zu kritisieren und Ihrem Freund sagen, was Sie an ihm besonders schätzen, was passiert dann mit Ihrem alten Gefühl des Versagens?

REBECCA: Ich weiß es nicht – wahrscheinlich wird es stärker werden.

THERAPEUT: Warum?

REBECCA: Wenn ich mich nicht mehr mit seinem Mist beschäftige, lande ich wieder in meiner eigenen Scheiße.

THERAPEUT: Darf ich Sie etwas fragen: Wären Sie bereit, das zu spüren, wenn es auftaucht – ich meine den alten Versagensschmerz –, damit Sie sich in dieser Beziehung im Einklang mit Ihren Werten verhalten können? Können Sie diese schmerzhaften Gefühle zulassen, um Ihren Freund schätzen und seine positiven Seiten würdigen zu können?

REBECCA: Das möchte ich. Aber das Gefühl zu versagen ist für mich ein Horror.

THERAPEUT: Ich weiß. Und ich weiß, daß das, was Sie vor haben, schwierig ist.

REBECCA: *(nickt)* Ich will das verändern.

Einschätzen einer wertebasierten Lebensweise

Sobald Sie die interpersonalen Werte eines Klienten eingeschätzt haben, können Sie feststellen, wie gut er Woche für Woche an der Verwirklichung seiner Ziele arbeitet. Die einfachste Möglichkeit, dies zu tun, besteht darin, seine Handlungen in den einzelnen Domänen mit Hilfe eines Wertekompasses einzuschätzen.

Ein Wertekompaß entsteht, wenn man einen Kreis mit einem Punkt in der Mitte zeichnet. Wo am höchsten Punkt der Kreislinie der Norden wäre, zeichnen Sie ein »W« für »Werte« ein. Lassen Sie Ihren Klienten einschätzen, in welchem Maße sein Verhalten im Laufe der vergangenen Woche in den verschiedenen Domänen seine Werte spiegelt. Dazu soll er einen Pfeil in den Kreis zeichnen, der vom Punkt in der Mitte zu einem Punkt auf der Kreislinie verläuft. Je näher der Pfeil dem »W« ist, um so mehr entspricht das Verhalten des Klienten seinen Werten für eine bestimmte Domäne. Und je weiter der Pfeil vom W entfernt ist – im schlimmsten Fall verläuft er vertikal nach unten –, um so weniger befindet sich das Verhalten mit den zentralen Werten des Klienten in Einklang.

Eine andere Möglichkeit besteht darin, den Einklang des Verhaltens mit den Werten jede Woche auf einer von 0 bis 10 reichenden Skala einzuschätzen, wobei »0« bedeutet, daß das Verhalten mit den persönlichen Werten des Klienten gar nicht im Einklang steht, und »10«, daß das Verhalten in der Domäne praktisch vollständig wertebasiert ist.

Wenn Sie eine einfache Möglichkeit, die beiden Arten von Einschätzung vorzunehmen, nutzen wollen, müssen Sie die Liste der sechs für interpersonales Verhalten wichtigen Domänen viele Male kopieren. Wenn Sie dann mit dem Klienten über seine Bemühungen sprechen, sein interpersonales Verhalten im Laufe der vergangenen Woche mit seinen Werten in Einklang zu bringen, können Sie die Wertebasiertheit des Verhaltens in den einzelnen Domänen entweder mit Hilfe der Skala von 0 bis 10 einschätzen, oder Sie lassen den Klienten für jede Domäne einen Kreis zeichnen, so daß Sie die Einschätzung mit Hilfe des Wertekompasses vornehmen können. In beiden Fällen können Sie aufgrund der Einschätzung ein Gespräch darüber führen, was wertebasiertes Verhalten in bestimmten Domänen verhindert.

Hindernisse mit Hilfe von Selbstverpflichtung überwinden

Fordern Sie den Klienten auf, seine Intentionen als verpflichtend anzusehen – als Verpflichtungen sich selbst gegenüber, alles Erforderliche zu tun, um in seinen Beziehungen so sein zu können, wie er sein will. Eine Selbstverpflichtung, sein Verhalten an den eigenen Werten zu orientieren, ist nicht weniger ernst zu nehmen als ein Versprechen, das man einem Menschen gibt, den man liebt. Im Grunde bedeutet eine solche Selbstverpflichtung: »Ich werde dies tun, weil es wichtig ist, weil alte Schema-Coping-Verhaltensweisen meine Beziehungen zu anderen Menschen schädigen und weil es möglich ist, anders zu leben.«

Erklären Sie den Klienten, daß formelle Selbstverpflichtungen sehr wirksam zu Verhaltensänderungen motivieren können. Weisen Sie auch darauf hin, daß solche

Verpflichtungen – und insbesondere Verpflichtungen zu wertebasiertem Handeln – oft auf Hindernisse stoßen. Äußern Sie sich klar darüber, wie schwierig dies ist.

Es lohnt, sich in jeder Therapiesitzung erneut mit diesen Selbstverpflichtungen zu beschäftigen. Haben sich inzwischen irgendwelche Intentionen verändert? Sind konkrete Hindernisse aufgetaucht, die wertebasiertes Verhalten erschweren? Ist der Klient bereit, seine Selbstverpflichtung, seine wichtigsten Intentionen in die Tat umzusetzen, dem Therapeuten gegenüber erneut zu bekräftigen? Erinnern Sie die Klienten daran, daß eine Selbstverpflichtung durch eine solche formelle und öffentliche Bekräftigung gestärkt und die Wahrscheinlichkeit ihrer Erfüllung erhöht wird.

Im folgenden Beispieldialog hilft der Therapeut Rebecca, ihre Selbstverpflichtung zu wertebasiertem Verhalten in ihrer Beziehung zu ihrem Freund zu erneuern.

Therapeut: Rebecca, Sie haben in Ihrer Beziehung zu Ihrem Freund eine schwierige Woche hinter sich. Er hat sich über Ihren Dienstplan beschwert, und das hat bei Ihnen das Gefühl hervorgerufen, versagt zu haben. Und dann haben Sie ihn kritisiert, um sich vor diesem Schmerz zu schützen. Ich verstehe sehr gut, wie es dazu gekommen ist.

Rebecca: Ich habe ihn wegen lauter Kleinigkeiten angeraunzt.

Therapeut: Der Pfeil, den Sie in den Wertekompaß eingezeichnet haben, weist ziemlich steil nach unten.

Rebecca: Ja, ich habe vorige Woche völlig aus den Augen verloren, was ich eigentlich wollte.

Therapeut: Okay, das war vorige Woche. Das Gefühl zu versagen hat Sie ziemlich stark gepackt. Aber jetzt fängt eine neue Woche an, und das kann ein Neubeginn sein. Selbst auf die Gefahr hin, daß ein Teil des alten Schmerzes wieder auftaucht, möchte ich Sie fragen: Sind Sie bereit, sich erneut Ihrer Intention zu verpflichten, Ihren Freund zu schätzen und sein Verhalten zu würdigen, statt ihn zu kritisieren?

Rebecca: Ja, das will ich.

Rebecca kämpft mit Hindernissen, die ihre Selbstverpflichtung stark gefährden. Es gibt emotionale Barrieren wie ihr Gefühl zu versagen und in der Beziehung inkompetent zu sein. An einem bestimmten Punkt der Arbeit sagte Rebecca: »Ich fühle mich wie ein Beziehungsidiot.« Außerdem gibt es kognitive Hindernisse: negative Selbstbezeichnungen und Gedanken über früheres Versagen in Beziehungen. Auch hinsichtlich des Verhaltens gibt es Hindernisse. Rebecca fragt sich, ob sie überhaupt weiß, wie man Wertschätzung bekundet oder Lob zum Ausdruck bringt. Sie erklärt: »Es könnte dumm und gekünstelt klingen, wenn ich so etwas sage.«

Dies ist ein wichtiger Punkt im Behandlungsverlauf. Klienten müssen die Existenz solcher Hindernisse anerkennen und sich damit auseinandersetzen, und gleichzeitig müssen sie bei ihrer Selbstverpflichtung zur Orientierung an ihren eigenen Werten und Intentionen in Beziehungen bleiben.

Hindernisse bezeichnen

Als Erstes muß man, um mit Barrieren fertig zu werden, bezeichnen, worum es sich handelt. Schon das bloße Beschreiben der Hindernisse bewirkt oft, daß sie als weniger unüberwindbar erscheinen. Benutzen Sie das *Arbeitsblatt für die Einschätzung von Hindernissen*, um Ihrem Klienten bei der Identifikation bestimmter emotionaler und kognitiver Hindernisse zu helfen, die seine wertebasierten Intentionen wahrscheinlich stören werden. Nehmen Sie sich für diesen wichtigen Schritt so viel Zeit, wie Sie brauchen, und veranschlagen Sie für die Erforschung der Hindernisse mindestens eine ganze Sitzung.

Die emotionalen Hindernisse, die wertebasiertes Handeln in Beziehungen erschweren, sind gewöhnlich Schemaaffekte: Angst vor Zurückweisung, Verlassenwerden, Verletzungen oder Mißerfolgen sowie Scham, emotionaler Hunger und Wut. Meist sind diese Hindernisse schon im Rahmen der Untersuchung schemabedingter Schmerzen und ihrer Wirkung auf Beziehungen aufgetaucht. Die kognitiven Barrieren sind schemarelevante Gedanken, die Zurückweisung, Verlassenwerden, Verletzungen oder Mißerfolge voraussagen. Außerdem kommen sie als Gedanken über früher erlebte Verluste, Mißerfolge usw. sowie als negative Urteile des Klienten über sich selbst und andere Menschen zum Ausdruck. Solche Gedanken intensivieren sowohl den Schemaaffekt als auch die SCVs.

Zu den Verhaltenshindernissen, die auf dem Arbeitsblatt nicht erfaßt sind und die den Rahmen dieses Buches sprengen würden, zählen Mangel an bestimmten Fertigkeiten (beispielsweise zentralen interpersonalen Fertigkeiten) und logistische Probleme wie körperliche Distanz, finanzielle Belastungen oder zeitliche Einschränkungen.

Konfrontation mit Hindernissen

Wenn Klienten sich wertebasiertem interpersonalem Verhalten zu nähern versuchen, tauchen wahrscheinlich emotionale und kognitive Barrieren auf. Eine ausgezeichnete Möglichkeit, sie zu erkennen und an ihrer Überwindung zu arbeiten, besteht in der Anwendung der *Bus*-Metapher (Hayes & Smith 2005/2007, S. 225 f.). Halten Sie diese Metapher bereit, wenn es um die Erforschung eines Wertes oder einer

ARBEITSBLATT FÜR DIE EINSCHÄTZUNG VON HINDERNISSEN		
Intention	emotionale Hindernisse	kognitive Hindernisse

Intention geht, die für einen bestimmten Klienten sehr wichtig ist, und verwenden Sie etwa eine halbe Sitzung darauf, sie vorzustellen. Die *Bus*-Metapher ist eine sehr plausible Erklärung des wichtigen ACT-Konzepts, dem zufolge das Vermeiden von unkontrollierbarem schemabezogenem Schmerz Beziehungen ungünstig beeinflußt oder sogar schädigt, wogegen die Bereitschaft zur Konfrontation mit dem Schmerz und das Akzeptieren seiner Unvermeidbarkeit zur Entstehung funktionaler und auf zentralen interpersonalen Werten basierender Beziehungen führt.

Bitten Sie die Klienten zunächst, auf einen für ihre Beziehungen wichtigen Wert zu fokussieren. Erläutern Sie ihnen dann, daß man das Leben mit dem Fahren eines Busses vergleichen kann. Während die Klienten den Bus (ihr Leben) in Richtung eines für sie zentralen Wertes steuern, tauchen bestimmte »Gangster« (Hindernisse) auf, die den Weg versperren. Es gibt sowohl emotionale »Gangster« (Schemaaffekt) als auch kognitive »Gangster« (schemabedingte Gedanken). Der folgende Beispieldialog mit Rebecca zeigt, wie man Klienten auf die Arbeit mit dieser Metapher fokussieren kann:

Therapeut: Okay, Rebecca. Stellen wir uns einmal vor, daß Sie einen Bus fahren – was bedeutet, daß Sie Ihr Leben in Richtung Ihres Wertes steuern, Ihren Arbeitskollegen gegenüber ehrlich zu sein und sie zu unterstützen. Dieser Wert ist also Ihr Ziel, auf das Sie zufahren. Was genau tun Sie, um den Wert umzusetzen?

Rebecca: Ich werde sagen, daß ich mir wegen der neuen Software Sorgen mache; aber ich werde es vorsichtig tun, also ohne heftig zu werden. Normalerweise gehe ich sofort zum Angriff über – ich stelle Probleme gern übertrieben schwer dar, damit ich mich als besonders kompetent zeigen kann. Und wenn andere Menschen gute kreative Ideen haben, werde ich sie unterstützen, auch wenn ich dann selbst weniger klug wirke oder so, als ob meine eigene Arbeit nicht besonders genial ist. Oft schieße ich die Ideen anderer sozusagen aus der Hüfte ab.

Therapeut: Weil die guten Ideen der anderen bei Ihnen das Gefühl hervorrufen, versagt zu haben?

Rebecca: Ja.

Therapeut: Sie steuern Ihren Bus also in Richtung dieser Werte, und ich glaube, wir können schon einen der »Gangster« sehen, die vor Ihnen auftauchen. Das Gefühl des Versagens – die Furcht davor, daß Sie nicht so klug sind oder keine so gute Arbeit leisten.

Rebecca: Genau. Das ist ein ziemlich großes und häßliches Ungeheuer.

Therapeut: Sind auch noch andere emotionale Ungeheuer da?

Rebecca: Ja. Das Gefühl, daß ich diesen Leuten nicht vertrauen kann – daß sie mir auf dem Kopf herumtrampeln könnten. Ich fürchte, daß ich dann blöd dastehe oder so, als ob ich selbst gar nichts könnte.

THERAPEUT: Sie haben also ein Gefühl von Mißtrauen und fürchten, daß Ihre Arbeitskollegen Sie verletzen könnten. Sonst noch etwas?

REBECCA: Ich habe Angst davor, meinen Job zu verlieren.

THERAPEUT: Und wie sieht es mit den mentalen Ungeheuern aus – mit den beängstigenden oder schmerzhaften Gedanken?

REBECCA: Wie ich gerade gesagt habe: Ich denke, daß sie mich feuern werden. Außerdem ist da noch dieses Urteil über mich selbst: daß ich nicht besonders klug oder fähig bin und daß das irgendwann herauskommen wird.

THERAPEUT: Sonst noch etwas? Stellen Sie sich vor, daß Sie in Ihrem Beruf im Sinne Ihrer Werte handeln: daß Sie andere unterstützen und sanft mit ihnen umgehen, statt barsch zu sein.

REBECCA: Hier ist ein Ungeheuer: der Gedanke, daß einige von ihnen mich nicht mögen und nur darauf warten, mich reinzulegen.

THERAPEUT: Okay, nun springen also die emotionalen und mentalen Monster vor Ihrem Bus auf und ab, und sie versuchen, Sie aufzuhalten. Was passiert, wenn die Ungeheuer es schaffen, Sie zu stoppen oder zu zwingen, eine andere Richtung einzuschlagen?

REBECCA: Dann kehre ich wieder zu meinem alten Mist zurück.

THERAPEUT: Zu den alten Schema-Coping-Verhaltensweisen: aus der Hüfte Schießen, Kritisieren und Angreifen.

REBECCA: *(nickt)*

THERAPEUT: Und was passiert dann?

REBECCA: Dann leiden meine Beziehungen zu Arbeitskollegen, und ich isoliere mich und werde wütend. So ist es mir auch schon in anderen Arbeitsverhältnissen ergangen.

THERAPEUT: Okay. Das führt also zu nichts. Sie sind mit Ihrem Bus schon früher in diese Richtung gefahren, und dabei sind üble Dinge passiert. Aber die Monster springen immer noch vor Ihrem Bus auf und nieder und versperren Ihnen den Weg. Was werden Sie tun?

Lassen Sie die Klienten in dieser Situation eine Weile »schmoren«, um herauszufinden, was sie tun können. Nachdem Sie ihnen ein wenig Zeit gelassen haben, dieses Rätsel zu lösen – daß Erlebensvermeidung und SCVs nichts bewirken, sondern die Hindernisse ihnen standhalten –, enthüllen Sie die Lösung. Die Antwort lautet, daß man die Ungeheuer im Bus lassen und weiter in eine Richtung fahren muß, die man selbst für wertvoll hält.

Therapeut: Wie wäre es, wenn Sie die Bustür öffnen würden?

Rebecca: Um die Ungeheuer in den Bus zu lassen?

Therapeut: Genau. Lassen Sie alle Ungeheuer hinter Ihnen im Bus Platz nehmen – und lassen Sie alle weiter auf und abspringen und brüllen: »Du bist ein Versager«, »Du wirst deinen Job verlieren«, »Die Kollegen mögen dich nicht«, »Sie werden dich verletzen« usw. Wie wäre es, sie einfach mitzunehmen, gar nicht auf ihr Grölen zu achten und weiter in Richtung Ihrer eigenen Werte zu fahren?

Rebecca: Es fällt mir schon schwer, mir anzuhören, was Sie da sagen.

Therapeut: Sicher, aber wenn Sie die Ungeheuer mitnehmen, können Sie fahren, wohin Sie wollen. Sie können sich bewegen, wie Sie wollen, und die Person sein, die Sie sein wollen.

Diese Metapher kann während der gesamten Behandlung als Prüfstein fungieren. Sie thematisiert die wichtigste Entscheidung in der ACT: den Schmerz zu vermeiden oder sich ihm zu stellen, während man im Einklang mit den eigenen Werten lebt. Hindernisse (Ungeheuer) werden mit Sicherheit auftauchen, aber die Klienten brauchen nicht zuzulassen, daß sie ihr Verhalten bestimmen.

Es folgt eine Zusammenfassung der Schritte bei der Arbeit mit der *Bus*-Metapher:

1. Präsentieren Sie die Ausgangssituation der Metapher, die beinhaltet, sich das Navigieren im Leben und die Bewegung in Richtung der eigenen Wertvorstellungen als Fahren eines Busses vorzustellen.
2. Fokussieren Sie auf konkrete wertebasierte Verhaltensweisen (Intentionen) in einer bestimmten Domäne. Lassen Sie dem Klienten ein wenig Zeit, sich dieses Verhalten vorzustellen und es zu beschreiben.
3. Fordern Sie den Klienten auf, emotionale und kognitive Hindernisse (Ungeheuer) zu nennen, die zutage treten können, während er das neue Verhalten erprobt.
4. Untersuchen Sie, was Vermeiden und die SCVs bewirken: das Wegsteuern des Busses von den Ungeheuern – aber gleichzeitig auch von den eigenen Werten.
5. Untersuchen Sie, wie sich die Klienten zusammen mit den Ungeheuern in Richtung ihrer Werte bewegen können.

Gewahrsein mit Bereitschaft

Fordern Sie die Klienten auf, interpersonale Ereignisse weiter aufmerksam zu beobachten. Anfangs haben die Klienten interpersonale Interaktionen beobachtet, die bei ihnen Schemata aktivieren, und sie haben das *Tagebuch interpersonaler Erlebnisse* (S. 66 f.) benutzt, um ihre schemabedingten Emotionen, Gedanken, physischen Empfindungen und Handlungsdränge zu notieren.

Die gleichen Beobachtungsfertigkeiten sollen sie nun auf Situationen anwenden, in denen sie im Sinne ihrer Werte handeln. Weil wertebasiertes interpersonales Verhalten häufig zur Konfrontation mit Hindernissen führt (Schemaaffekt und Kognitionen), ist nun der richtige Zeitpunkt gekommen, um das Gewahrsein zu fördern. Zusätzlich zum Beobachten der kognitiven und emotionalen Hindernisse, die es ihnen erschweren, im Einklang mit ihren Werten zu leben und zu handeln, können sie auch ihre Bereitschaft, sich mit diesem Schmerz zu konfrontieren, beobachten. Sie können Ihren Klienten zusätzlich das im folgenden abgedruckte Merkblatt geben und ihnen die darin beschriebene Übung sogar als Hausaufgabe stellen.

GEWAHRSEIN UND BEREITSCHAFT

Merkblatt

Wenn Sie sich dafür entscheiden, im Sinne Ihrer Werte zu handeln, sollten Sie beobachten, was daraufhin geschieht:

- Beobachten und bezeichnen Sie die emotionalen Hindernisse, die Sie dazu drängen, wertebasiertes Handeln zu unterlassen – beispielsweise Furcht, Scham, Traurigkeit oder Wut.
- Beobachten Sie die mentalen Hindernisse, beispielsweise Gedanken an Gefahr oder Angriffe auf Sie selbst und andere oder Urteile über Sie und andere.
- Beobachten Sie Handlungsimpulse. Spüren Sie den Drang, altbekannte SCVs anzuwenden?

Halten Sie während der Arbeit an Ihren Werten, so gut Sie können, an der Bereitschaft, alle Gedanken und Gefühle, die auftauchen, zu erleben, fest.

Sie können diese Beobachtungen aufschreiben; Sie können sie sich aber auch für die nächste Sitzung merken.

Im *Tagebuch interpersonaler Erlebnisse* in Kapitel 4 (S. 66 f.) wurde auf jeden Eintrag bezogen gefragt, ob der Klient dem inneren Drang, SCVs zu benutzen, nachgegeben habe. Außerdem wurde er aufgefordert zu entscheiden, ob er dies auf achtsame Weise tun wolle. Nun stellt sich eine neue Frage: Ist der Klient bereit, sich mit diesen Ungeheuern zu konfrontieren – sie in den Bus aufzunehmen, um anschließend weiter in Richtung der eigenen Werte hinsichtlich seiner Beziehungen zu fahren? Beachten Sie, daß wir auch hier wieder den Ausdruck »bereit sein« benutzen. Das tun wir deshalb, weil es sich hier im Grunde um eine Expositionsübung handelt. Der Klient wird aufgefordert, schemabedingten Schmerz zu erleben und zu beobachten, ganz gleich, wie er sich manifestiert und wie lange er anhält. Er wird dazu angehalten, bei dem Erlebnis zu bleiben, die schmerzhaften kognitiven und emotionalen Empfindungen also zuzulassen, ohne vor ihnen davonzulaufen. Warum? Damit er im Einklang mit seinen Werten in Beziehungen handeln kann, auch wenn das oft mit Schmerzen verbunden ist. Es folgt ein weiterer Beispieldialog mit Rebecca, in dem es um diese Thematik geht.

THERAPEUT: In dieser Woche geht es Ihnen also in der Beziehung zu Ihrem Freund um die Intention, jeden Tag etwas, das Sie an ihm schätzen, zu würdigen – statt sich über ihn zu beschweren, was Sie manchmal ein wenig vor dem Gefühl schützt, daß Sie selbst versagen. Könnten Sie außerdem beobachten, was geschieht, wenn Sie ihn loben, und könnten Sie anschließend feststellen, welche Gefühle und Gedanken auftauchen?

REBECCA: Ich werde mein Bestes tun.

THERAPEUT: Erinnern Sie sich noch an die Sache mit der Bereitschaft? Wären Sie bereit, die Ungeheuer in Ihren Bus einsteigen zu lassen – sie schwatzen und ihre verletzenden Äußerungen machen lassen und trotzdem Ihre Selbstverpflichtung zu erfüllen, Ihren Freund zu unterstützen?

REBECCA: *(lange Pause)* Ich werde die Ängste vor dem Versagen in den Bus lassen. Aber ich weiß nicht, wie lange ich sie dort lassen kann. Okay.

THERAPEUT: Beobachten Sie einfach, und schauen Sie, was passiert.

Gewahrsein und Bereitschaft bringen uns zu zwei Themen zurück, die in der gesamten Behandlung eine Rolle spielen:

- Achtsamkeit ermöglicht es Klienten, ihre Erlebnisse zu beobachten und bewußte Entscheidungen zu treffen.
- Angesichts schmerzhafter affektiver und kognitiver Hindernisse können die Klienten sich entweder für das Vermeiden oder für Bereitschaft entscheiden. Die Bereitschaft, bei allem gegenwärtig zu sein, was zu erleben ist, schafft die Grundlage für wertebasiertes Verhalten.

Diese Themen sollten Sie in den meisten verbleibenden Sitzungen ansprechen. Bedenken Sie auch, daß achtsames Erleben eine Form von Exposition ist. Wenn Sie in der gesamten Behandlung die Konfrontation mit emotionalen und kognitiven Hindernissen und gleichzeitig die Bereitschaft fördern, wird der Therapieprozeß dadurch sehr solide verankert.

Zusammenfassung

Diese Phase der Arbeit konzentriert sich auf das Identifizieren wichtiger Beziehungswerte, weiterhin auf das Aufspüren konkreter Verhaltensintentionen und schließlich darauf, die Adhärenz wertebasierten Verhaltens zu messen – und während dieses ganzen Prozesses die wertebasierten Intentionen des Klienten seinen alten Bewältigungsmethoden gegenüberzustellen. Sobald die wertebasierten Intentionen identifiziert sind, verlagert sich der Schwerpunkt der Arbeit darauf, den Klienten zu helfen, den Unterschied zwischen wertebasierten Verhaltensweisen und alten Bewältigungsmethoden zu erkennen und gleichzeitig die Kosten des Vermeidens und die positive Wirkung der Bereitschaft – auch angesichts hartnäckiger Hindernisse. Dies ist der Schlüssel zur Selbstverpflichtung und damit der Schlüssel zur Überwindung von Hindernissen. Die *Bus*-Metapher mit ihren Ungeheuern untermauert dieses Konzept sehr plausibel und schafft die Voraussetzung für die Entwicklung von Gewahrsein mit Bereitschaft. Damit wendet sich die Arbeit Themen zu, die für die restliche Behandlung sehr wichtig sind: dem Beobachten des eigenen Erlebens, dem Treffen bewußter Entscheidungen und der Entscheidung für wertebasiertes Handeln trotz aller Hindernisse und aller schemabedingten Schmerzen.

6 Defusion von Gedanken und Entwickeln des Beobachter-Selbst

DIE ARBEIT im vorigen Kapitel untermauert die ACT-Auffassung, daß alle Bemühungen, unkontrollierbaren Schmerz (einschließlich schemabedingter kognitiver Hindernisse) zu vermeiden, sekundären Schmerz und entsprechendes Leiden erzeugt. Dies kann Klienten stark dazu motivieren, ihr Vermeidungsverhalten aufzugeben und durch wertebasiertes Verhalten zu ersetzen. Doch wenn sie dies tun, kommt es gewöhnlich zu einem Ansturm schemabedingter Gedanken, so daß kognitive Hindernisse in den Vordergrund treten. Typische Beispiele hierfür sind:

- *Das funktioniert doch sowieso nicht. Ich kann das nicht machen.*
- *Andere werden merken, wie daneben ich bin.*
- *Man wird mich zurückweisen oder verlassen.*
- *Andere werden mich verletzen.*
- *Ich kann einfach nichts richtig machen.*
- *Wenn ich ehrlich bin, werden andere sich angeekelt von mir abwenden.*

Schemabedingte Gedanken gehören meist einer der drei folgenden Kategorien an: Voraussagen über Zurückweisung, Verletztwerden oder Mißerfolg; Erinnerungen an frühere Verluste oder Mißerfolge; und negative Urteile, die den Klienten selbst oder andere Menschen betreffen. Die kumulative Wirkung dieser Kognitionen ist Druck, der es nahelegt, zu alten und vertrauten schemabedingten Verhaltensweisen zurückzukehren: Angriff, Unterwerfung oder Vermeiden. Wenn Klienten ihr Verhalten in Beziehungen wirklich verändern wollen, brauchen sie neue Ressourcen, die es ihnen ermöglichen, mit diesen schmerzhaften und entmutigenden Gedanken fertig zu werden.

Das Gewahrsein der eigenen Gedanken verbessern

Um auf schemabedingte Kognitionen anders als gewohnt reagieren zu können, müssen die Klienten diese zunächst registrieren und dann ihre Wirkung zu verstehen versuchen. Erklären Sie, daß Gedanken spontan auftauchen und daß wir auf ihre Häufigkeit und ihren Inhalt kaum Einfluß haben – daß sie sich unabhängig davon manifestieren, ob uns dies recht ist oder nicht. Schemabedingte Gedanken tauchen wahrscheinlich immer dann auf, wenn Klienten sich neuartigem wertebasiertem Verhalten zuzuwenden versuchen – und in Reaktion auf jedes schemarelevante interpersonale Ereignis. Erlebt beispielsweise ein Klient, der mit dem Schema *Verlassenheit/Instabilität* kämpft, die geringste Andeutung einer Zurückweisung, tauchen bei ihm so gut wie sicher Gedanken auf, die Verlust und Verlassenwerden voraussagen.

Dieses Konzept zu erläutern, dürfte nicht viel Zeit erfordern. Dazu reichen wenige Minuten, wenn Sie dazu anschauliche Metaphern wie die der *Popcorn-Maschine* oder die des *Tauziehens* benutzen (Hayes *et al.* 1999/2004).

Die Metapher der *Popcorn-Maschine* Erklären Sie, daß der Geist einer Popcorn-Maschine gleicht, die ständig Gedanken produziert und die sich nicht abstellen läßt. Sie spuckt einen Gedanken nach dem anderen aus. Es ist nicht möglich, diese Gedanken aufzuhalten oder zu unterbinden. Der Geist ist eine Maschine, die Gedanken produziert, wie es ihm gefällt und wann es ihm gefällt.

Die Metapher des *Tauziehens* Erklären Sie, daß der Versuch, sich schemabedingten Gedanken zu widersetzen, so ist, als würde man versuchen, mit dem eigenen Geist ein Tauziehen zu veranstalten. Je intensiver Sie kämpfen und einen Gedanken loszuwerden oder zu widerlegen versuchen, um so kräftiger zieht der Geist am anderen Ende des Seils. Er kann jederzeit mehr Urteile, Voraussagen und negative Erinnerungen hervorbringen. Der einzige Ausweg ist, daß man das Seil losläßt und nicht mehr versucht, den Geist zu kontrollieren. Fordern Sie Ihre Klienten auf, die Gedanken kommen und gehen zu lassen, auch wenn sie schmerzhaft und beunruhigend sind. Jeder Versuch, sie unter Kontrolle zu bringen, ist so, als würde man das Seil wieder in die Hand nehmen und das Tauziehen fortsetzen.

Sich nicht auf Gedanken einlassen

Wenn Gedanken auftauchen, die Schmerzen verursachen, so bietet das Klienten die Möglichkeit, über ihre Reaktion darauf zu entscheiden. Sie können den Gedanken zu unterdrücken versuchen, sie können sich auf ihn einlassen, sie können ihn aber auch einfach nur zur Kenntnis nehmen und sich dann sofort wieder von ihm lösen. Die beiden ersten Möglichkeiten sind nicht zu empfehlen. Wie aus der *Tauzieh-Metapher* hervorgeht und wie Untersuchungen belegen (Wegner 1989), führen Bemühungen, Gedanken zu unterdrücken oder zu blockieren, zu nichts. Und sich auf Gedanken einzulassen – sie ernst zu nehmen und sie für wahr zu halten – kann zu kognitiven Verkettungen führen: dazu, daß ein negativer Gedanke den nächsten erzeugt, so daß lange, thematisch miteinander verbundene Gedankenfolgen entstehen.

Sie können bis zu einer halben Sitzung darauf verwenden, sich mit diesem Thema zu befassen. Wenn Sie erklären wollen, warum es nicht ratsam ist, sich auf Gedanken einzulassen, können Sie dies mit Hilfe der Metapher eines *Handelsvertreters* veranschaulichen (Vuille 2006a):

> Therapeut: Versuchen Sie, sich Ihre Gedanken wie Handelsvertreter vorzustellen. Wenn Sie ihnen gegenüber kein Interesse erkennen lassen, entfernen sich einige von ihnen still; sie sind nicht besonders beharrlich. Es gibt aber auch sehr aufdringliche Vertreter. Sie lungern herum, sprechen Sie immer wieder an und versuchen, Sie mit einem Koffer voller Produkte zu ködern. Wenn Sie ihnen Aufmerksamkeit schenken, ist der Koffer bald offen und die Ware in Ihrem ganzen Wohnzimmer ausgebreitet. Und wenn Sie tatsächlich eines der Produkte kaufen wollen, fängt der Vertreter an, Ihnen noch einen Haufen anderer Dinge aufzudrängen.
> ... Einige Gedanken sind wie ausgebuffte Vertreter sehr hartnäckig; sie tauchen immer wieder auf und belästigen Sie. Und sobald Sie sich ernsthaft mit ihnen befassen und ihnen Aufmerksamkeit schenken oder zu erkennen geben, daß Sie sie für wahr halten, werden Sie mit immer neuen assoziierten Gedanken bombardiert.
> ... Erinnern Sie sich noch an die Ungeheuer im Bus und die Gedankenungeheuer? Welche unter den Gedankenungeheuern, die mit Ihren Schemata verbunden sind, sind wirklich gute Handelsvertreter? Bei welchen dieser Gedanken könnten Sie versucht sein, sich darauf einzulassen? Schreiben Sie jetzt einige Gedanken dieser Art für mich auf.

Die obige Metapher geht auf zwei zentrale Konzepte ein: Erstens sind manche Gedanken unwiderstehlicher als andere. Sich von Gedanken zu lösen, die für schmerzhafte Schemata nicht besonders wichtig sind, ist relativ leicht. Hingegen ist es verführerisch, sich auf stark affektbefrachtete schemabezogene Gedanken einzulassen und dadurch dem Effekt der Gedankenverkettung Tür und Tor zu öffnen. Das zweite Konzept beinhaltet, daß jeder Mensch entscheiden kann, ob er sich auf Gedanken einläßt oder nicht. Man muß sich nicht automatisch auf einen verführerischen Gedanken einlassen; diese Gefahr wird allerdings deutlich größer, wenn ein Klient bestimmten Gedanken besondere Aufmerksamkeit schenkt.

Wenn also das Unterdrücken und das Sich-Einlassen Gedanken nur stärkt und gefährlicher macht, wie können Klienten dann so damit umgehen, daß dies verhindert wird? Sie können sich für die dritte Möglichkeit entscheiden: dafür, die Gedanken einfach zur Kenntnis zu nehmen und sich dann wieder von ihnen zu lösen. Diese funktionalere Reaktion auf schemabedingte Gedanken entspricht dem ACT-Prozeß mit Namen *kognitive Defusion*.

Kognitive Defusion

Die kognitive Defusion basiert auf der buddhistischen Übung des Beobachtens und Sich-Distanzierens von Gedanken (Hayes *et al.* 1999/2004). Die ACT bietet ein großes Spektrum von Defusionstechniken an, die alle zum Ziel haben, die Beziehung von Menschen zu ihrem eigenen Geist zu verändern. Gedanken zu beobachten, sie dann zu bezeichnen und sie schließlich loszulassen, fördert die Fähigkeit zur Distanzierung oder Defusion. Dies bewirkt, daß die Betreffenden Gedanken weniger Aufmerksamkeit schenken und sie weniger ernst nehmen. Wenn die Klienten die Technik der Defusion erlernen, merken sie, daß sie ein Gedanke nicht zu *sein* brauchen (beispielsweise »Ich bin egoistisch« oder: »Ich bin nicht liebenswert«), weil sie einen Gedanken auch einfach nur *haben* können (»Ich *habe den Gedanken*, daß ich egoistisch bin« oder: »Ich *habe den Gedanken*, daß ich nicht liebenswert bin«). Wenn ein Klient das, was ein Gedanke beinhaltet, zu sein glaubt, erscheint ihm dieser Gedanke als absolut wahr. Er verschmilzt dann mit seinem Gedanken und kann sich nicht mehr von ihm lösen. Hingegen fördert die Formulierung, daß man einen Gedanken *hat*, die Auffassung, daß es sich nur um einen Gedanken handelt, um einen von Zehntausenden, die jeden Tag auftauchen.

Kognitive Defusion erfordert, daß man zu vier Handlungen in der Lage ist: Gedanken zu beobachten, Gedanken zu bezeichnen, Gedanken loszulassen und sich von Gedanken zu distanzieren. Wir werden in diesem Kapitel verschiedene Übungen und Gedankenexperimente vorstellen (sie wurden alle aus McKay *et al.* 2011/2009 adaptiert, und einige basieren auf Hayes *et al.* 1999/2004), um Klienten zu helfen, die vier genannten Fertigkeiten zu entwickeln.

Die Wurzeln von Gedankenfusionen reichen oft ziemlich tief und basieren auf Dingen, die wir schon sehr früh im Bereich der Sprache und Kommunikation gelernt haben. Deshalb kann es sehr schwierig sein, eine Defusion zustande zu bringen. Nehmen Sie sich zwei bis drei Sitzungen Zeit, um Ihre Klienten nacheinander mit allen vier Komponenten des Defusionsprozesses bekannt zu machen. Geben Sie ihnen in der ersten Woche eine Beobachtungsübung, die sie jeden Tag ausführen sollen, in der zweiten Woche eine tägliche Übung im Benennen und Sich-Lösen von

Gedanken, und lassen Sie die Klienten in der dritten Woche jeden Tag mit verschiedenen Distanzierungstechniken experimentieren.

Noch eine letzte Anmerkung, bevor wir uns konkret bestimmten Defusionstechniken zuwenden: In der Praxis arbeiten ACT-Therapeuten häufig gleichzeitig an schemabedingten Gedanken und Emotionen, was bedeutet, daß sie die Defusion mit der Emotionsexposition verbinden. Wir werden die Emotionsexposition um der größeren Klarheit willen im nächsten Kapitel separat beschreiben. Allerdings wäre es verfehlt, daraus zu schließen, daß die beiden Ansätze in einer Therapie grundsätzlich nacheinander angewandt werden sollten.

Gedanken beobachten

Voraussetzung für die Arbeit an der Defusion ist, daß man lernt, den eigenen Geist zu beobachten. Es gibt verschiedene sehr wirksame Möglichkeiten, dies Klienten beizubringen. Im hier vorgestellten Protokoll benutzen wir die Technik des *Achtsamen Fokussierens* (siehe Kapitel 5) und die *Meditation des weißen Raums*.

Die Meditation des weißen Raums

Bei der Meditation des weißen Raums sind die Augen geschlossen. Die Klienten stellen sich ihren Geist als weißen Raum vor, durch den ihre Gedanken treiben. Beschreiben Sie entweder die wichtigsten Elemente der Übung mit eigenen Worten, oder benutzen Sie dazu das folgende Skript:

> Therapeut: Stellen Sie sich vor, Sie befinden sich in einem weißen Raum ohne Möbel und Zierrat. Sie können sich in diesem Raum in jede beliebige Position begeben: an die Decke, auf den Boden oder in eine der Ecken – ganz wie Sie wünschen. Aber ganz gleich, welchen Platz Sie wählen, visualisieren Sie in jedem Fall zu Ihrer Linken eine offene Tür und zu Ihrer Rechten eine weitere offene Tür. Hinter den beiden offenen Türen liegt Dunkelheit; Sie können dort nichts erkennen.
>
> Nun stellen Sie sich vor, daß Ihre Gedanken durch die Tür zu Ihrer Linken eintreten, Ihr Gesichtsfeld passieren und durch die Tür zu Ihrer Rechten den Raum wieder verlassen. Während Ihre Gedanken den Raum durchqueren, können Sie sie mit einer visuellen Vorstellung verbinden – mit dem Bild eines fliegenden Vogels, eines rennenden Tiers, eines schwerfälligen Mafioso, eines Ballons, einer Wolke oder mit was auch immer sonst Sie mögen. Sie können auch einfach innerlich das Wort »Gedanke« aussprechen. Analysieren oder erforschen Sie Ihre Gedanken nicht. Schenken Sie jedem einen Moment Aufmerksamkeit, und lassen Sie ihn dann durch die Tür zu Ihrer Rechten wieder verschwinden.

> Manche Gedanken hören sich drängend oder zwingend an. Einige möchten vielleicht länger in Ihrem Geist verweilen als andere. Lassen Sie einfach alle durch die rechte Tür wieder hinaus, damit Raum für den nächsten Gedanken frei ist. Wenn neue Gedanken auftauchen, sollten Sie die vorherigen losgelassen haben; aber machen Sie sich keine Sorgen, wenn die vorherigen Gedanken erneut auftauchen. Viele Gedanken wiederholen sich, und mit den Besuchern Ihres weißen Raums wird es Ihnen in dieser Hinsicht vermutlich genauso ergehen.

Sprechen Sie mit den Klienten nach der Meditation darüber, ob sich ihre Denkgeschwindigkeit verändert hat, wie leicht oder schwer es ihnen gefallen ist, sich von ihren Gedanken zu lösen, und wie stark der jeweils mit den einzelnen Gedanken verbundene Drang war.

Achtsames Fokussieren

Sobald die Klienten sich mit der ersten Möglichkeit der Gedankenbeobachtung, der Meditation des weißen Raums, vertraut gemacht haben, sollten Sie sich noch einmal dem *achtsamen Fokussieren* aus Kapitel 4 zuwenden. Geleiten Sie Ihre Klienten vier bis fünf Minuten lang beim achtsamen Fokussieren, und fordern Sie sie auf, ihren Gedanken nicht zuviel Aufmerksamkeit zu schenken, sondern einfach jeden Gedanken als solchen zu bezeichnen (»Da ist ein Gedanke«) und dann ihren Atem zu beobachten, bis ein neuer Gedanke auftaucht. Geben Sie den Klienten mindestens für zwei Wochen als Hausaufgabe auf, jeden Tag fünf Minuten achtsames Fokussieren zu üben. Sobald sie mehr Erfahrung im Beobachten kognitiver Prozesse gesammelt haben, können Sie mit ihnen ein Gespräch darüber führen, ob sie bemerkt haben, daß sich ihre Beziehung zu ihren Gedanken irgendwie verändert hat. Hat sich die Intensität, Glaubwürdigkeit oder Aufdringlichkeit ihrer Gedanken verändert?

Gedanken bezeichnen

Die für den Defusionsprozeß so wichtige Fertigkeit des Bezeichnens von Gedanken, die auf der Fähigkeit, Gedanken zu beobachten, aufbaut, hebt hervor, daß Gedanken Produkte des Geistes sind (Hayes *et al.* 1999/2004). Sie sind keine Realität und keine grundsätzlichen Wahrheiten, sondern nur Gedanken.

Eine der wichtigsten Methoden der ACT, Klienten das Bezeichnen von Gedanken beizubringen, besteht darin, sie den folgenden Satz ergänzen zu lassen: »Ich habe den Gedanken, daß ____________________ .« Dazu ein paar Beispiele: »Ich habe den Gedanken, daß Linda mich verlassen wird.« – »Ich habe den Gedanken, daß ich nicht ehrlich sein kann.« – »Ich habe den Gedanken, daß Bill zu mir auf Distanz geht, weil er sieht, wie verkorkst ich bin.«

Man kann aber auch folgende Formulierung wählen: »Jetzt hat mein Geist einen ____________________-Gedanken.« In diesem Fall können Sie den Klienten für die Spezifikation Bezeichnungen empfehlen wie »Furcht«-Gedanken, »Urteils«-Gedanken, »Sollte«-Gedanken, »Ich bin schlecht«-Gedanken, »Warum«-Gedanken (wenn der Gedanke erklärt, warum etwas geschehen ist) usw. Entwickeln Sie in Zusammenarbeit mit Ihren Klienten Bezeichnungen, die ihren Sprachgewohnheiten und schemabedingten Überzeugungen entsprechen.

Der nächste Schritt ist, die Klienten eine Gedankenfolge beobachten zu lassen, wobei Sie jeden einzelnen Gedanken dieser Sequenz, sobald er auftaucht, bezeichnen sollen: »Jetzt hat mein Geist einen ›Ich bin schlecht‹-Gedanken ... Jetzt hat mein Geist einen ›Sie ist schlecht‹-Gedanken ... Jetzt hat mein Geist einen ›Furcht‹-Gedanken ... Jetzt hat mein Geist noch einen ›Furcht‹-Gedanken ... Jetzt hat mein Geist einen ›Warum‹-Gedanken« usw.

Sobald Klienten schemabedingte Gedanken ausdrücken, sollten Sie ihnen helfen, diese zu bezeichnen. Es folgt ein Beispieldialog.

KLIENT: Mir ist klar geworden, daß meine Freundin, indem sie zu mir sagt, daß ich nicht über meine Gefühle spreche, zu bewirken versucht, daß ich mich schlecht fühle – daß ich das Gefühl habe, mit mir sei etwas nicht in Ordnung.

THERAPEUT: Kommt Ihnen dieser Gedanke bekannt vor?

KLIENT: Ja.

THERAPEUT: Sehen Sie zwischen ihm und den Schemata, über die wir gesprochen haben, irgendeine Beziehung?

KLIENT: *(lange Pause)* Ich glaube zu *Unzulänglichkeit/Scham*. Jedenfalls löst er bei mir dieses Gefühl aus.

THERAPEUT: Was passiert, wenn Sie den Gedanken einfach nur bezeichnen: »Ich habe den Gedanken, daß ...«? Könnten Sie das einmal versuchen?

KLIENT: Ich habe den Gedanken, daß sie mich dazu bringen möchte, mich schlecht zu fühlen.

THERAPEUT: Was fällt Ihnen auf, wenn Sie den Gedanken so bezeichnen?

KLIENT: Es klingt ziemlich merkwürdig, ein wenig lächerlich.

THERAPEUT: Ja, wie *»Es ist nur ein Gedanke«* ... also nicht mehr ganz so ernst. Erinnern Sie sich noch an die anderen Bezeichnungen, die wir entwickelt haben – zum Beispiel »Urteil«-Gedanke und »Furcht«-Gedanke? Um was für eine Art von Gedanken handelt es sich denn hier?

KLIENT: Ich glaube, das ist ein »Warum«-Gedanke. Denn ich versuche ja herauszufinden, warum sie das zu mir sagt.

THERAPEUT: Was fällt Ihnen jetzt an dem Gedanken auf?

KLIENT: Es ist, als sei er weiter weg gerückt, als sei er nicht mehr so wichtig.

Nun muß der Therapeut den Klienten dazu bringen, diese Methode selbständig anzuwenden.

THERAPEUT: Was könnte Ihnen helfen, sich daran zu erinnern, daß Sie so auch vorgehen sollen, wenn Sie nicht hier sind – beispielsweise wenn es zwischen Ihnen und Ihrer Freundin ein Problem gibt?

KLIENT: *(lange Pause)* Ich denke, wenn ich aufgebracht bin …

THERAPEUT: Das könnte ein Zeichen sein. Was könnten Sie tun, wenn Sie aufgebracht sind?

KLIENT: Ich könnte dann sehen, was in meinem Geist vor sich geht – ich könnte mir meine Gedanken bewußt machen.

THERAPEUT: Gut, und was könnten Sie danach tun?

KLIENT: Ich könnte mir sagen: »Mein Geist hat einen ›So und so‹-Gedanken.«

Sich von Gedanken lösen

Nachdem die Klienten geübt haben, Gedanken zu beobachten und zu bezeichnen, können Sie ihnen verschiedene Techniken beibringen, die ihnen helfen, sich von ihren Gedanken zu lösen. Empfehlen Sie ihnen, mit mehreren der folgenden Übungen zu experimentieren und festzustellen, welche davon bei ihnen am wirksamsten sind.

Blätter auf einem Bach Fordern Sie die Klienten auf, sich jeden Gedanken als ein Blatt vorzustellen, das im Herbst von einem Baum auf die Wasseroberfläche eines rasch fließenden Bachs fällt. Trifft ein Blatt auf das Wasser, wird es in die Strömung gezogen und verschwindet hinter der nächsten Biegung des Gewässers. Wichtig ist, daß sich die Klienten bei jedem neu auftauchenden Gedanken die gleichen Bilder vorstellen.

Reklametafeln Instruieren Sie die Klienten, sich vorzustellen, daß sie auf einer langen Straße fahren. Jeder neue Gedanke erscheint auf einer Reklametafel in der Ferne. Die Klienten sollen den Gedanken nur kurz registrieren und sich dann vorstellen, ihr Auto fahre daran vorüber.

Ballons oder Wolken Hier sollen sich die Klienten vorstellen, daß ein Clown ein Dutzend mit Helium gefüllter Ballons an Schnüren festhält. Sobald in ihrem Geist ein neuer Gedanke auftaucht, löst sich ein Ballon und wird vom Wind davongetrieben. Die Klienten können sich aber auch einen blauen Himmel vorstellen, in dem hin und wieder Wolken auftauchen und vorüberziehen. Sie sollen jeden ihrer Gedanken auf eine solche Wolke setzen und ihn auf ihr davontreiben lassen.

Computer-Popups In diesem Fall sollen sich die Klienten vorstellen, jeder ihrer Gedanken sei ein Popup-Werbebanner auf einem Computerbildschirm. Sie registrieren jeden neu auftauchenden Gedanken kurz und lassen ihn dann allmählich verschwinden, so daß Raum für das nächste Popup-Banner entsteht.

Züge oder Boote Die Klienten stellen sich einen Bahnübergang vor, den ein langsamer Güterzug passiert. Jeder neu auftauchende Gedanke ist ein vorüber rollender Waggon. Oder die Klienten stellen sich Fischerboote vor, die nacheinander unter einer Brücke hindurchfahren, wobei jedes Boot einen einzelnen Gedanken befördert.

Physisches Loslassen Alle vorherigen Übungen des Loslassens betrafen nur die Vorstellung. Die nun folgende bezieht sich auf die physische Ebene. Wir empfehlen Ihnen, die Übung zusammen mit Ihren Klienten auszuführen. Strecken Sie mit den Klienten gemeinsam die rechte Hand mit nach oben gerichteter Handfläche aus. Sobald in Ihrem Geist ein Gedanke auftaucht, stellen Sie sich vor, daß Sie ihn kurz in der Hand halten. Drehen Sie diese Hand dann um, so daß die Handfläche nach unten weist, und stellen Sie sich vor, der Gedanke fällt herab und entfernt sich aus Ihrem Gesichtsfeld. Drehen Sie die Hand dann erneut, so daß die Handfläche wieder nach oben weist und den nächsten Gedanken aufnehmen kann. Lösen Sie sich von allen neu auftauchenden Gedanken auf die gleiche Weise. Weil der Prozeß des Loslassens auf diese Weise zu einem physischen Vorgang gemacht wird, fühlt er sich wirksamer und realer an.

Beobachten, Bezeichnen und Loslassen von Gedanken miteinander verbinden

Sobald ein Klient die ersten drei Komponenten des Defusionsprozesses – Beobachten, Bezeichnen und Loslassen – versteht, kann er diese kombinieren. Am leichtesten läßt sich dies bewerkstelligen, indem man den Klienten eine Technik des Bezeichnens auswählen und diese mit einer der Visualisationen des Loslassens oder mit der physischen Technik des Loslassens verbinden läßt. Lassen Sie den Klienten diese Wahl selbst treffen, und üben Sie dann mit ihm gemeinsam. Sie können dann einerseits das Verhalten selbst vorführen und gehen andererseits ein gewisses Risiko ein, da Sie ebenso wie der Klient zu erkennen geben, wie häufig Gedanken auftauchen, auch wenn Sie sich nicht über deren Inhalt äußern. Es folgt ein Beispieldialog:

Therapeut: Okay, wir werden nun versuchen, das Bezeichnen und das Loslassen miteinander zu verbinden. Welche Strategie wollen Sie für das Bezeichnen benutzen?

KLIENT: Ich würde gern mit »Ich habe den Gedanken, daß …« arbeiten.

THERAPEUT: Gut. Und was ist mit dem Loslassen – wollen Sie lieber eine Visualisation benutzen oder den Gedanken eher aus Ihrer Hand fallen lassen?

KLIENT: Ich möchte Ihn aus meiner Hand fallen lassen.

THERAPEUT: Okay. Dann machen wir das zusammen. Sobald einer von uns einen Gedanken hat, sagt er innerlich zu sich selbst: »Ich habe den Gedanken, daß …« Anschließend drehen wir unsere Hand um und lassen den Gedanken fallen. *(Therapeut und Klient drehen beim Loslassen von Gedanken in einem undurchschaubaren Rhythmus ihre Hände um.)*

Wenn der Klient sich für eine visuelle Methode des Loslassens entscheidet, ist das Vorüberziehen eines Gedankens äußerlich nicht zu erkennen. Signalisieren Sie in diesem Fall laut, wann Sie sich von einem Gedanken lösen. Setzen Sie die Übung so lange fort, bis einer von Ihnen mehr als zwanzig Gedanken beobachtet hat.

Manche Klienten bevorzugen das physische Loslassen in Form des Umdrehens ihrer Hand, aber ihnen ist es peinlich, dies in der Öffentlichkeit zu tun. Das läßt sich umgehen, indem man den Betreffenden empfiehlt, weniger klar erkennbare Bewegungen auszuführen, indem sie beispielsweise die Finger leicht spreizen oder sie leicht anheben, als würden Sie zum Abschied winken.

Empfehlen Sie den Klienten, das Bezeichnen und Loslassen jeden Tag zu einer bestimmten Zeit zu üben. Ist der festgelegte Zeitpunkt gekommen, spielt es keine Rolle, ob die auftauchenden Gedanken beunruhigend wirken. Entscheidend ist das Erlernen der Defusionstechnik, und wenn sie diese in Situationen üben, in denen sie sich nicht schlecht fühlen, hilft ihnen das, an die Nutzung der Defusion zu denken, wenn schemabedingte Gedanken auftauchen, die für sie problematisch sind. Allerdings sollten Sie die Technik auch in besonders markanten Situationen in Therapiesitzungen üben.

THERAPEUT: Könnten Sie diesen Gedanken einfach bezeichnen und sich dann von ihm lösen?

KLIENT: Jetzt sofort?

THERAPEUT: Ja.

KLIENT: Mein Geist hat einen »Furcht«-Gedanken. *(Pause)* Okay, ich habe ihn auf ein Blatt gesetzt.

THERAPEUT: Und was fällt Ihnen nun auf?

KLIENT: Ich habe mich von ihm entfernt.

THERAPEUT: Könnten Sie, falls er noch einmal auftauchen sollte, genau das gleiche wieder sagen und tun – ihn einfach bezeichnen und dann loslassen?

Sich von Gedanken distanzieren

Bestimmte Defusionsübungen schaffen besonders effektiv eine Distanz zwischen der Person, die einen Gedanken hat, und dem Gedanken selbst. Durch das Üben dieser Techniken lernen die Klienten, Gedanken weniger ernst zu nehmen. Allen Distanzierungsprozessen ist gemeinsam, daß sie einen schmerzhaften Gedanken würdigen und ihm paradoxerweise gleichzeitig ermöglichen, an Bedeutung zu verlieren. Im folgenden werden einige Distanzierungsübungen beschrieben. Empfehlen Sie Ihren Klienten, mit ihnen allen zu experimentieren, um herauszufinden, welche dieser Techniken bei ihnen persönlich besonders gut wirken.

Danke, Geist

Erklären Sie den Klienten, daß ihr Geist ständig bemüht ist, ihr Überleben zu sichern. Er versucht, sie vor Gefahren zu schützen, zu beurteilen, was für sie gut und schlecht ist, und zu erklären, warum bestimmte Dinge geschehen. Manchmal jedoch geht er zu weit, indem er Gefahren findet, wo keine sind, schmerzhafte negative Urteile fällt oder Dinge so erklärt, daß der betreffende Klient sich schämt oder sich im Unrecht fühlt. Eine Möglichkeit, auf solche Gedanken zu reagieren, besteht darin, daß man dem Geist für seine Bemühungen dankt. Dazu muß der Klient beim Auftauchen eines schmerzhaften und schemabedingten Gedankens jedesmal das Mantra »Danke, Geist, für diesen Gedanken« benutzen und den Gedanken anschließend loslassen.

Diese Übung kann sich zu einer langen Folge von Dankesbekundungen entwikkeln: »Danke, Geist, für diesen ›Furcht‹-Gedanken. … Danke, Geist, für diesen ›Ich bin schlecht‹-Gedanken. … Danke, Geist, für diesen ›Urteil‹-Gedanken« usw.

Wiederholen negativer Bezeichnungen

Das Wiederholen negativer Bezeichnungen wird auch »Titcheners Wiederholung« (Titchener 1916) genannt. Diese Technik basiert auf Titcheners Entdeckung, daß ein Wort, das man fünfzigmal oder häufiger wiederholt, jeden Sinn verliert. Selbst sehr beunruhigende Wörter oder Sätze, die auf schemabedingten Gedanken basieren, verlieren durch die vielen Wiederholungen fast völlig ihre Brisanz. Wenn die Klienten über einen selbstverurteilenden Gedanken berichten, den sie als beunruhigend empfinden, können Sie ihnen vorschlagen, die Technik des Wiederholens negativer Bezeichnungen darauf anzuwenden. Versuchen Sie, den betreffenden Gedanken vor Beginn dieser Arbeit auf etwas Prägnantes zu reduzieren, beispielsweise »schlechter Ehemann«, »egoistisch« oder »verletzend und gemein«. Lassen Sie den Klienten das Wort oder den Satz laut und schnell wiederholen, wobei er aber klar sprechen und die Wiederholungen mindestens eine Minute lang fortsetzen soll.

Helfen Sie ihm anschließend herauszufinden, was aus dem Sinn des Wortes oder Satzes geworden ist. Meist berichten die Klienten, daß das Wort oder der Satz sich irgendwann unwirklich oder leer anfühlte – nicht mehr wie ein Wort, sondern eher wie ein Geräusch. Wenn diese Technik bei einem Klienten wirkt, sollten Sie dem Betreffenden empfehlen, sie auch zu Hause zu nutzen, sobald bei ihm schemabedingte Selbstverurteilungen auftauchen.

Verdinglichen von Gedanken

Eine Möglichkeit, die Macht schmerzhafter Gedanken zu verringern, besteht darin, sie zu verdinglichen, indem man sie sich als physische Objekte vorstellt (Hayes *et al.* 1999/2004). Wenn Sie diese Technik nutzen wollen, fordern Sie den Klienten auf, sich einen Gedanken als Objekt vorzustellen und Ihnen anschließend zu berichten, welche Farbe, Größe, Form, Oberflächenstruktur und dergleichen er hat. Klienten können sich von Gedanken leichter distanzieren, wenn sie diesen bestimmte physische Eigenschaften zugeordnet haben.

Gedanken auf Karteikarten notieren

Um diese Technik anwenden zu können, tragen Klienten ständig kleine Karteikarten bei sich, auf denen sie auftauchende schemabedingte Gedanken notieren können. Tauchen die gleichen schmerzhaften Kognitionen später erneut auf, können die Klienten sich sagen: »Es steht auf der Karte« und sich von dem Gedanken lösen.

Etiketten am Körper tragen

Schmerzhafte Selbstverurteilungen, die wiederholt auftreten, kann man entschärfen, indem man sie als Etikett am Körper trägt. Führen Sie diese Übung mit den Klienten zusammen aus, damit Sie den Prozeß demonstrieren und veranschaulichen können, daß Ihnen durchaus bewußt ist, wie peinlich einem eine solche Aktion sein kann. Alle Beteiligten schreiben eine Selbstverurteilung, die bei ihnen immer wieder auftaucht, auf einen anklebbaren Zettel oder auf ein Namensschild und tragen dieses Etikett bis zum Ende der laufenden Sitzung. Tauschen Sie sich mit allen Teilnehmern der Übung gegen Ende der Therapiesitzung darüber aus, wie sich die Wirkung des negativen Etiketts verändert hat. So unangenehm die Selbstverurteilung am Anfang gewesen sein mag, hat sie am Ende der Sitzung, wenn Sie die Etiketten entfernen, wahrscheinlich ihre Wirkung verloren.

Die vier Schlüsselfragen

Sobald ein Klient ein gewisses Verständnis des Defusionsprozesses entwickelt hat und er ihn auf seine schemabedingten Gedanken anzuwenden beginnt, werden Sie und er selbst merken, welche Gedanken am häufigsten auftauchen und am mächtigsten sind. Stellen Sie ihm dann bezogen auf diese wiederkehrenden Kognitionen – insbesondere wenn sie wertebasiertes Verhalten verhindern – folgende vier Schlüsselfragen:

1. **Wie alt ist dieser Gedanke?** Wie lange denkt der Klient dies schon. Seit fünf Jahren? Oder seit zehn? Seit seiner Kindheit?
2. **Welche Funktion hat der Gedanke?** Was versucht der Geist mit Hilfe dieses Gedankens zu erreichen? Die meisten schemabedingten Gedanken sollen den Betroffenen im Grunde helfen, irgendeine Art von Schmerz zu vermeiden. Man kann die Funktion eines Gedankens auch ergründen, indem man den Klienten fragt, vor welchem Gefühl ihn ein bestimmter Gedanke schützen soll.
3. **Wie wirkt der Gedanke?** Gelingt es ihm, den Klienten zu schützen? Oder kämpft der Klient trotzdem weiterhin mit den Gefühlen, die zu vermeiden der Gedanke ihm helfen sollte?
4. **Wären Sie bereit, diesen Gedanken zuzulassen und in Beziehungen trotzdem im Sinne Ihrer Werte zu handeln?** Kann der Klient diesen Gedanken, der ihn zu altem Coping-Verhalten zurückzutreiben versucht, zulassen und unabhängig davon sein Handeln trotzdem an seinen Werten und den aus ihnen sich ergebenden Intentionen orientieren?

Diese Fragen helfen Klienten meist, sich von schemabedingten Gedanken zu distanzieren, weil ihnen durch die Fragen klar wird, daß die Gedanken zu nichts führen werden und schon seit langem zu nichts führen. In der vierten Frage kommt einer der beiden zentralen Aspekte der gesamten Therapie zum Ausdruck: daß die Klienten in Beziehungen so sein können, wie sie wollen – vorausgesetzt, sie sind bereit zu akzeptieren, daß sie alte schmerzhafte Gedanken zulassen müssen – daß sie diese Gedanken mitnehmen müssen, so wie die *Bus*-Metapher es beschreibt.

Es folgt ein Beispieldialog mit Rachel, einer 46-jährigen Frau, bei der die Schemata *Unzulänglichkeit/Scham* und *Emotionale Entbehrung* wichtige Rollen spielen. Der Dialog soll veranschaulichen, wie die vier Schlüsselfragen den Prozeß der Distanzierung fördern können.

Rachel: Ich habe versucht, mich nicht zu verschließen und nicht »kalt« zu werden. Ich habe mir wirklich große Mühe gegeben. Aber jedesmal wenn mein Bruder diese Horrorgeschichten über seine Kindheit mit unserer Mutter erzählt, und ich … seinen Kampf würdigen und ihm wirklich zuhören will, erstarre ich völlig.

Therapeut: Welche Gedanken tauchen bei Ihnen auf, wenn Sie ihm zuhören?

RACHEL: Er ist ein Arschloch. Ihm ist nur er selbst wichtig. Ich habe genauso unter meiner Mutter gelitten wie er, aber das ist ihm weder klar, noch interessiert es ihn.

THERAPEUT: Um welches Schema geht es hier?

RACHEL: Niemand kümmert sich um mich. (Ein Gemisch aus *Unzulänglichkeit/ Scham* und *Emotionale Entbehrung*)

THERAPEUT: Und das denken Sie?

RACHEL: Ja. Ich bin völlig unwichtig. Für ihn *und* für meine Mutter. Ich bin nichts – nur jemand, bei dem man sich beklagen kann.

THERAPEUT: Dieser Gedanke macht Sie ziemlich fertig. Was meinen Sie, wie alt er schon ist?

RACHEL: Wie lange ich ihn schon habe? Seit meiner Kindheit.

THERAPEUT: Was meinen Sie, welchen Zweck dieser Gedanke erfüllt? Was versucht Ihr Geist dadurch zu erreichen?

RACHEL: Ich nehme an, er versucht zu verhindern, daß ich verletzt werde – mich davon abzuhalten, daß ich meine Mutter und meinen Bruder zu wichtig nehme.

THERAPEUT: Und funktioniert das? Fühlen Sie sich weniger verletzt?

RACHEL: Nein. Ich werde ständig verletzt.

THERAPEUT: Was ist dann das Resultat dieses »Niemand kümmert sich um mich«-Gedankens? Was passiert, wenn er Sie ergriffen hat?

RACHEL: Ich bin wütend *und* verletzt. Es regt mich ziemlich auf, daß ich beiden so egal bin. Es macht mich fertig, daß es niemanden interessiert, was ich durchmache.

THERAPEUT: Haben die »Niemand kümmert sich um mich«-Gedanken noch andere Auswirkungen?

RACHEL: Wie ich schon sagte: Ich werde »kalt« und ziehe mich zurück. Und dann beklagt sich mein Bruder darüber! Er regt sich dann auf und sagt, daß ich ihm nicht zuhöre.

THERAPEUT: Dann fühlen Sie sich aufgrund dieser Gedanken also noch stärker verletzt, nicht weniger. Und außerdem bringen die Gedanken Sie davon ab, im Einklang mit Ihren Werten zuzuhören und verständnisvoll zu sein. Wirken sie denn überhaupt irgendwie positiv?

RACHEL: *(schüttelt den Kopf)* Nein.

THERAPEUT: Wahrscheinlich werden diese Gedankenungeheuer jedesmal auftauchen, wenn Sie vorhaben, Ihrem Bruder wirklich zuzuhören und zu ihm in Kontakt zu treten. Dann wird das Schema aktiviert und die Gedanken tauchen auf, stimmt's? Ich würde Sie gerne etwas fragen: Wären Sie bereit, diese Gedanken zuzulassen und trotzdem Ihrem Bruder zuzuhören? Sind Sie bereit, fokussiert zu bleiben, damit Sie ihn wirklich verstehen können?

Rachel: *(nach einer Zeit des Schweigens)* Ich soll diese Gedanken zulassen, weil sie sowieso immer da sind, und meinem Bruder trotzdem weiter zuhören? *(Sie seufzt.)*

Therapeut: Das ist ziemlich schwer für Sie, nicht wahr?

Rachel: Ja, aber ich kann daran arbeiten.

Achten Sie darauf, wie die distanzierend wirkenden Fragen über Alter, Funktion und Wirksamkeit der Gedanken den Klienten darauf vorbereiten, schemabedingte Kognitionen als weniger nützlich und glaubwürdig zu erleben. Außerdem ermöglichen sie, nach einer zentralen Selbstverpflichtung zu fragen: danach, ob er bereit ist, schmerzhafte Gedanken zuzulassen und trotzdem im Einklang mit seinen interpersonalen Werten zu handeln. In diesem Beispiel ist Rachel nicht in der Lage, ihrem Bruder zuzuhören und ihn zu akzeptieren, solange sie die »Niemand kümmert sich um mich«-Gedanken nicht akzeptiert und eine gewisse Distanz zu ihnen schafft.

Defusion üben

Wie Sie sehen, können viele Techniken Klienten helfen, sich von bestimmten Gedanken zu distanzieren. Sie alle können wirksam sein. Manchmal besteht die Schwierigkeit nur darin, sich an diese Techniken zu erinnern und dann zu entscheiden, welche in einer bestimmten Situation am brauchbarsten ist. Dieser Schwierigkeit können Sie entgegenwirken, indem Sie Ihren Klienten das Merkblatt *Defusionstechniken* (S. 105) geben, auf dem alle im vorliegenden Kapitel erläuterten Fertigkeiten zur Förderung der Defusion beschrieben werden. (In Anhang C auf Seite 194 finden Sie ein weiteres Merkblatt zu diesem Thema, in dem zwar weniger Fertigkeiten aufgeführt sind, dafür aber alle aufgeführten kurz beschrieben werden. Es bleibt Ihnen überlassen zu entscheiden, welche Version Sie bevorzugen.)

Wenn Sie Ihren Klienten alle diese Techniken beigebracht und ihnen das Merkblatt gegeben haben, können Sie ihnen mittels folgender Übung helfen, sich im Auswählen und Benutzen geeigneter Defusionsfertigkeiten zu üben. Lassen Sie die Klienten zunächst vier bis sechs schemabedingte Gedanken auswählen, die sie bisher daran gehindert haben, ihr interpersonales Verhalten an Ihren persönlichen Werten zu orientieren. Rekapitulieren Sie mit den Klienten anschließend kurz die erlernten Defusionstechniken, wobei sie das Merkblatt benutzen können, um ihre Erinnerung aufzufrischen.

Nennen Sie als nächstes nach dem Zufallsprinzip schemabedingte Gedanken. Die Klienten sollen darauf dann die ihnen als am besten geeignet erscheinenden

Defusionsmethoden anwenden. Das folgende Beispiel veranschaulicht die Ausführung dieser Übung. Beim Klienten Bill spielt das Schema *Unterwerfung* eine wichtige Rolle.

THERAPEUT: Du bist so grausam und egoistisch, deiner Freundin zu sagen, was dich in eurer gemeinsamen Beziehung stört.

BILL: Ich danke dir, Geist, für diesen Gedanken.

THERAPEUT: Andere Gefühle scheinen dich überhaupt nicht zu interessieren.

BILL: Mein Geist hat einen »Urteil«-Gedanken produziert.

THERAPEUT: Irgendwann wird sie von dir die Nase voll haben.

BILL: Ich habe den Gedanken, daß sie irgendwann von mir die Nase voll haben wird. Das ist nur ein Gedanke.

THERAPEUT: Du mußt dir darüber klar werden, wie egoistisch du bist. Wenn du dir darüber keine Gedanken machst, wird niemand mehr in deiner Nähe sein wollen.

BILL: Ich höre diesen Gedanken, und jetzt werde ich ihn loslassen. *(Breitet seine Finger aus, wie um etwas fallen zu lassen.)*

THERAPEUT: Wahrscheinlich ist sie sowieso schon wütend auf dich.

BILL: Ich lasse auch diesen Gedanken vorüberziehen. Er treibt davon, ein dummer roter Ballon.

THERAPEUT: Du bist zu anspruchsvoll.

BILL: Das ist ein sehr alter Gedanke – meine Mutter hat das auch immer zu mir gesagt. Er hat keinen anderen Zweck, als mich zum Schweigen zu bringen.

THERAPEUT: Wohin du auch gehst, ständig verletzt du andere Menschen. Und irgendwann wirst du völlig allein sein.

BILL: Danke, Geist, für die »Urteil«- und »Furcht«-Gedanken.

Wir empfehlen Ihnen, diese Übung mit Ihren Klienten mehrmals auszuführen, während Sie mit ihnen die Defusionstechniken erarbeiten. Üben Sie außerdem bis zum Abschluß der Behandlung weiter die Defusion, wenn bei Klienten in einer Sitzung schemabedingte Gedanken auftauchen. Hören Sie ihnen genau zu, um solche Gedanken aufzuspüren. Sie zu ignorieren und keine Defusion durchzuführen ist gefährlich, weil die Klienten sie dann wahrscheinlich auch in ihrem Alltag nicht beachten. Außerdem versäumen Sie dann Gelegenheiten, die Klienten unter Ihrer Anleitung wichtige Defusionstechniken üben zu lassen. Und schließlich geben Sie ein schlechtes Beispiel, indem Sie sich gegenüber kognitiven Prozessen unaufmerksam zeigen.

DEFUSIONSTECHNIKEN

Merkblatt

Gedanken beobachten

- Meditation des weißen Raums
- Achtsames Fokussieren

Gedanken bezeichnen

- »Ich habe den Gedanken, daß _______________.«
- »Nun hat mein Geist einen _______________ -Gedanken.«

Gedanken loslassen

- Blätter auf einem Bach
- Werbetafeln
- Ballons oder Wolken
- Computer-Popups
- Züge oder Boote
- Physisches Loslassen: eine Hand umdrehen, um den Gedanken »fallenzulassen«

Beobachten, Bezeichnen und Loslassen kombinieren

- Eine Bezeichnungstechnik mit einer Loslaßtechnik kombinieren

Von Gedanken distanzieren

- Danke, Geist
- Wiederholen einer negativen Bezeichnung
- Gedanken zu Objekten machen
- Karten bei sich tragen
- Etiketten tragen
- Die vier Schlüsselfragen
  - Wie alt ist dieser Gedanke?
  - Welche Funktion erfüllt dieser Gedanke?
  - Wie gut erfüllt dieser Gedanke seinen Zweck?
  - Wären Sie bereit, diesen Gedanken zuzulassen und trotzdem im Sinne Ihrer Werte für Beziehungen zu handeln?

Wenn Klienten über eine Fusion mit schemabedingten Gedanken berichten, die sie in der Zeit zwischen zwei Therapiesitzungen erlebt haben, sollten Sie sie fragen, welche Defusionsstrategie sie bezogen auf diesen Gedanken hätten benutzen können, und mit ihnen dann diese Technik in der Sitzung üben. Fordern Sie sie auf, auch über die Nutzung anderer Defusionstechniken nachzudenken, und üben Sie auch diese mit ihnen in der laufenden Sitzung.

Die Perspektive verändern

Wenn bei Klienten eine Fusion mit Gedanken oder Emotionen besteht, ist ihre Identität mit diesen privaten Erlebnissen verschmolzen. Wenn sie denken: »Ich bin verängstigt« (im Gegensatz zu: »Ich habe den Gedanken, daß ich Angst habe«), sind sie selbst und ihre Angst nicht voneinander zu unterscheiden. Ein Ziel der ACT ist, Klienten zu helfen, zwischen sich selbst und ihren Emotionen und Kognitionen zu unterscheiden. Dies entspricht dem Wechsel vom *Selbst als Inhalt* zum *Selbst als Kontext* oder zum *Beobachter-Selbst*. Sobald Klienten hinsichtlich der Defusion deutliche Forschritte erzielt haben, kann man in ein bis zwei Sitzungen die Arbeit am Selbst als Kontext vorstellen.

Erklären Sie den Klienten das Beobachter-Selbst mit Hilfe der Erläuterungen im Merkblatt *Beobachter-Selbst*. Weil es nicht allen leichtfällt, dieses Konzept zu verstehen, können Sie den Klienten später auch das Merkblatt in die Hand geben.

Wie oft in der ACT können den Klienten auch Metaphern helfen zu verstehen, was es mit dem *Selbst als Kontext* auf sich hat, und diese Perspektive direkt zu erleben. Zwei Metaphern, die wir in diesem Zusammenhang für nützlich halten, sind die der Filmleinwand und die des Schachbretts. Sie können die Entwicklung der Beobachterperspektive auch durch eine kurze Übung fördern. Alle drei Verständnishilfen werden im folgenden erläutert.

Die Metapher der Filmleinwand

Bitten Sie die Klienten, sich vorzustellen, daß das Beobachter-Selbst eine Filmleinwand ist. Jeden Tag werden neue Filme auf die Leinwand projiziert – Tragödien, Komödien, Abenteuer und Liebesgeschichten. In all diesen Filmen gibt es viele Emotionen, beispielsweise Verlustgefühle, Hoffnung, Freude und Furcht. Und in allen findet ein Dialog statt, der sich ständig verändert, so wie ihn auch der menschliche Geist unablässig produziert. Doch obwohl sich die Filme, die Emotionen und der Dialog ständig verändern, bleibt die Leinwand immer gleich.

Fordern Sie die Klienten auf, sich von ihren aktuellen Emotionen und Gedanken zu lösen und einfach alles zu registrieren, was heute und im gegenwärtigen Augenblick auf der Filmleinwand in Erscheinung tritt. Erklären Sie den Klienten, daß sie wie diese Leinwand Erlebnisse und Gedanken in Erscheinung treten und wieder verschwinden lassen können.

Die Schachbrettmetapher

Im Falle der *Schachbrett*-Metapher sollen die Klienten sich als das Schachbrett sehen, nicht als die Spielfiguren und auch nicht als das Resultat des Spiels (Hayes *et al.* 1999/2004, S. 201ff.). Wenn Sie in Ihrer Praxis ein Schachbrett bereit halten, können Sie aus dieser ausgezeichneten Metapher größtmöglichen Nutzen ziehen.

DAS BEOBACHTER-SELBST

Merkblatt

Manchmal verschmelzen Sie – das, was Ihr Wesen ausmacht – mit Ihren Gedanken und Gefühlen. Beispielsweise könnten Sie das Urteil »Ich bin schlecht« formulieren, als ob Sie mit diesem Urteil identisch wären und als ob Ihr Wesen schlecht wäre. Diese Denkweise stellt den Gedanken und Sie selbst als ein und dasselbe dar. Der Gegensatz dazu ist eine Darstellung im Sinne der Defusion, die sagt: »Mein Geist hat den Gedanken, daß ich schlecht bin.« Sie und der Gedanke sind demnach nicht identisch.

Auch eine Fusion mit Gefühlen ist möglich. Wenn Sie sagen oder denken: »Ich *bin* verängstigt«, entsteht der Eindruck, daß Sie selbst die Angst *sind*, als wäre Angst Ihr innerstes Wesen. Das ist etwas völlig anderes, als in einem bestimmten Augenblick festzustellen, daß Sie Angst *empfinden* – eine vergängliche Emotion, die nichts mit Ihrem Wesen zu tun hat. Wenn Sie das Gefühl der Angst *haben*, beobachten Sie etwas, das sich verändern und vorübergehen wird – etwas, das nicht Sie selbst *ist*. Wenn Sie hingegen verängstigt *sind*, dann *sind* Sie die Angst/Furcht.*

Gedanken und Gefühle verändern sich ständig. Sie kommen und gehen, und unabhängig von all diesen Veränderungen sind Sie die Instanz, die dies alles beobachtet. Manchmal wird diese Perspektive *Beobachter-Selbst* genannt. Versuchen Sie, dieses Beobachter-Selbst zu entdecken, das Selbst hinter Ihren Augen, das beobachtet, was Sie denken, fühlen und tun, und das sich von all diesen Phänomenen unterscheidet. Während Sie Ihre Selbstverurteilungen beobachten, sehen Sie, daß Sie mit diesen Urteilen nicht identisch sind. Sie *sind* nicht Ihre Gedanken, Gefühle und Empfindungen. Sie sind derjenige, der alle diese Erlebnisse beobachtet, registriert und ganz einfach *hat*.

Viele Aspekte Ihrer Existenz haben sich im Laufe der Jahre verändert: Sie sind älter geworden, haben viele Dinge gelernt und sehen heute einiges anders als früher. Und in dieser ganzen Zeit haben Sie einen Strom sich unablässig verändernder Gedanken und Gefühle erlebt, und Ihr Beobachter-Selbst war immer da und hat sich nie verändert. Versuchen Sie, diese grundlegendere Instanz Ihrer Existenz zu entdecken.

---

* Es gibt hier einen wichtigen Unterschied zwischen der englischen und deutschen Sprache: Das englische »*I'm afraid*«, das die Fusion suggeriert, wird im Deutschen als »Ich habe Angst« übersetzt, was der obigen Erklärung gemäß *keine* Fusion anzeigt. Die in dieser Übersetzung mehrfach bemühte Ausweichlösung »Ich *bin* verängstigt« ist mit der Bedeutung des englischen »*I'm afraid*« natürlich auch nicht völlig identisch. Hier zeigt sich, daß es sehr problematisch ist, mit Konzepten, die auf englischen Sprachformen basieren, im Deutschen zu argumentieren. Anm. d. Übers.

Lassen Sie den Klienten zunächst mindestens zehn positive und zehn negative Bezeichnungen für sich selbst zusammenstellen. Setzen Sie sich ihm anschließend am Schachbrett gegenüber, und beginnen Sie einen Dialog unter Verwendung der gefundenen Bezeichnungen. Setzen Sie eine Figur auf das Schachbrett, und nennen Sie dabei laut eine der negativen Bezeichnungen. Lassen Sie anschließend den Klienten eine Figur auf das Spielfeld setzen und dabei laut eine positive Bezeichnung nennen. Fahren Sie damit fort, bis alle Bezeichnungen genannt sind.

So schaffen Sie den Kontext für die Erforschung der Metapher, die sich an folgendem Muster orientiert.

> Therapeut: Einige dieser Figuren sind gut, andere verursachen starke Schmerzen. Wir Menschen versuchen ständig, all die schmerzhaften Gedanken und Gefühle, die auftauchen, wenn unsere Schemata aktiviert werden, loszuwerden. Es gibt Augenblicke, in denen Sie sich unsicher fühlen, und solche, in denen Sie sich zuversichtlich fühlen; Augenblicke, in denen Sie sich kompetent fühlen, und solche, in denen Sie sich wie ein Versager fühlen. In manchen Momenten fühlen Sie sich unbeholfen, in anderen authentisch. Aber können Sie sich auch vorstellen, daß Sie mit diesen Schachfiguren gar nichts zu tun haben? Daß Sie weder die »guten« noch die »schlechten« Figuren *sind*? Gibt es etwas, das Sie außer diesen Schachfiguren sein könnten? *(Diese Frage ist nicht rhetorisch gemeint; versuchen Sie, den Klienten zu einer Antwort zu bewegen.)*
>
> Wenn Sie ein Schachspieler wären, könnten Sie versuchen, diese Figuren so zu setzen, daß Sie gewinnen würden; aber auch das würde nichts ändern. Sie wären als Spieler dann immer noch in dem Spiel gefangen und darauf fixiert, ob die »guten« oder die »schlechten« Gedanken und Gefühle gewinnen würden. Und die Spiele enden nie. Manchmal gewinnen die »guten« Figuren, manchmal die »schlechten«. Können Sie sich vorstellen, etwas anderes zu sein als Spielfiguren oder der Schachspieler? *(Auch hier wieder geht es darum, wirklich eine Antwort auf diese Frage zu bekommen.)*
>
> Ich habe da eine Idee: Wie wäre es, wenn Sie das Schachbrett wären? Dann könnten Sie die Figuren *haben*, sie wären aber nicht mit ihnen identisch. Das Schachbrett steht mit den Schachfiguren in Kontakt. Es ist der Figuren gewahr und erlebt sie. Aber das Schachbrett verändert sich nie, ganz gleich, ob mehr schwarze oder mehr weiße Figuren darauf stehen, und ganz gleich, wohin sie sich bewegen. Das Schachbrett bleibt immer gleich. Ihm ist das Spiel und wer dabei gewinnt oder verliert, völlig egal. Sehen Sie aus dieser Perspektive – daß Sie das Schachbrett sind –, daß Sie alle Ihre Erlebnisse »haben« können, sie beobachten können und sie doch nicht *sind*?

Wie Sie üben können, das Beobachter-Selbst zu sein

Eine sehr gute Möglichkeit, Klienten zu helfen, sich in die Perspektive des Beobachter-Selbst zu versetzen, besteht darin, sie zum Beobachten und Beschreiben dessen, was sie erleben, anzuleiten. Lassen Sie sie die erlebten Gedanken, Emotionen und physischen Empfindungen hörbar identifizieren und beschreiben. Beispielsweise: »Ich habe den Gedanken, daß ______________ . … Ich habe ein __________-Gefühl. … Ich habe eine ______________-Empfindung in meinem __________«, usw.

Wie im Falle der Defusion ist es auch hier wichtig, die Klienten im gesamten weiteren Behandlungsverlauf immer wieder dazu anzuhalten, die Perspektive des Beobachter-Selbst zu entwickeln. Dabei kann die soeben beschriebene Übung helfen. Sie können aber auch folgende Frage stellen: »Können Sie diesen Gedanken oder dieses Gefühl einfach beobachten – beobachten, wie das, was Sie erleben, kommt und geht, ohne daß Sie selbst dieses Erleben *sind*? Können Sie der Beobachter sein, statt der Gedanke oder das Gefühl zu sein?«

Zusammenfassung

In dieser Behandlungsphase geht es um die kognitive Defusion und um die Entwicklung der Perspektive des Selbst als Kontext. Die Defusion umfaßt vier Aspekte, die man am besten nacheinander entwickelt: Beobachten, Bezeichnen und Loslassen von Gedanken und schließlich die Distanzierung von ihnen. Dieser wichtigen Arbeit muß man unbedingt genügend Zeit und Energie widmen, und es ist unverzichtbar, alle im Laufe einer Therapiesitzung auftauchenden Gedankenfusionen zu erkennen und den Klienten zu helfen, sich von ihnen zu lösen.

Die Defusionsarbeit erleichtert die Wahrnehmung allen Geschehens aus der Perspektive des Beobachter-Selbst. Das Sich-Hineinversetzen in die Sicht des Beobachter-Selbst müssen Sie während der gesamten Behandlung fördern. Dies können Sie mit Hilfe so einfacher Fragen wie »Wenn Sie der Himmel wären, wie wäre dann im Augenblick Ihr Wetter?« oder »Was ist im Moment auf der Filmleinwand zu sehen?«.

7 Eine Exposition in Verbindung mit Defusion durchführen

In Kapitel 6 wurde bereits darauf hingewiesen, daß ACT-Therapeuten oft gleichzeitig am Affekt und an Kognitionen arbeiten; sie verbinden die Defusionsarbeit also mit der Emotionsexposition. Obwohl wir die Emotionsexposition in diesem Buch separat erläutern, empfehlen wir Ihnen, die Arbeit an schemabedingtem Affekt grundsätzlich mit der Arbeit an schemabedingten Gedanken zu verbinden.

Um die Defusion schemabedingter Kognitionen zu erreichen, müssen die Klienten lernen, sich mit Schemaaffekt zu konfrontieren, weil sie sonst durch emotionale Hindernisse davon abgehalten werden können, in Beziehungen im Sinne ihrer Werte zu handeln. Dies setzt voraus, daß sie die Fähigkeit zu akzeptieren und Bereitwilligkeit entwickeln. Die Emotionsexposition, bei der die Klienten lernen, Schemaaffekt zu beobachten und zu beschreiben, ist der Weg zum Akzeptieren problematischer Emotionen. Sie fördert die Bereitschaft, jenen emotionalen Schmerz zu erleben, den Patienten aushalten müssen, um im Sinne ihrer interpersonalen Werte handeln zu können.

Emotionsexposition

Wenn Klienten in einer Therapiesitzung Schemaaffekt erleben, sollten Sie als Therapeut diese Emotion in der Sitzung voll zum Ausdruck kommen lassen. Dies geschieht durch Erforschen der physischen Empfindungen, der Emotion selbst, der mit ihr verbundenen Gedanken, des Drangs, das Erleben zu vermeiden, und des Bestrebens, mit typischem Coping-Verhalten darauf zu reagieren. Dadurch schaffen Sie die Voraussetzungen dafür, daß Sie einen Klienten fragen können, ob er bereit ist, seine schwer zu ertragenden Emotionen zuzulassen, weil ihm dies ermöglicht, seine wertebasierten Intentionen auszudrücken.

Wir empfehlen, zunächst die physischen Empfindungen zu erforschen, weil es für Klienten oft leichter ist, eine Körperempfindung zu beschreiben, als ihre Emotionen zu erforschen. Eine solche Exposition kann während einer Therapiesitzung entweder im Dialog mit dem Klienten oder in Form einer geführten Visualisation durchgeführt werden.

Exposition mittels Dialog

Eine Exposition mittels Dialog umfaßt die folgenden Schritte in der angegebenen Reihenfolge.

1. **Beginnen Sie mit den physischen Empfindungen.** Fragen Sie die Klienten, was sie physisch empfinden. Sie können in diesem Zusammenhang die in Kapitel 6 beschriebene Verdinglichung nutzen, indem Sie die Klienten fragen, welche physischen Attribute die Empfindung hätte, wenn sie ein physisches Objekt wäre. Beispielsweise: »Wenn die Empfindung eine Farbe hätte, welche wäre es dann? Welche Form hätte sie oder wie groß wäre sie?«
2. **Auf die aktuelle Emotion fokussieren** Fragen Sie die Klienten, welche Emotion mit der physischen Empfindung, die sie gerade beschrieben haben, verbunden ist. Fordern Sie sie anschließend auf, die Emotion zu beschreiben. Auch hier kann die Verdinglichung nützlich sein: Fordern Sie die Klienten auf, der Emotion physische Eigenschaften wie eine Größe, eine Form, eine Farbe und eine Konsistenz zuzuschreiben. Ermutigen Sie sie, neue Möglichkeiten, die Emotion zu beschreiben, zu finden.
3. **Fordern Sie die Klienten auf, Gedanken zu registrieren und zu bezeichnen.** Nach der Erforschung der Emotion sollten die Klienten alle mit ihr zusammenhängenden Gedanken registrieren und bezeichnen. Helfen Sie ihnen, auf diese Gedanken den Defusionsprozeß anzuwenden und dabei die in Kapitel 6 beschriebenen Techniken anzuwenden. So können sie z. B. Formulierungen wie »Ich habe den Gedanken, daß ___________« oder: »Jetzt hat mein Geist einen ________-Gedanken« benutzen oder einfach sagen: »Da ist ein Gedanke.« (In Zusammenhang mit der Exposition werden normalerweise keine Bilder benutzt, die Loslassen suggerieren, weil dies vom wichtigsten Aspekt dieser Aufgabe ablenkt: dem Erleben der Emotion. Halten Sie sich bei den Gedanken nicht zu lange auf – es geht nur darum, sie zu bezeichnen und dann rasch zur Emotion zurückzukehren.)
4. **Fordern Sie die Klienten auf, alle etwaigen Impulse, die Emotion zu unterdrükken, zu registrieren.** Falls Sie ein Vermeidungsverhalten bemerken, sollten Sie die Klienten dazu anhalten, ihm zu widerstehen, statt dessen auf die Emotion zu fokussieren und ihr gegenüber so offen wie möglich zu sein.
5. **Helfen Sie den Klienten, jeden Handlungsdrang zu registrieren.** Fragen Sie sie, ob sie einen Drang verspüren, ein altes Coping-Verhalten zu benutzen, beispielsweise sich zurückzuziehen, aggressiv zu werden oder etwas Abfälliges zu sagen. Wenn ja, erklären Sie ihnen, daß sie einen solchen Drang einfach haben (ohne ihm zu folgen) und trotzdem auf ihre Gefühle fokussieren können.

6. **Kommen Sie immer wieder auf die Emotionen und Empfindungen zurück.** Es folgen einige Fragen, die Sie an diesem Punkt stellen können:
   - »Was fühlen Sie im Moment? Versuchen Sie alles zu beschreiben, was Ihnen auffällt.«
   - »Hat sich an der Emotion etwas verändert? Fühlt sie sich intensiver oder weniger intensiv an? Hat sie sich in eine andere Emotion verwandelt?«
   - »Was fällt Ihnen physisch auf?«
   - »Haben sich Ihre physischen Empfindungen irgendwie verändert? Beschreiben Sie, was anders geworden ist.«
7. **Fragen Sie nach der Bereitschaft.** Nachdem die Klienten das Gefühl im Detail beobachtet und erforscht haben, stellen Sie ihnen folgende Schlüsselfrage: »Wären Sie bereit, dieses Gefühl auszuhalten und trotzdem Ihrer Selbstverpflichtung nachzukommen, sich im Sinne Ihrer Werte zu verhalten?« (Im Idealfall sollten Sie an dieser Stelle eine konkrete Intention nennen.) Wenn die Antwort nein lautet oder der Klient sich nicht sicher ist, muß die Emotionsexposition wahrscheinlich fortgesetzt werden.

Der folgende Dialog veranschaulicht den soeben beschriebenen Prozeß der Emotionsexposition. In unserem Beispiel ist der Klient ein 21-jähriger Mann, bei dem die Schemata *Unterwerfung* und *Mißtrauen/Mißbrauch* wichtige Rollen spielen. Als der Therapeut den schemabedingten emotionalen Schmerz des Klienten bemerkt, lenkt er seine Aufmerksamkeit auf die Emotion.

Therapeut: Als Sie sich diese Woche mit Ihrem Vater zum Mittagessen trafen, war Ihnen klar, daß er auf den Abbruch Ihres Ingenieurstudiums zu sprechen kommen würde. Sie hatten vor …

Klient: Ich weiß … Ich meine, ich wollte ihm möglichst vorsichtig sagen, was ich wirklich will. Aber dazu ist es nicht gekommen.

Therapeut: Was hat Sie daran gehindert?

Klient: Die Angst, daß er sagen würde, ich hätte es vermasselt – daß er wütend werden und dann vielleicht gehen würde. Deshalb habe ich gar nichts gesagt und mich geweigert, darüber zu reden.

Therapeut: Was kommt Ihnen in diesem Moment, während Sie sich daran erinnern, in den Sinn?

Klient: Meine Angst, er könnte von mir angewidert sein.

Sobald der Klient die Emotion bestätigt hat, können Sie dem bereits weiter oben beschriebenen Prozeß folgen. Die Fortsetzung des Dialogs veranschaulicht, wie dies aussehen könnte:

Therapeut: Was nehmen Sie im Moment in Ihrem Körper wahr? Irgendwelche physischen Empfindungen?

Klient: Mir ist heiß im Brustbereich. Ich fühle mich dort angespannt.

Therapeut: Fühlt sich diese Empfindung groß oder klein an?

Klient: Ziemlich groß. Sie füllt meinen ganzen Brustkorb.

Therapeut: Wenn sie eine Farbe hätte, welche wäre es dann?

Klient: Schwarz. Häßliches Schwarz.

Therapeut: Wissen Sie, welche Emotion mit dieser Empfindung verbunden ist?

Klient: Angst.

Therapeut: Wie könnten Sie die Angst in diesem Moment beschreiben?

Klient: Es ist, als würde er mich emotional ermorden – mich so lange treten, bis ich völlig zerbrochen bin.

Therapeut: Wie groß ist dieses Gefühl?

Klient: Riesig! Wie ein Lastwagen. … Es paßt nicht in mich hinein. Es ist zu groß.

Therapeut: Und die Farbe?

Klient: Genauso. Schwarz.

Therapeut: Falls Gedanken auftauchen, bezeichnen Sie sie nur. Sagen Sie einfach innerlich: »Da ist ein Gedanke.« Und kehren Sie anschließend sofort zu dem Gefühl zurück. Was fällt Ihnen jetzt an der Emotion auf?

Klient: Ich habe Angst, daß er mich zurückweisen wird. Ich fühle mich einsam, als wäre niemand da. Wenn ich nicht tue, was er will, wird er mich vernichten.

Therapeut: Gut. Danken Sie Ihrem Geist für diesen Gedanken. Was nehmen Sie jetzt bezüglich des Gefühls wahr?

Klient: Die Angst ist noch da. Aber mir fällt auf, daß da auch ein bißchen Wut ist.

Therapeut: Versuchen Sie herauszufinden, ob ein Teil von Ihnen von dem Gefühl wegzukommen versucht – Sie abzulenken oder Sie davon zu distanzieren versucht.

Klient: Ja, ich denke darüber nach, mich im Herbst an der Schule zu bewerben.

Therapeut: Nehmen Sie das zur Kenntnis, und versuchen Sie, sich der Angst vor der Zurückweisung Ihres Vaters wirklich zu öffnen. Spüren Sie immer noch die Hitze und Angespanntheit in Ihrer Brust?

Klient: Die Angespanntheit ist immer noch da. Die Hitze ist nicht mehr so stark.

Therapeut: Was fällt Ihnen jetzt besonders auf?

Klient: Die Angst. Ich habe Angst vor ihm. Ich erinnere mich, daß er mich, als ich noch ein Kind war, mit seinen großen Händen geschlagen hat.

Therapeut: Nehmen Sie den Gedanken einfach zur Kenntnis, und lösen Sie sich davon. Wollen Sie wegen der Angst etwas tun?

Klient: Ich möchte sehr kalt und distanziert sein.

Therapeut: Was passiert mit der Angst?

Klient: Sie sitzt in meinem Brustkorb fest. Und ich schaue sie an, wie man im Zoo ein wildes Tier anschaut.

Therapeut: Ich werde Sie nun etwas fragen, das wichtig sein könnte: Wären Sie bereit, diese Angst auszuhalten und trotzdem vorsichtig, aber direkt Ihrem Vater zu sagen, was *Sie* wollen?

Klient: Sie meinen, ich soll ehrlich sein, nicht kalt?

Therapeut: Genau.

Klient: *(lange Pause)* Okay. Ich treffe ihn am Donnerstag und spreche dann mit ihm.

Beachten Sie, daß die Angst in diesem Beispiel nicht verschwindet und sich auch nicht stark verändert. Wichtig ist, daß der Klient bei ihr bleibt, daß er sie beobachtet und sich in sein Erleben vertieft. Dies ist eine Möglichkeit, Bereitschaft zu üben: die Bereitschaft, im Dienste der eigenen Werte Schmerz zu spüren. Nach dieser Exposition während der Therapiesitzung ist der Klient in der Lage, sich zu etwas zu verpflichten, das ihm vorher nicht möglich war: die Angst zuzulassen und seinem Vater gegenüber seine eigenen Bedürfnisse zu vertreten. Beachten Sie auch, daß die Emotion im Mittelpunkt dieser Arbeit steht. Der Therapeut nimmt die Gedanken und Vermeidungsimpulse zur Kenntnis, kehrt aber immer wieder zum Affekt und zu den Empfindungen zurück. So erreicht man, daß die Exposition fortgesetzt wird – indem man immer wieder fragt: »Was fällt Ihnen jetzt bezüglich der Emotion auf?«

Der besondere Fall der Wut

Bei der Emotion Wut ist eine Exposition sehr schwierig, weil sie sowohl als Schemaaffekt als auch als SCV fungieren kann. Wut ist oft ein Bestandteil von Schemaaffekt, insbesondere wenn es um die Schemata *Emotionale Entbehrung* und *Anspruchshaltung* geht. Die Expositionsarbeit ist notwendig, damit die Klienten die Bereitschaft entwickeln, bei ihrer Wut zu bleiben, während sie an ihren wertebasierten Intentionen in Beziehungen arbeiten.

Hingegen sind Wut und aggressives Verhalten bei den Schemata *Unzulänglichkeit/Scham*, *Versagen*, *Verlassenheit* und *Überhöhte Standards/übertrieben kritische Haltung* eher der Kategorie Schema-Coping-Verhalten (SCV) zuzurechnen, und in dieser Funktion überdecken sie andere, schmerzhaftere Emotionen. Bei den Schemata *Verlassenheit* und *Überhöhte Standards/übertrieben kritische Haltung* kann Wut als emotionales Bollwerk gegen Furcht fungieren.

Bei Wut oder Aggression als SCV muß man den darunter verborgenen vermiedenen Affekt enthüllen. Die Exposition sollte sich dann auf die unter der Wut verborgene Emotion konzentrieren.

Exposition mittels geführter Visualisation

Es wurde bereits erwähnt, daß man eine Emotionsexposition auch mit Hilfe einer geführten Visualisation durchführen kann. Dies wird im folgenden beschrieben. Die dazu erforderlichen Schritte ähneln den zuvor beschriebenen, denn auch hier beginnt man mit den physischen Empfindungen und wendet sich erst danach den Emotionen zu. Die Klientin kämpft im vorliegenden Beispiel mit dem Schema *Verlassenheit/Instabilität*, das aktiviert wurde, als ihr Freund beruflich stark belastet war und einige Tage lang keine Zeit für sie hatte. Als sie schließlich mit ihm reden konnte, orientierte sie sich nicht an ihrer Absicht, über seine Gefühle bezüglich ihrer gemeinsamen Beziehung Klarheit zu gewinnen, sondern sie explodierte. Ihre Wut fungierte als SCV und ermöglichte ihr, die Angst davor, verlassen zu werden, zu vermeiden. Deshalb ging es in der Therapie letztlich um eine Konfrontation mit dieser Angst.

> Therapeut: Schließen Sie die Augen, und stellen Sie sich Ihren Freund vor. Blikken Sie einen Moment auf den Streit zurück. … Vergegenwärtigen Sie sich Ihre Wut und was Sie sagen. … Achten Sie auf Ihre physischen Reaktionen, und machen Sie sich ein genaues Bild von Ihren Körperempfindungen. Nehmen Sie alle für Sie unangenehmen Empfindungen zur Kenntnis, beispielsweise im Bauch, in der Brust, im Kopf oder in den Schultern. Wenn Sie eine unangenehme Empfindung bemerken, bleiben Sie einfach dabei. Versuchen Sie, nicht mit dieser Empfindung zu kämpfen und sie einfach zu beobachten. Entscheidend ist nicht, daß Sie die Empfindung mögen, sondern daß Sie sie als das erleben, was sie ist: eine Empfindung in einem bestimmten Bereich Ihres Körpers. Beobachten Sie sie, und versuchen Sie herauszufinden, wo genau sie auftritt, wo sie anfängt und wo sie endet. … Sie können sich auch vorstellen, daß sie eine Form und eine Farbe hat. Versuchen Sie, sich von jeder Art, gegen die Empfindung anzukämpfen und sich gegen sie zu verteidigen, zu lösen.
>
> Achten Sie beim Beobachten der physischen Empfindungen auch darauf, ob irgendwelche Gedanken, Urteile oder Einschätzungen auftauchen. … Wenn ja, dann nehmen Sie diese nur zur Kenntnis, bezeichnen Sie sie, und lösen Sie sich anschließend davon. Sagen Sie zu sich selbst: »Da ist ein Urteil« oder: »Danke, Geist, für diesen Gedanken.« Lösen Sie sich anschließend wieder von dem Gedanken, ohne sich in ihn zu verstricken. Nehmen Sie alle auftauchenden Gedanken wahr, und lassen Sie sie gleich anschließend wieder los.
>
> Und nun achten Sie auf alle aufkommenden Impulse. Zu welcher Art von Reaktion fühlen Sie sich gedrängt, während Sie sich den Streit vergegenwärtigen? Fühlen Sie sich gedrängt zu fliehen? Haben Sie den Impuls anzugreifen? Achten Sie auf innere Bestrebungen, alte SCVs zu benutzen.

> Während Sie die Empfindungen, Gedanken und Impulse beobachten, die durch Ihre Wut zutage gefördert werden, sollten Sie sich auch bewußt machen, wie der Schmerz mit Ihrem Schema verbunden ist, und feststellen, ob unter der Wut andere Emotionen verborgen sind. Vielleicht hatten Sie Angst, als Sie wütend wurden. Stellen Sie fest, ob im Moment auch Angst da ist. ... Finden Sie auch noch andere Emotionen wie Scham oder Traurigkeit?
>
> Registrieren Sie alle unter Ihrer Wut verborgenen Gefühle. Bleiben Sie bei diesen Gefühlen, und beobachten Sie sie weiter. Stellen Sie fest, wie groß sie sind, welche Form und vielleicht auch Farbe sie haben.
>
> Wenn Sie den Eindruck gewinnen, daß Sie diesen Gefühlen entfliehen möchten, lenken Sie Ihre Aufmerksamkeit sanft wieder auf sie zurück. Diese Gefühle wurden durch Ihre Wut überdeckt.

Fahren Sie noch ein paar Minuten damit fort, Ihre Klienten die Gefühle unter ihrer Wut beobachten und erforschen zu lassen. Bevor Sie die Klienten schließlich fragen, ob sie bereit sind, die unter der Wut verborgenen Emotionen zu spüren, während sie im Sinne ihrer wertebasierten Intentionen handeln, können Sie ihnen vorschlagen, dies zunächst zu visualisieren.

> THERAPEUT: Stellen Sie sich nun noch einmal das Bild Ihres Freundes vor, und versuchen Sie, es möglichst klar vor sich zu sehen. Stellen Sie sich vor, daß dies der Moment ist, in dem Sie ihn vorsichtig fragen wollen, wie er zu Ihrer gemeinsamen Beziehung steht. Vergegenwärtigen Sie sich dabei Ihre Gefühle: die Wut und die unter Ihr verborgenen Gefühle, die zu erleben für Sie so schmerzhaft ist. Und nun stellen Sie sich vor, Sie fragen Ihren Freund sanft nach seinen Gefühlen. Bleiben Sie Ihrer schemabedingten Emotionen bewußt, während Sie fragen, und lassen Sie sie einfach so, wie sie sind. Sind Sie bereit, diese Gefühle zuzulassen, während Sie die Gefühle Ihres Freundes erforschen?

Fordern Sie die Klienten auf, diesen Teil der Visualisation eine Weile fortzusetzen, indem sie gleichzeitig den schemabedingten Affekt und eine Vorstellung von ihrem neuen Verhalten im Einklang mit ihrer Intention zulassen.

Kombinieren von Exposition und Defusion

Es gibt verschiedene Techniken und Übungen, die Exposition und Defusion zu einem Prozeß verbinden. Im Grunde zielen sie alle auf das Akzeptieren schemabedingter Gedanken und Gefühle, das die Bereitschaft stärkt, im Sinne der eigenen interpersonalen Werte zu handeln.

Die Rückseite erforschen

In der Übung *Die Rückseite erforschen* besteht die Exposition im Auflisten schemabedingter Gedanken und Gefühle und der Kosten alter SCVs. Die physischen Eigenschaften der geschriebenen Liste werden zur Förderung der Defusion genutzt. Anschließend werden auf der Rückseite des Papiers mit dem Notierten verbundene Werte aufgeführt. So entsteht der Kontext für eine experientielle Übung, die zu erkennen hilft, daß wertebasiertes Verhalten und schemabezogener Schmerz untrennbar sind. Dies schafft die Grundlage für die Erforschung der Bereitschaft. Die Übung umfaßt folgende Einzelschritte:

1. Notieren Sie auf einer großen Karteikarte oder einem Blatt Papier die schemabedingten Gedanken und Gefühle, die beim Klienten oft auftreten.
2. Bezeichnen Sie alle diese Gedanken und Gefühle als »schemabezogenen Schmerz«, und fordern Sie den Klienten auf, Gedanken und Gefühle zu beobachten.
3. Helfen Sie dem Klienten, sich von den Gedanken zu lösen, indem Sie ihm auftragen, zuerst die Wörter und dann die Buchstaben jedes Gedankens zu zählen. Lassen Sie ihn auch die Farbe der verwendeten Tinte feststellen, und fordern Sie ihn auf, die Gedanken rückwärts zu lesen.
4. Fragen Sie den Klienten: »Was haben diese Gedanken und Gefühle Sie gekostet? Von was genau halten sie Sie ab?«
5. Untersuchen Sie, wie diese Gedanken und Gefühle wertebasiertes Verhalten verhindert haben, und notieren Sie auf der Rückseite der Karte oder des Blatts die zugrundeliegenden Werte.
6. Fragen Sie die Klienten, die mit ihrem schemabezogenen Schmerz in Kontakt sind, was sie mit der Liste der Gedanken und Gefühle vor haben. Wollen sie die Liste wegstoßen, zerreißen oder wegwerfen?
7. Weisen Sie den Klienten darauf hin, daß er sich durch das Verwerfen der Liste seiner Gedanken und Gefühle auch von den auf der Rückseite des Blatts notierten Werten entfernt.

Es folgt ein Beispieldialog, der diesen Prozeß veranschaulicht. Es geht um eine 52-jährige Frau, die mit dem Schema *Überhöhte Standards/übertrieben kritische Haltung* kämpft.

THERAPEUT: Diese Traurigkeit taucht immer wieder auf, nicht wahr? Die übertrieben hohen Standards werden immer wieder aktiviert. Und wenn es Ihnen nicht gelingt, ihnen zu entsprechen …

KLIENTIN: … fühle ich mich niedergeschlagen und werde wütend auf mich.

THERAPEUT: *(faltet ein Blatt Papier)* Wir werden nun die schemabezogenen Schmerzen aufschreiben. Da ist einmal Traurigkeit. Außerdem ist da auch noch Wut, die Sie auf sich selbst haben. Können Sie zu Ihrer Wut in Kontakt treten? Sie haben sie doch vor ein paar Tagen beim Gespräch mit Ihrem Geschäftspartner noch erlebt.

KLIENTIN: Ja, ich spüre sie.

THERAPEUT: Und wie sieht es mit den Gedanken aus? Welche Gedanken sind mit der Wut verbunden?

KLIENTIN: Gedanken wie »Ich mache es falsch« und »Das ist nicht gut genug.«

THERAPEUT: *(schreibt alles auf)* Was spüren Sie in Ihrem Körper?

KLIENTIN: Ich fühle mich schwer.

THERAPEUT: Und immer noch traurig?

KLIENTIN: Ja.

THERAPEUT: Okay, bleiben Sie einfach dabei. Schauen wir uns die beiden Gedanken, die Sie erwähnt haben, einmal genauer an. *(Zeigt der Klientin die Liste.)* Wie viele Wörter umfaßt jeder von beiden?

KLIENTIN: Ähh. … Vier …. und vier.

THERAPEUT: Okay, jetzt zählen wir die Buchstaben des ersten Gedankens.

KLIENTIN: Machen Sie Witze? Okay … sechzehn.

THERAPEUT: Und wieviel Buchstaben sind es beim zweiten Gedanken?

KLIENTIN: Achtzehn.

THERAPEUT: Welche Farbe hat die Tinte?

KLIENTIN: Grün.

THERAPEUT: Können Sie den ersten Gedanken rückwärts lesen?

KLIENTIN: »Falsch es mache ich.«

THERAPEUT: Gut. Können Sie sich diese sechzehn grünen Buchstaben vorstellen und sie beobachten? Können Sie sie einfach so zulassen, wie sie sind, nichts weiter als Buchstaben und Linien auf Papier? Wie fühlt sich das an, wenn Sie es eine Weile so wahrgenommen haben?

KLIENTIN: Sie verlieren ihren Sinn.

THERAPEUT: Wie sieht es mit Ihrer Traurigkeit und Wut aus?

KLIENTIN: Die sind immer noch da.

THERAPEUT: Gut so. Dieser schemabezogene Schmerz – die Traurigkeit und die Wut und diese Gedanken *(tippt auf das Papier)* – wovon hat dieser Schmerz Sie in Ihren Beziehungen abgehalten?

KLIENTIN: Er hat mich davon abgehalten, mein Wort zu halten – davon, zu tun, was ich versprochen hatte, auch wenn es nicht perfekt sein würde.

THERAPEUT: Genau. Das schreiben wir auf die Rückseite. *(Wendet das Papier um und schreibt den Wert auf die Rückseite; dreht das Papier anschließend wieder auf die Seite, auf der die schemabezogenen Emotionen und Gedanken notiert sind.)* Sie können sich von Traurigkeit, Wut und Gedanken weiter entfernen, aber beachten Sie, was dann auch noch weiter weg rückt. Was steht denn sonst noch auf dem Papier?

KLIENTIN: Mein Wert.

THERAPEUT: Stimmt. Je weiter weg Ihre Traurigkeit, Ihre Wut und Ihre schwierigen Gedanken rücken, um so weiter entfernen Sie sich auch von Ihren Werten. Vielleicht können Sie diese Karteikarte (dieses Blatt Papier) mitnehmen und während der restlichen Woche bei sich tragen. Wären Sie bereit, die notierten Gefühle und Gedanken zuzulassen, wenn Sie gleichzeitig Ihrem Wert näher wären, und auch dann Wort zu halten, wenn Sie Dinge nicht perfekt erledigen könnten?

Exponieren des »schlimmsten Teils von sich selbst«

Exponieren des »schlimmsten Teils von sich selbst« ist eine geführte Visualisation, in der die Exposition darin besteht, die Klienten dazu anzuhalten, sich möglichst lebhaft an eine Situation zu erinnern, in der Schema-Coping-Strategien zu bedauerlichem Verhalten führten. Lassen Sie die Klienten zunächst an eine Situation zurückdenken, in der sie sich anderen gegenüber auf die für sie »schlimmstmögliche Art« verhalten haben. Helfen Sie ihnen anschließend, zwecks Förderung der Defusion darauf zu achten, daß Sie ein Beobachter-Selbst haben, das das »schlimmste Selbst« (den »schlimmsten Teil von Ihnen«) beobachtet und alles sieht, was es tut. Helfen Sie Ihren Klienten, sich in die Perspektive des Selbst als Konzept zu versetzen und die Gefühle, Gedanken und Verhaltensweisen des »schlimmsten Selbst« zu beobachten. Während sie dies tun, helfen Sie den Klienten, den Unterschied zwischen ihrem unveränderlichen innersten Kern und ihren schemabedingten Gedanken, Gefühlen und Verhaltensweisen zu erkennen. Aufgrund dieser Unterscheidung wird ihnen klar werden, daß sie nicht mit ihrem »schlimmsten Selbst« identisch sind. Vielmehr sind sie das Beobachter-Selbst, das immer jeden Gedanken und jedes Gefühl, ob gut oder schlecht, beobachtet hat. Es folgt ein Beispielskript für diese Visualisation (basierend auf Ciarrochi & Bailey 2008/2010).

THERAPEUT: Sie haben mir über Situationen berichtet, in denen die schemabasierten Gedanken und Gefühle bei Ihnen so stark waren, daß Sie Dinge getan haben, die Sie nun bedauern. Sie könnten sagen, daß Sie sich anderen gegenüber wie Ihr »schlimmstes Selbst« verhalten haben. Denken Sie an eine Situation zurück, in der Sie sich von Ihrer schlimmsten Seite gezeigt haben. … Stellen Sie sich so anschaulich wie möglich vor, daß Sie dieses »schlimmste Selbst« sind. … Achten Sie auf die Gefühle, die an Ihnen ziehen und zerren. Und beachten Sie, wie Ihr »schlimmstes Selbst« denkt. Lassen Sie das Gewahrsein bestimmter Gedanken zu. … Beobachten Sie, wie sich Ihr »schlimmstes Selbst« anderen gegenüber verhält und wie weit es sich dabei von Ihren Werten entfernt.

Und machen Sie sich nun bewußt, daß sich in Ihnen jemand befindet, der dieses »schlimmste Selbst« anschaut. Dies ist eine Instanz, die Ihr »schlimmstes Selbst« beobachtet und alles bezeugt, was es erlebt. Dieser Teil von Ihnen ist das Beobachter-Selbst.

Obwohl Ihre Gedanken, Gefühle, Bestrebungen und Empfindungen sich ständig verändern, gibt es ein in sich stimmiges Ich – ein Ich, das alles, was Sie erleben, beobachten kann, ohne mit Ihrem Erleben identisch zu sein und ohne mit ihm kämpfen zu müssen. Werden Sie dieser Person hinter Ihren Augen gewahr, die Ihr »schlimmstes Selbst« beobachtet. Spüren Sie, wie es ist, der Beobachter zu sein?

Und nun denken Sie über folgendes nach: Wenn Sie Ihr »schlimmstes Selbst« beobachten können, dann sind Sie nicht dieses »schlimmste Selbst«. Wenn Sie die Gedanken und Gefühle beobachten können, die mit Ihrem »schlimmsten Selbst« verbunden sind, dann sind Sie nicht mit diesen Gedanken und Gefühlen identisch. Sie sind der Beobachter. Erinnern Sie sich noch an das Schachbrett? Sie sind nicht die Schachfiguren auf beiden Seiten, die in all diesen Schlachten gegeneinander kämpfen. Sie sind nicht Ihre Gedanken, Gefühle und Empfindungen. Sie sind derjenige, der beobachtet, wahrnimmt und alle diese Elemente umfaßt.

Können Sie sich vorstellen, daß Sie nicht Ihr Atmen und Ihr Körper und Ihre Empfindungen *sind*? Daß Sie nicht Ihre Emotionen oder Ihre Gedanken *sind*? Vieles von Ihnen hat sich im Laufe der Jahre verändert. Ihr Alter hat sich verändert. Ihre äußere Erscheinung ist eine andere geworden. Ihre Gedanken und Gefühle verändern sich ständig. Aber das Beobachter-Selbst war immer da und hat sich nie verändert. Versuchen Sie, dieses tiefere »Ich« zu spüren. Stellen Sie sich vor, daß Sie wie der Himmel sind, daß Sie eine unveränderliche Perspektive sind, aus der Sie das sich ständig verändernde Wetter Ihres Gewahrseins wahrnehmen und ihm standhalten. Versuchen Sie, sich von Ihrem Festhalten an schwierigen Emotionen, Gedanken, Empfindungen und Impulsen zu lösen und nicht mehr gegen sie zu kämpfen.

Und nun beachten Sie alles, was heute aufgetaucht ist – insbesondere die schwierigen Gedanken und Gefühle Ihres »schlimmsten Selbst«. Und achten Sie während dessen auch darauf, daß Sie hier und jetzt sind und all dies beobachten. Versuchen Sie den Raum zu schaffen, den Sie brauchen, um in diesem Moment der Beobachter zu sein. Sie sind genau derjenige, der Sie sein sollten. Nichts muß verändert werden. Nichts muß in Ordnung gebracht werden.

Diese Visualisation reicht bis ins Zentrum der ACT: Sie beinhaltet die Entwicklung einer neuen Beziehung zu privaten Ereignissen. Sie hilft Klienten zu lernen, Gedanken und Gefühle zu beobachten, statt sich in dysfunktionales interpersonales Verhalten hineinziehen zu lassen. Die Klienten können zwar die Gedanken und Gefühle, die als Manifestationen von Kindheitstraumata und Konditionierungen auftauchen, nicht unterbinden, aber sie können lernen, diese privaten Erlebnisse mit distanziertem Nichturteilen zu betrachten und sich gleichzeitig dafür entscheiden, im Sinne der aus ihren Werten abgeleiteten Intentionen statt im Sinne ihrer alten SCVs zu handeln.

Das Seil loslassen

Diese experientielle Übung verbindet die Exposition mit Lektionen über Verhaltensflexibilität. Sie brauchen dafür ein etwa zwei Meter langes Seil. Die Übung besteht aus folgenden Schritten:

1. Fragen Sie den Klienten nach einer schemaaktivierenden Situation aus neuerer Zeit, und lassen Sie ihn die damit verbundenen Gefühle und Gedanken beschreiben. Vergegenständlichen Sie diesen schemabezogenen Schmerz, indem Sie Fragen über seine Form, Größe und Farbe, sein Gewicht, seine Oberfläche usw. stellen. Sie können auch fragen, ob sich diese physischen Eigenschaften verändern oder ob sich der Schmerz irgendwie bewegt.
2. Hat der Klient den schemabezogenen Schmerz klar als einen Gegenstand beschrieben, erklären Sie ihm, daß Sie diesen Gegenstand aus ihm herausnehmen und ihn in sich selbst hineinnehmen. Spielen Sie diesen Prozeß der Übertragung des Schmerzes durch.
3. Halten Sie ein Ende des Seils, und bitten Sie den Klienten, das andere Ende zu halten. Untersuchen Sie anschließend, wie der Klient sich zu dem Schmerz, wenn er auftrat, verhalten hat.
4. Ziehen Sie am Seil, und lassen Sie den Klienten mit Ihnen als dem Repräsentanten des schemabedingten Schmerzes kämpfen. Erinnern Sie ihn daran, auch die Gefühle und Gedanken nicht zu vergessen. Ziehen Sie ihn umher, oder lassen Sie ihn versuchen, von Ihnen wegzukommen, indem er Sie ein bis zwei Minuten lang zieht.
5. Empfehlen Sie dem Klienten, auch andere Lösungen zu erforschen. Nötigenfalls kann er das Seil auch loslassen.
6. Wenn der Klient das Seil losläßt, repräsentieren Sie weiter den Schmerz und folgen dem Klienten überallhin.

7. Helfen Sie dem Klienten, dessen bewußt zu werden, daß der schemabezogene Schmerz auch dann da ist, wenn er das Seil fallen gelassen hat. Allerdings kann er sich nun frei umherbewegen, auch in Richtung der Werte, die ihm wichtig sind. Der Schmerz ist zwar immer noch da, aber der Klient selbst bestimmt, in welche Richtung er sich bewegt; er wird also nicht mehr durch einen Kampf in seiner Bewegungsfreiheit eingeschränkt.

Manchmal kommen Klienten nicht selbst auf die Idee, das Seil fallen zu lassen. Eventuell müssen Sie sie zu dieser Lösung geleiten, so wie es im folgenden Dialog geschieht. Bei der Klientin, um die es dort geht, besteht das Schema *Unterwerfung*, das durch ihre Beziehung zu ihren Mitbewohnerinnen aktiviert wird. Sie hat Probleme damit, daß die Mitbewohnerinnen in der Küche und im Bad nicht besonders reinlich sind, hat es ihnen gegenüber aber noch nie erwähnt, weil sie glaubt, daß die Gefühle anderer Menschen grundsätzlich immer an erster Stelle stehen müßten. Kürzlich hatte sie den Mut gehabt, ein Treffen zu vereinbaren, um über das Problem zu sprechen. Aber das löste bei ihr die Angst aus, die anderen könnten sie auffordern auszuziehen, und in Verbindung damit kamen ihr die schemabedingten Gedanken »Ich muß mir eine andere Wohnung suchen« und »Ich kann dieses Durcheinander nicht ertragen, aber ich sollte besser nicht zuviel Aufhebens davon machen«. Zu Beginn des Dialogs halten die Klientin und der Therapeut jeweils ein Ende des Seils fest.

THERAPEUT: *(zieht)* Okay. Ich bin die Angst. Ich bin der Gedanke, daß Ihre Mitbewohnerinnen nicht einmal mit Ihnen reden werden und daß Sie sich eine neue Wohnung suchen müssen. *(Zieht stärker am Seil.)* Was werden Sie jetzt tun? Die Sache ist für Sie ziemlich beunruhigend, ein ziemlich großes Problem.

KLIENTIN: *(zieht an ihrem Ende)* Ich weiß nicht. Ich hasse das. Ich habe immer so viel Angst – Angst davor, zu sagen, was mir nicht gefällt.

THERAPEUT: *(zieht die Klientin von ihrem Stuhl)* Ich ziehe Sie. Sie müssen mir dorthin folgen, wohin ich Sie ziehe. Die anderen werden Sie aus der Wohnung werfen. … Sie werden nicht einmal mit Ihnen reden. …

KLIENTIN: Was soll ich denn tun?

THERAPEUT: Das weiß ich auch nicht. Welche Möglichkeiten haben Sie denn? *(Zieht ziemlich kräftig.)* Sie können dorthin gehen, wohin ich Sie ziehe. Seien Sie doch einfach ruhig, und machen Sie nicht soviel Wind!

KLIENTIN: Ich will aber nicht so sein.

THERAPEUT: Na gut. Aber ich werde Sie trotzdem weiter umherziehen. Ich bin Ihre Angst und Ihr Gedanke, daß Ihre Mitbewohnerinnen Sie zurückweisen werden. *(Zieht die Klientin immer wieder in andere Richtungen.)*

KLIENTIN: Heh, ich könnte das Seil doch fallen lassen. *(Läßt das Seil los.)*

Therapeut: Wie fühlt sich das an? Los jetzt, bewegen Sie sich, wie Sie wollen.

Klientin: Ich fühle mich freier.

Therapeut: *(folgt der Klientin dicht auf den Fersen)* Schauen Sie, was passiert. Obwohl Sie das Seil losgelassen haben, ist der schemabedingte Schmerz immer noch da. Er ist ganz in Ihrer Nähe. Aber achten Sie darauf, wie es sich anfühlt, ihn zu spüren, ohne gleichzeitig zu kämpfen, um von ihm wegzukommen oder ihn zu beseitigen, und ohne sich zu fragen, ob Sie Ihre Meinung vertreten oder lieber schweigen sollten. Beachten Sie, daß Sie, wenn Sie nicht mit dem Seil kämpfen, mehr Freiheit haben, zu entscheiden, wohin Sie gehen wollen.

Klientin: Ja, jetzt kann ich überallhin.

Therapeut: Beachten Sie, daß Ihre Hände und Füße nicht mehr gefesselt sind und Sie selbst entscheiden können, wohin Sie sich bewegen wollen. Der Schmerz ist noch da, aber er bestimmt nicht mehr, in welche Richtung Sie sich bewegen.

Zusammenfassung

Bei der Art, wie der in diesem Buch beschriebene Ansatz mit wiederkehrenden schemabedingten interpersonalen Problemen umgeht, geht es um zwei zentrale Prozesse: die Klärung der Frage, welche Werte dem Klienten wichtig sind, und die Selbstverpflichtung des Klienten, bestimmte wertebasierte Intentionen in die Tat umzusetzen. Solange Klienten sich in Richtung ihrer Werte bewegen können, bleibt die Arbeit handlungsorientiert. Doch sobald kognitive und emotionale Hindernisse auftauchen, verlagert sich der Schwerpunkt der Arbeit auf Exposition und Defusion. Am Ende jeder Expositions- oder Defusionsübung muß der Fokus wieder auf die Bereitschaft gerichtet werden. Wären die Klienten bereit, die für sie schwierigen Gefühle oder Gedanken zuzulassen, während sie bestimmte Intentionen zu verwirklichen versuchen? Wären sie bereit, alle auftauchenden Erlebnisse dieser Art zuzulassen, während sie zu anderen Menschen im Sinne ihrer Werte in Beziehung zu treten versuchen? Lautet die Antwort auf diese Fragen nein, müssen Sie weiter mit Hilfe von Expositions- und Defusionstechniken an den Hindernissen arbeiten.

Ausschlaggebend ist am Ende, daß die Klienten über die Freiheit verfügen, selbst zu entscheiden, wie sie zu anderen in Beziehung treten wollen, statt die Entscheidung darüber schemabedingtem Affekt und entsprechenden Gedanken und Verhaltensweisen zu überlassen. Ziel der Arbeit ist, ihnen beizubringen, ihren Schmerz zu beobachten – Wellen von Angst oder Scham, einen scheinbar endlosen Strom beängstigender oder verurteilender Gedanken – und trotzdem auf eine Weise zu handeln, durch welche die Beziehungen, an denen ihnen etwas liegt, unterstützt werden.

8 Die Arbeit mit den sechs zentralen Prozessen

In diesem Kapitel geht es um Schwierigkeiten, die häufig sowohl in der Einzel- als auch in der Gruppentherapie bei der Behandlung interpersonaler Probleme auftreten, und es werden einige Vorschläge für den Umgang mit ihnen gemacht. Für diese Behandlungsform sind sechs Prozesse unverzichtbar, die alle während der gesamten Behandlung eine Rolle spielen, unabhängig davon, in welcher Reihenfolge sie im Protokoll beschrieben werden:

- Kreative Hoffnungslosigkeit und Prüfung der Funktionalität des aktuellen Verhaltens
- Aktivierung von Schemata während der Therapiesitzung
- Aktivierung von Schemata im Alltagsleben
- Wertebasiertes Planen
- Defusion
- Exposition

Alle diese Prozesse werden im Laufe der Behandlung immer wieder benutzt. Zu lernen, mit ihnen richtig umzugehen, und zu erkennen, wann man sie anwenden sollte, ist entscheidend für gute Resultate. Im vorliegenden Kapitel konzentrieren wir uns auf fünf Aspekte dieser zentralen Prozesse:

1. Wie kann man erkennen, wann es sich empfiehlt, einen bestimmten Prozeß anzuwenden? Was sind die entscheidenden Hinweise oder Signale, die anzeigen, daß eine bestimmte Verfahrensweise im vorliegenden Zusammenhang die richtige ist?
2. Wie kann man mit Klienten über den beabsichtigten Prozeß sprechen? Wie kann man den Prozeß im Rahmen der Therapie vorstellen, und wie sollte man ihn bezeichnen?
3. Kriterien für Entscheidungen zwischen verschiedenen Behandlungsmöglichkeiten.
4. Wichtige Techniken für die Anwendung des Prozesses in der Therapie.
5. Häufig vorkommende problematische Reaktionen von Klienten auf den gewählten Prozeß und wie man damit umgehen sollte.

Beachten Sie, daß der Abschnitt über Kriterien (Punkt 3) Ihnen helfen soll festzustellen, ob Sie an anderen Dingen arbeiten müssen, bevor Sie mit der Anwendung der jeweils unter Punkt 4 beschriebenen zentralen Techniken fortfahren können. Wenn die im Kriterienteil erwähnten Probleme bei einem Klienten nicht vorzuliegen scheinen, können Sie die im folgenden Abschnitt (Punkt 4) dargestellten Techniken und Strategien anwenden.

Kreative Hoffnungslosigkeit und Prüfung der Funktionalität des aktuellen Verhaltens

Kreative Hoffnungslosigkeit ist ein wichtiger Prozeß, der in der Therapie immer wieder eine Rolle spielt. Er ist besonders wichtig, um Klienten für die Arbeit in der Therapie zu motivieren. Wenn Ihre Klienten nicht akzeptieren, daß Vermeiden und das Bemühen um Kontrolle das Problem und Ziel der Behandlung sind, können Sie den in diesem Buch beschriebenen Ansatz nicht anwenden. Die Klienten sind dann nämlich weder bereit noch dazu motiviert, den schwierigen schemabedingten Schmerz zuzulassen, der während der Exposition und bei der Arbeit an den persönlichen Werten zutage tritt. Diesen Schmerz müssen Klienten akzeptieren, wenn sie sich in eine mit ihren persönlichen Werten harmonierende Richtung bewegen wollen. Deshalb muß man sie im gesamten Therapieverlauf immer wieder daran erinnern, welchen Preis sie langfristig für die Nutzung der altbekannten SCVs zahlen werden, und ihnen zu erkennen helfen, daß schemabedingter Schmerz unvermeidbar ist.

1. Erkennen, wann es sinnvoll ist, kreative Hoffnungslosigkeit zu nutzen und die Funktionalität des aktuellen Verhaltens zu prüfen

Verschiedene wichtige Signale weisen darauf hin, daß es sinnvoll und notwendig ist, an der kreativen Hoffnungslosigkeit und der Funktionalitätsprüfung zu arbeiten:

- **Wenn Klienten ein für sie problematisches privates Erlebnis zu vermeiden oder zu verändern versuchen** Klienten sagen in solchen Fällen Dinge wie: »Ich möchte einfach das Gefühl haben, daß ich zu jemandem gehöre; ich will mich nicht einsam und anders fühlen.« Oder: »Ich möchte mich nicht mehr so depressiv fühlen.«
- **Wenn Klienten Schema-Coping-Verhalten benutzen** Klienten benutzen manchmal in Therapiesitzungen SCVs, oder sie beschreiben Situationen, in denen sie

kürzlich außerhalb der Therapiesitzungen in einer Beziehung ein SCV benutzt haben. Wenn ein Klient Sie zurückweist oder zu Ihnen auf Distanz geht, wenn er die Bedeutung der Beziehung zu Ihnen herabspielt oder in einer Therapiesitzung wütend auf Sie wird, kann es sich um ein SCV handeln. Achten Sie auch auf Situationen, in denen Klienten beschreiben, daß sie solche Verhaltensweisen außerhalb der Therapie benutzt haben, indem sie beispielsweise Dinge sagen wie: »Ich habe sie angebrüllt«, »Ich bin nicht zum Einstellungsgespräch gegangen« oder: »Ich habe sie immer wieder angerufen, und sie hat das Gespräch einfach nicht angenommen.«

- **Wenn Vermeiden die Realisierung wertebasierter Intentionen verhindert hat**
  Dies kann daran zu erkennen sein, daß Klienten Dinge sagen wie »Ich habe ihr nicht gesagt, wie es mir ging, weil ich mich zu schuldig fühlte« oder »Ich habe die Hausaufgaben, die Sie mir aufgegeben haben, nicht gemacht, weil ich dabei zu starke Angst bekommen hätte.«

2. *Kreative Hoffnungslosigkeit erörtern*

Arbeiten Sie mit den Klienten zunächst daran, sich darüber klar zu werden, wie sie versucht haben, bestimmte mit ihren Schemata verbundene Gefühle, Gedanken und Erlebnisse zu vermeiden oder loszuwerden. Helfen Sie ihnen zu begreifen, was der Preis dieses Vermeidens ist, sowohl kurzfristig als auch hinsichtlich der langfristigen Auswirkungen. Den Zustand kreativer Hoffnungslosigkeit kann man nur erreichen, wenn einem klar ist, daß schemabedingter Schmerz sich nicht vermeiden läßt und daß alle Bemühungen, ihn zu vermeiden, langfristig nur zu noch mehr Schmerz und Leiden führen.

3. *Kriterien für Behandlungsentscheidungen bezüglich kreativer Hoffnungslosigkeit*

Wenn Klienten nicht akzeptieren, daß ihr schemabedingter Schmerz unvermeidbar ist, können Sie die in Abschnitt 4 beschriebenen zentralen Techniken nutzen, um ihnen zu helfen, die Bereitschaft zu entwickeln, primären Schmerz zu erleben, statt ihn zu vermeiden. Und wenn Klienten nicht erkennen, daß ihre SCVs nur zeitweise ihre Funktion erfüllen, die Situation dann aber später nur noch verschlimmert wird, sollten Sie ebenfalls die in Abschnitt 4 beschriebenen Strategien zur Förderung kreativer Hoffnungslosigkeit benutzen. Sobald die Klienten in diesen beiden zentralen Punkten kooperieren, können Sie mit der Überprüfung der Hindernisse beginnen, die ihnen die Erschließung neuer Verhaltensweisen unmöglich machen, und ihnen mittels Exposition, Arbeit an der Defusion und Werteklärung helfen, sich mit ihren Hindernissen auseinanderzusetzen.

4. Wichtige Techniken für die Förderung kreativer Hoffnungslosigkeit

Es gibt einige sehr wirksame Techniken, mit denen man Klienten helfen kann, den schwer zugänglichen, aber wichtigen Punkt zu erreichen, an dem sie kreative Hoffnungslosigkeit erleben. Dazu müssen Sie zunächst das dysfunktionale Coping-Verhalten und die Vermeidungsstrategien Ihrer Klienten identifizieren. Beispielsweise können Sie sie zu diesem Zweck wie folgt nach einem bestimmten Ereignis fragen: »Was haben Sie getan, als Sie dieses Mißtrauen hatten oder von der Angst gequält wurden, daß dieser Mensch Sie verlassen würde?« Sie können aber auch eine allgemeine Frage stellen, etwa: »Wie verhalten Sie sich gewöhnlich, wenn Sie diese Angst spüren?«

Anschließend untersuchen Sie die Resultate alter SCVs. Beispielsweise können Sie fragen: »Was ist passiert, nachdem Sie sie wiederholt angerufen hatten? Was war das Resultat Ihrer Bemühungen? Wie hat sie darauf reagiert? Haben Sie sich danach besser oder schlechter gefühlt?« Sobald Sie klargestellt haben, daß die SCVs den Schmerz nicht dauerhaft zu beseitigen vermochten, sondern noch mehr Schmerz erzeugt haben, können Sie den Klienten dazu anleiten, zu begreifen, daß er primären Schmerz nicht vermeiden kann und daß dieser sich in ihm befindet. Geleiten Sie ihn zu der Erkenntnis, daß er diesen Schmerz nicht zu beseitigen braucht, um sich anders verhalten zu können, und daß die Lösung eher darin besteht, anders zu diesem Schmerz in Beziehung zu treten: sich ihm anzunähern oder ihm gegenüber neugieriger zu sein, statt vor ihm davonzulaufen.

Verbinden Sie schließlich die schemabedingten Erlebensweisen und insbesondere die Kosten der Nutzung alter SCVs mit verschiedenen für Beziehungen wichtigen Domänen und mit vielen unterschiedlichen früheren Erlebnissen. Es folgen einige Beispiele für Fragen, die Sie stellen können: »Wie oft ist dieses Gefühl der Entbehrung bei Ihnen gestern aufgekommen, während Sie mit Ihrem Partner zusammen waren?« – »Wie oft ist dies im Laufe der letzten Woche aufgetaucht, wenn Sie Ihre Freunde getroffen haben?« – »Wie oft ist das im Laufe des letzten Monats an Ihrem Arbeitsplatz passiert?« Helfen Sie Klienten, sich zu vergegenwärtigen, daß dieses Gefühl sie schon lange begleitet und daß es nicht möglich ist, es zu vermeiden. Fragen Sie etwas wie: »Könnte es sein, daß bei Ihnen jedesmal, wenn Sie in einer Beziehung auf mehr Nähe zusteuern, die Angst aufkommt, daß der Mensch, dem Sie sich nähern, Sie verlassen wird, in Verbindung mit dem Drang, Distanz zu ihm zu schaffen und den Kontakt zu ihm abzubrechen?«

5. Wie man mit problematischen Reaktionen von Klienten auf kreative Hoffnungslosigkeit umgehen kann

Wenn man auf den Zustand kreativer Hoffnungslosigkeit hinarbeitet, ist die problematischste Reaktion von Klienten ihr Nicht-Akzeptieren der Tatsache, daß sie ihren primären Schmerz nicht dauerhaft vermeiden können und daß sie deshalb weiter versuchen, den Schmerz zu verringern und möglichst sogar völlig zu eliminieren. In solchen Fällen können Sie versuchen, ein Gespräch über vermeidbaren im Gegensatz zu unvermeidbarem Schmerz zu führen, und in diesem Rahmen können Sie auch allgemeiner darauf zu sprechen kommen, daß es Dinge gibt, die wir beeinflussen können, und andere, bei denen wir dies nicht können. Weiterhin können Sie die Beziehung zwischen primärem und sekundärem Schmerz erläutern. In diesem Zusammenhang können Sie Ihren Klienten dafür sensibilisieren, darauf zu achten, wie das Vermeiden den primären Schmerz längerfristig verstärkt.

Sie können im Rahmen dieser Arbeit spezifische Metaphern für kreative Hoffnungslosigkeit benutzen, beispielsweise die *Treibsand*-Metapher oder die Metapher des *Grabens in einem Loch* (die in Kapitel 4 beschrieben wurde); sie können Klienten aber auch einfach direkt auf das Problem hin ansprechen, beispielsweise indem Sie sagen: »Überprüfen Sie das einmal anhand Ihrer eigenen Erfahrung. Ist es Ihnen schon einmal gelungen, dieses Gefühl dauerhaft loszuwerden? Haben Sie es jemals geschafft, die Gedanken und Gefühle, die mit Ihrem Schema verbunden sind, dauerhaft auszuschalten oder unter Kontrolle zu bringen?«

Sie können auch auf das Thema Selbstverpflichtung zu sprechen kommen, beispielsweise indem Sie etwas sagen wie: »Wären Sie bereit, dieses Gefühl der Scham zuzulassen, wenn es Sie Ihrem Ziel näher bringt, ein ehrlicher und aufrichtiger Mensch zu sein? Wären Sie bereit, dieses Gefühl der Scham zuzulassen und in Beziehungen trotzdem Ihre Bedürfnisse zum Ausdruck zu bringen?«

Aktivierung von Schemata in Therapiesitzungen

Schemata werden in Einzel- wie in Gruppentherapien oft während einer Therapiesitzung aktiviert. Beispielsweise fühlen sich Klienten mit dem Schema *Unzulänglichkeit/Scham* manchmal vom Therapeuten kritisiert, und in einer Gruppentherapie kann sich dieses Gefühl auch auf andere Gruppenmitglieder oder auf die ganze Gruppe beziehen. Solche Vorfälle sind gute Gelegenheiten, um auf eine Schemaaktivierung zu reagieren.

Leiten Sie Ihre Klienten dazu an zu erkennen, wann in Therapiesitzungen ihre Schemata aktiviert werden und wie sie darauf reagieren. Arbeiten Sie mit ihnen an der Identifikation der Schemata und Trigger sowie an der Entwicklung der Fertigkeit, verschiedene Aspekte ihres Erlebnisses zu bezeichnen – beispielsweise Gedanken, Emotionen, Empfindungen, Dränge und Verhaltensweisen, die mit dem Schema verbunden sind, wobei die SCVs besondere Aufmerksamkeit verdienen. Die Klienten sollen auf diese Weise lernen, schemabezogenen Erlebnissen gegenüber immer aufmerksamer zu werden; insbesondere sollten sie sich darüber klar werden, welche Kosten ihre typischen SCVs verursachen. Dies stärkt ihre Motivation, sich in ihren Beziehungen anders als bisher zu verhalten.

Es ist der Mühe wert, jede Gelegenheit zu nutzen, um das Coping-Verhalten von Klienten während der Therapiesitzungen mit den Folgen eben dieses Verhaltens in anderen Beziehungen zu vergleichen. Dies gibt den Klienten Gelegenheit, im Dienste wertebasierten Verhaltens das Akzeptieren schemabedingten Schmerzes zu üben.

1. Erkennen der Aktivierung bestimmter Schemata während einer Therapiesitzung

Es gibt unverkennbare Anzeichen dafür, daß in einer Therapiesitzung ein Schema aktiviert worden ist:

- **Wenn Klienten starken Affekt erkennen lassen** Fühlen Klienten sich wütend, beschämt, betreten, schuldig, enttäuscht oder verängstigt, kann dies die Aktivierung eines Schemas anzeigen.
- **Wenn Klienten Ihnen gegenüber ein SCV benutzen** Achten Sie auf Situationen, in denen Klienten sich Ihnen gegenüber distanzieren, sich rückzuversichern versuchen, aufdringlich anhänglich werden, sich zurückziehen, unterwürfig reagieren oder Sie beschuldigen, angreifen oder vermeiden. SCVs können darin bestehen, daß Klienten ihr Verhalten zu erklären oder zu rechtfertigen versuchen.

2. Über die Aktivierung von Schemata während einer Therapiesitzung sprechen

Wenn Sie Klienten erklären, was Schemata sind, und Sie ihnen festzustellen helfen, welche Schemata für sie persönlich wichtig sind, sollten Sie unbedingt darauf hinweisen, daß bei jedem Menschen, also auch bei Ihnen, irgendwelche Schemata eine Rolle spielen. Außerdem sollten Sie darauf hinweisen, daß es nicht zu vermeiden ist, daß Schemata gelegentlich im Laufe einer Therapie aktiviert werden. Falls Sie mit Klienten zusammen herauszufinden versuchen, welche Gedanken, Gefühle, Empfindungen und Dränge mit einem aktivierten Schema verbunden sind, brauchen Sie sich nicht daran gebunden zu fühlen, die in diesem Buch (oder anderswo) angegebenen Bezeichnungen und Beschreibungen zu benutzen. Oft ist es sinnvoll, sprachliche Ausdrücke der Klienten zur Beschreibung und Bezeichnung ihrer schemabezogenen Erlebnisse zu benutzen.

Vergessen Sie nicht, die Klienten um Erlaubnis zu bitten, sie auf Augenblicke hinzuweisen, in denen im Laufe einer Sitzung ihre Schemata aktiviert wurden, und sie aufzufordern, auch selbst auf solche Augenblicke zu achten und Sie darüber in Kenntnis zu setzen. Bitten Sie Ihre Klienten auch um Erlaubnis, sie zu unterbrechen, wenn bereits identifizierte SCVs während der Arbeit im Therapieraum zutage treten. Erklären Sie, daß solche Konfrontationen mit Schemaaffekt zwar unangenehm sein mögen, aber letztlich ein wichtiger Bestandteil der Behandlung sind. Weisen Sie die Klienten darauf hin, daß solche Situationen insofern positiv zu sehen sind, als sie ihnen Gelegenheit geben, etwas über ihre Schemata und SCVs zu lernen und neue Verhaltensweisen auszuprobieren.

3. Kriterien für Behandlungsentscheidungen hinsichtlich der Aktivierung von Schemata während einer Therapiesitzung

Können Klienten die Aktivierung ihrer Schemata nicht erkennen, sollten Sie die im übernächsten Unterkapitel (S. 133) beschriebenen Strategien benutzen. Wenn sie solche Aktivierungen im allgemeinen bemerken, können Sie untersuchen, was die Nutzung anderer Verhaltensweisen verhindert, und Sie können an Exposition, Defusion und Werteklärung arbeiten, um den Klienten bei der Auseinandersetzung mit seinen Hindernissen zu unterstützen.

Sind Klienten sich der Trigger, die ihre Schemata aktivieren können, nicht bewußt, können Sie ihnen mit dem *Arbeitsblatt für interpersonale Trigger* aus Kapitel 4 (S. 62) zu erkennen helfen, welche Personen und Ereignisse gewöhnlich ihre Schemata aktivieren.

Haben die Klienten akzeptiert, daß schemabezogener Schmerz unvermeidbar ist, können Sie den Fokus wieder auf die kreative Hoffnungslosigkeit richten.

Wenn Klienten ihre schemabezogenen Erlebnisse (die Gedanken, Gefühle, Dränge, Empfindungen und Erinnerungen, die auftauchen, wenn Schemata aktiviert werden) nicht identifizieren und ihnen nicht mit Gewahrsein begegnen können, sollten Sie sich auf die Entwicklung von Achtsamkeit konzentrieren.

Bei Klienten, die stark mit dem Inhalt ihres Schemas verbunden sind, ist es oft sinnvoll, Defusionstechniken anzuwenden.

Haben Klienten nicht erkannt, daß Vermeiden sie von ihren Werten weiter entfernt, können Sie die Arbeit auf die Werteklärung und die Verpflichtung zu wertebasiertem Handeln ausrichten, damit die Klienten den Unterschied zwischen ihrer Art zu interagieren und ihren das Leben in Beziehungen betreffenden Wünschen erkennen.

Wenn Klienten offensichtlich nicht bereit sind, ihren schemabedingten Schmerz zu erleben, sollten Sie mit ihnen an der Entwicklung kreativer Hoffnungslosigkeit und an der Werteklärung arbeiten.

4. Wichtige Techniken für die Arbeit an während einer Sitzung aktivierten Schemata

Insbesondere zu Beginn einer Behandlung, aber manchmal auch später, müssen Sie Ihren Klienten helfen, Augenblicke zu erkennen, in denen ihre Schemata aktiviert worden sind. Fragen Sie sie direkt danach. Es folgen einige Beispiele dafür, wie man auf dieses Thema zu sprechen kommen kann: »Ich frage mich, ob Sie im Moment das Gefühl haben, Sie hätten keine Wahl.« – »Haben Sie das Gefühl, daß ich Sie irgendwie beschämt habe?« – »Mir scheint, Sie fühlen sich von mir nicht richtig verstanden – oder vielleicht finden Sie, daß ich nicht auf Ihre Bedürfnisse eingehe. Trifft das so ungefähr, wie Sie sich fühlen?« Untersuchen Sie anschließend, welches Schema aktiviert wurde, welche Gedanken und Emotionen der Klient im betreffenden Augenblick hatte und ob er ein Coping-Verhalten benutzt hat.

Anschließend empfiehlt es sich, die Schemaaktivierung in der Therapiesitzung mit ähnlichen Situationen in verschiedenen interpersonalen Bereichen in Verbindung zu bringen. Beispielsweise können Sie sagen: »Ist Ihnen eigentlich klar, daß Sie das Gefühl, das Sie oft bei Begegnungen mit Ihrer Freundin haben – daß Sie böse sind und daß man Sie beschuldigen und bestrafen wird –, im Augenblick auch mir gegenüber haben?«

Stellen Sie weiterhin fest, welches Coping-Verhalten ein Klient Ihnen gegenüber benutzt, und stellen Sie eine Verbindung zwischen diesem Verhalten und dem Coping-Verhalten, das er in anderen Beziehungen benutzt, her. Sie können das beispielsweise wie folgt vorbringen: »Mir scheint, Sie versuchen sich im Moment zu erklären oder zu rechtfertigen, als hätten Sie das Gefühl, etwas falsch gemacht zu haben. Fühlen Sie sich jetzt so?« Oder: »Ich frage mich, ob Ihr Zuspätkommen zu Therapiesitzungen Ihrem Coping-Verhalten Ihrem Freund gegenüber ähnelt – daß Sie Distanz schaffen und sich zurückziehen, um sich vor dem Gefühl zu schützen, verlassen zu werden. Meinen Sie, das könnte eine Rolle spielen?«

In einem Gruppenzusammenhang können Sie entweder die Person, deren Schema aktiviert wurde, oder andere Gruppenmitglieder fragen, um welches Schema es sich nach ihrer Meinung handelt, und anschließend können sie mit den Teilnehmern zusammen erforschen, was der Trigger gewesen sein könnte. Allerdings müssen Sie, wenn Sie andere Gruppenmitglieder dazu einladen, etwas über die Schemata oder SCVs eines anderen Gruppenmitglieds zu sagen, in jedem Fall darauf achten, daß die Gruppe zu dem Erlebnis in Beziehung tritt, seine Normalität anerkennt und sich aus einer mitfühlenden Haltung heraus damit befaßt.

5. Umgang mit problematischen Reaktionen von Klienten auf die Aktivierung von Schemata während einer Therapiesitzung

Auch wenn Klienten ihrer Schemata und der Kosten alten Coping-Verhaltens bewußter geworden sind, fällt es ihnen manchmal weiter schwer, ihr bisheriges Verhalten zu verändern. Das kann unter anderem deshalb so sein, weil sie gar nicht erkennen, in welchen Situationen sie sich anders verhalten könnten. Ein anderer Grund kann sein, daß sie ihren schemabezogenen Schmerz gewohnheitsmäßig vermeiden, obwohl sie, um eine Verhaltensänderung zu erreichen, mit dem Schmerz in Kontakt bleiben müßten. Folgende Strategien sind in solchen Fällen von Nutzen:

- Verstärken Sie die Exposition bezüglich des Schemaaffekts, und bringen Sie die Klienten dazu, darauf zu achten, wann bei ihnen der Drang zur Nutzung eines alten SCV aufkommt. Man kann dies erreichen, indem man den Klienten ein kürzliches schemaaktivierendes Ereignis visualisieren und ihn völlig in das Erleben des Schemas eintauchen läßt. Zu den Methoden, die helfen können, das Erleben des Schemas in Kontakt aufrechtzuerhalten, zählen achtsames Atmen, das Identifizieren sensorischer Erlebnisse im Augenblick und das Erkennen eines aktuellen Verhaltens als Vermeidungsstrategie. Sie könnten beispielsweise sagen: »Wie wäre es für Sie, dabei zu bleiben, daß Sie nie das Gefühl haben werden, daß Ihr Partner Sie versteht oder Ihre Bedürfnisse erfüllt? Wie ist es für Sie, dies zu empfinden? Wo spüren Sie es in Ihrem Körper?«
- Helfen Sie den Klienten, den Augenblick zu erkennen, in dem sie sich entscheiden können. Weisen Sie sie zu diesem Zweck darauf hin, daß sie soeben ein SCV benutzt haben. Identifizieren Sie, was das Schema aktiviert hat, und untersuchen Sie die Gedanken, Gefühle und Dränge, die das SCV ausgelöst haben.
- Wenn Klienten in einer Therapiesitzung altes Coping-Verhalten benutzen, sollten Sie es identifizieren und den Klienten helfen, andere Reaktionsweisen zu entwikkeln. Sagt beispielsweise ein Klient, bei ihm erzeuge das Gefühl, daß ihm etwas vorenthalten oder er mißverstanden werde, den Drang, etwas zu fordern oder

die Situation zu erklären, sollten Sie Verhaltensalternativen erforschen, auf die er zurückgreifen könnte, wenn der genannte Drang auftritt, indem er beispielsweise ein Gefühl ausdrückt, irgendeine Art von Würdigung formuliert oder über Dinge, die er erlebt, etwas in sein Tagebuch schreibt.

- Nutzen Sie positive Verstärkung, wenn Klienten in Therapiesitzungen neue Verhaltensweisen zeigen. Würdigen Sie direkt oder indirekt, daß sie sich anders als bisher verhalten haben.

Arbeit an der Aktivierung von Schemata im Alltag

Wenn Klienten problematische interpersonale Interaktionen im Alltagsleben beschreiben, sollten Sie mit ihnen zusammen feststellen, ob dabei eine Schemaaktivierung eine Rolle gespielt hat. Untersuchen Sie, welches Schema aktiviert wurde und welcher Trigger dabei im Spiel war. Lassen Sie sie anschließend verschiedene Aspekte des Erlebnisses beschreiben – Gedanken, Emotionen, Empfindungen, Dränge und Verhaltensweisen, die mit dem aktivierten Schema verbunden sind, wobei Sie insbesondere auf SCVs achten sollten. Ebenso wie bei Schemaaktivierungen während einer Therapiesitzung geht es auch hier darum, die Klienten dazu anzuleiten, immer besser auf schemabezogene Erlebnisse zu achten, insbesondere darauf, welchen Preis sie für ihre typischen Coping-Verhaltensweisen bezahlen, weil dies ihre Motivation stärkt, sich in ihren Beziehungen für neue Verhaltensmöglichkeiten zu entscheiden.

1. Erkennen, wann in Situationen außerhalb der Therapiesitzungen Schemata aktiviert werden

Es gibt einige Anzeichen dafür, daß bei Klienten in alltäglichen Interaktionen Schemata aktiviert wurden:

- **Wenn Klienten eine Situation beschreiben, in der sie Schema-Coping-Verhalten benutzt haben** Achten Sie auf Berichte über interpersonale Interaktionen, in denen die für die Betreffenden typischen SCVs zum Ausdruck kommen, beispielsweise Nachgeben, Fordern, Distanzierung, Angriff oder Rückzug.
- **Wenn Klienten beim Erzählen einer Begebenheit starken Affekt zeigen** Achten Sie auf Situationen, in denen Klienten stärkere Wut, Traurigkeit, Scham, Schuldgefühle oder Verlegenheit zeigen.

2. Über Schemaaktivierung im Alltagsleben sprechen

Wenn Klienten über alltägliche Interaktionen berichten, in denen ein Schema zum Ausdruck zu kommen scheint, sollten Sie die Betreffenden direkt fragen, ob sie glauben, daß bei ihnen ein Schema aktiviert worden ist. Falls sie sich nicht sicher sind, ob dies der Fall ist, können Sie ihnen als Beispiele einige Schemata nennen, die eventuell aktiv sein könnten. Etwa: »Wenn ich höre, wie Sie diese Alltagssituation beschreiben, frage ich mich, ob darin bei Ihnen das ›böser Bube‹-Gefühl aktiviert wurde.«

Helfen Sie den Klienten außerdem, das problematische Coping-Verhalten zu identifizieren. Zu diesem Zweck können Sie beispielsweise fragen: »Was haben Sie in dem Moment, als Sie sich benachteiligt fühlten, getan? Wie haben Sie sich in dieser Situation verhalten?« Wenn Klienten nicht in altes Coping-Verhalten zurückgefallen sind, können Sie sie fragen, ob sie irgendeinen Drang wahrgenommen haben, denn dies kann über typische dysfunktionale Verhaltensmuster Aufschluß geben.

Schließlich – und das ist sehr wichtig – sollten Sie nach der Wirkung und dem Preis des benutzten Coping-Verhaltens in den Beziehungen des Klienten fragen. Beispielsweise: »Was passierte, nachdem Sie sich zurückgezogen hatten? Hat sich das Ihrem Gefühl nach auf die Beziehung positiv oder negativ ausgewirkt? Wie hat die andere Person darauf reagiert?«

3. Kriterien für Entscheidungen, die den Behandlungsverlauf bei Schemaaktivierungen im Alltagsleben betreffen

Wenn Klienten nicht akzeptiert haben, daß schemabezogener Schmerz im Leben unvermeidbar ist, sollten Sie sich mit Ihrer Arbeit wieder auf die kreative Hoffnungslosigkeit konzentrieren.

Verstehen und akzeptieren die Klienten, daß dieser Schmerz unvermeidbar ist, benutzen aber trotzdem im Alltagsleben weiter altes Coping-Verhalten, sollten Sie Ihre Arbeit auf die Werteklärung und die Selbstverpflichtung zu wertebasiertem Handeln konzentrieren, damit den Klienten klar wird, daß zwischen ihrer tatsächlichen Interaktion und der Art von Verhalten, die sie sich in Beziehungen wünschen, ein Unterschied besteht. Helfen Sie ihnen auch, auf die Augenblicke zu achten, in denen Sie die Möglichkeit haben, sich anders als bisher zu verhalten, indem Sie die Erzählung verlangsamen und den Klienten so die Möglichkeit geben, zu erkennen, daß ihr Verhalten von bestimmten Gedanken, Gefühlen oder Drängen geprägt war. Helfen Sie ihnen herauszufinden, welche anderen Verhaltensmöglichkeiten sie in solchen Situationen haben.

4. Wichtige Techniken für die Arbeit an Schemaaktivierungen im Alltagsleben

Sollen Klienten die Möglichkeit nutzen können, sich im Falle der Aktivierung eines ihrer Schemata anders als bisher zu verhalten, müssen sie Triggersituationen erkennen können oder, besser noch, voraussehen können, daß bestimmte Situationen wahrscheinlich ihre Schemata aktivieren werden. Mit Hilfe des *Protokolls schemaaktivierender Ereignisse* und des *Arbeitsblatts Schematrigger*, beide in Kapitel 2 vorgestellt, wurde mit der Entwicklung dieser Fertigkeiten begonnen, und mit Hilfe des *Arbeitsblatts Schema-Coping-Verhalten* in Kapitel 3 sollten die Klienten lernen zu erkennen, welches Coping-Verhalten sie in bestimmten Situationen gewöhnlich benutzen. Das *Tagebuch interpersonaler Erlebnisse* aus Kapitel 4 kombiniert alle diese Techniken und ermöglicht es den Klienten, Signale zu erkennen, die als Hinweise auf die Aktivierung eines Schemas herangezogen werden können.

Benutzen Sie in den Sitzungen Eintragungen aus dem *Tagebuch interpersonaler Erlebnisse* für Visualisationen, die den Klienten in für ihn brisante Situationen zurückversetzen. Lassen Sie ihn alle Aspekte der Interaktion oder Situation beobachten, einschließlich seiner Emotionen, Gedanken, physischen Empfindungen und schemabedingten Dränge. Fragen Sie ihn dann, was er tatsächlich getan hat und ob er sich in problematisches Coping-Verhalten geflüchtet hat.

Konzentrieren Sie sich auf den Augenblick, in dem eine Wahlmöglichkeit besteht – auf jenen wichtigen Moment, in dem ein Schema aktiviert wurde, der Klient aber noch nicht darauf reagiert hat. An diesem Punkt können wir uns für wertebasiertes Verhalten statt für unsere alten Coping-Strategien entscheiden. Leiten Sie den Klienten dazu an, Signale zu erkennen und zusammenzustellen, mit deren Hilfe er erkennen kann, daß er diesen wichtigen Punkt erreicht hat. Zu diesen Signalen zählen sowohl Triggersituationen als auch die daraus resultierenden Emotionen, Gedanken, Empfindungen und Dränge. Diese können vor der unmittelbar bevorstehenden Aktivierung eines Schemas warnen und so dem Klienten ermöglichen, den Augenblick zu nutzen, indem er sich für ein anderes als sein bisheriges Verhalten entscheidet.

Sie können Klienten helfen, solche Augenblicke der Wahl rechtzeitig zu erkennen, indem Sie den Bericht der Betroffenen über Erlebtes verlangsamen und diesen dadurch die Möglichkeit geben, Augenblicke zu erkennen, in denen sie sich für ein anderes als das gewohnte Verhalten hätten entscheiden können. Beispielsweise können Sie Klienten darauf hinweisen, daß sie jedesmal, wenn sie den Drang verspüren, ihren Partner zu kritisieren, auch beschließen können, sich ihm gegenüber anerkennend zu äußern, oder daß sie jedesmal, wenn sie darüber nachdenken, eine Beziehung zu beenden, ihren Partner auch umarmen können. Helfen Sie Ihren Klienten, bestimmte Gedanken, Bestrebungen oder Gefühle zu erkennen, die sie dazu bringen, ein bestimmtes SCV zu benutzen, und dann andere, wertebasierte Verhaltensweisen zu erforschen, die sie anstelle der SCVs benutzen könnten.

5. Wie man mit problematischen Reaktionen von Klienten auf Schemaaktivierungen im Alltagsleben umgehen kann

Wie bereits in Zusammenhang mit der Aktivierung von Schemata während einer Therapiesitzung erwähnt wurde, haben Klienten manchmal auch dann noch Schwierigkeiten mit Verhaltensänderungen, wenn ihnen ihre Schemata bewußter geworden sind und ihnen klarer ist, welchen Preis sie für die Nutzung alten Coping-Verhaltens zahlen. Das weiter oben skizzierte Verfahren hilft ihnen, den Moment zu erkennen, in dem sie über ihr Verhalten entscheiden können; aber selbst wenn sie dazu in der Lage sind, fällt es ihnen manchmal weiterhin schwer, ein neuartiges Verhalten zu wählen. Mit solchen Klienten sollten Sie daran arbeiten, konkrete neue Verhaltensmöglichkeiten für bestimmte Situationen zu wählen, die altes Coping-Verhalten sinnvoll ersetzen.

Rollenspiele, die auf kürzlich erlebten schemaaktivierenden Situationen basieren, helfen den Klienten, die neuen Verhaltensweisen einzuüben. Beispielsweise können Sie die Rolle der kritisierenden Mutter eines Klienten spielen und diesen auffordern, sich klarzumachen, wie er die Situation erlebt und ob er darin einen Drang verspürt, auf eine bestimmte Weise zu handeln, und Sie können ihn dann auffordern zu üben, auf eine neue Art darauf zu reagieren.

Wertebasiertes Planen

Dies ist ein unverzichtbarer Bestandteil der Behandlung, der im Laufe der Therapie immer wieder aufgegriffen wird. Klienten, die mit interpersonalen Problemen kämpfen, sind sich oft nicht über ihre Beziehungen betreffenden Wertvorstellungen im klaren bzw. darüber, wie sie mit anderen Menschen gerne interagieren würden. Ihr Verhalten in Beziehungen war bisher hauptsächlich von dem Bemühen bestimmt, schemabezogenen Schmerz und Resultate, die sie fürchten, zu vermeiden.

Sobald einem Klienten klar geworden ist, welchen Preis er für sein maladaptives Coping-Verhalten bezahlt, kann man mit dem wertebasierten Planen beginnen. Leiten Sie Ihren Klienten dazu an, sich in allen wichtigen interpersonalen Domänen über seine Werte klarzuwerden, und helfen Sie ihm dann, aufgrund dieser Werte konkrete Intentionen zu entwickeln. Arbeiten Sie mit ihm daran, sich frühere Trigger bewußt zu machen, und versuchen Sie, Voraussagen darüber zu entwickeln, in welchen zukünftigen Situationen er seine neuen wertebasierten Verhaltensweisen benutzen können wird.

Überprüfen Sie im Laufe der Therapie immer wieder, ob die Verhaltensweisen des Klienten mit seinen Werten im Einklang stehen. Wenn er auf altes Coping-Verhalten zurückgreift, sollten Sie ihm helfen, sich des Geschehens bewußt zu werden, den Vorgang zu benennen, den Preis seines Verhaltens einzuschätzen und ihn an seine Selbstverpflichtung zur Entwicklung neuer Verhaltensoptionen erinnern. Überprüfen Sie von Zeit zu Zeit, ob die aktuellen Intentionen wirksam sind. Dies können Sie feststellen, indem Sie frühere Resultate mit neuen oder gerade entstehenden Beziehungsproblemen vergleichen. Helfen Sie dem Klienten nötigenfalls auch, neue wertebasierte Handlungsalternativen zu entwickeln. Entscheidend an Werten ist, daß sie individuell sind und frei gewählt wurden. Deshalb sollten Sie sich die von den Klienten selbst gewählten Werte stets vergegenwärtigen und auf dieser Grundlage zwischen Vermeidungsverhalten und wertebasiertem Verhalten unterscheiden.

1. Erkennen, wann wertebasierte Planung sinnvoll ist

Verschiedene Signale zeigen an, daß es an der Zeit ist, sich mit den Wertvorstellungen eines Klienten zu befassen:

- **Wenn Klienten in einer Therapiesitzung auf maladaptives Coping-Verhalten zurückgreifen** Dies kann sich unterschiedlich äußern. Klienten können Sie mit Forderungen bedrängen, die Bedeutung ihrer Beziehung zu Ihnen herunterspielen, sie können versuchen, die Therapie zu beenden, sie können bei Ihnen Bestätigung suchen, sich Ihretwegen Sorgen machen, mit allen Ihren Interventionen und Äußerungen einverstanden sein, Sie beschuldigen oder Sie angreifen.
- **Wenn Klienten Ihnen über die Anwendung maladaptiven Coping-Verhaltens im Alltagsleben berichten** Vielleicht sagen sie dann Dinge wie: »Ich habe meinen Mann angeschrieen«, »Ich habe sie ignoriert«, »Ich habe immer wieder versucht, es zu erklären«, »Ich habe zu ihm gesagt, daß er ein Idiot ist« oder: »Ich habe darauf bestanden, daß sie mir zuhört.«
- **Wenn Klienten auf dem besten Weg sind, in eine zuvor erkannte Triggersituation zu geraten** Beispiele hierfür sind ein Festtagsessen mit ihrer Mutter, die sie ständig kritisiert, eine Interaktion mit einem anspruchsvollen Chef oder die Notwendigkeit, einem zum Ausagieren neigenden Kind Grenzen zu setzen.

2. Über wertebasiertes Planen sprechen

Untersuchen Sie die Kosten von Coping-Verhalten. Fragen Sie entweder direkt, ob ein bestimmtes Verhalten einen Klienten seinen Werten näher gebracht oder ihn weiter davon entfernt hat und ob er sich aufgrund dieses Verhaltens in der betreffenden Beziehung wohler oder unwohler gefühlt hat. Sie können auch untersuchen, welche negativen Auswirkungen problematisches Coping-Verhalten in der therapeutischen Beziehung hat und ob etwas ähnliches auch in anderen Beziehungen zu beobachen ist. Beispielsweise könnten Sie sagen: »Wenn ich merke, daß Sie sich in unseren Therapiesitzungen zurückziehen und die Verbindung zu mir unterbrechen, dann habe ich den Eindruck, daß dadurch zwischen uns eine Distanz entsteht, und ich frage mich, wie Sie diese Situation empfinden. Ob durch Rückzug wohl auch in Ihrer Beziehung zu Ihrem Freund Distanz entsteht?«

Helfen Sie Klienten zu erforschen, wie sie sich in Therapiesitzungen und im Alltagsleben anders verhalten können. Bezogen auf das vorige Beispiel könnten Sie in der Sitzung sagen: »Wie können Sie mir in Augenblicken, in denen bei Ihnen ein Schema aktiviert worden ist und Sie den Drang verspüren, sich von mir zurückzuziehen und die Verbindung zu mir zu unterbrechen, verdeutlichen, wie Sie die Situation erleben? Was könnten Sie ändern, um Ihrem Wert, in Beziehungen Nähe und Ausdruck zuzulassen, besser gerecht zu werden?« Anschließend können Sie diese Frage auf alle für den Klienten wichtigen Beziehungen ausweiten, indem Sie beispielsweise sagen: »Was können Sie in Augenblicken, in denen Sie sich von Ihrem Freund zurückgewiesen fühlen und in denen Sie den Drang verspüren, wegzulaufen und die Verbindung zu ihm zu unterbrechen, tun, um ihm zu zeigen, was Sie gerade erleben? Was können Sie tun oder sagen, um Ihrem Ziel näher zu kommen, die ausdrucksstarke und offene Person zu sein, die Sie in Beziehungen sein wollen?«

Erinnern Sie die Klienten an die zuvor erkannten Faktoren, die sie an wertebasiertem Handeln hindern, und fragen Sie sie, ob sie bereit sind, diese für sie schwierigen Gedanken und Gefühle zuzulassen und gleichzeitig im Sinne ihrer neuen wertebasierten Intentionen zu handeln.

3. Kriterien für Entscheidungen bezüglich der therapeutischen Arbeit am wertebasierten Planen

Klienten, die sich über ihre Werte hinsichtlich interpersonaler Beziehungen nicht im klaren sind, sollten das *Arbeitsblatt Wertebasierte Intentionen* aus Kapitel 5 benutzen, um über ihre Werte Klarheit zu gewinnen. Wenn ihnen nicht klar ist, welche Gedanken und Gefühle die Umsetzung ihrer Wertvorstellungen behindern, können

Sie existierende Hindernisse mit Hilfe des *Arbeitsblatts für die Einschätzung von Hindernissen* aus Kapitel 5 erkennen und erforschen. Sind die Klienten noch nicht bereit, sich mit dem emotionalen Schmerz zu konfrontieren, der zutage tritt, wenn sie im Sinne ihrer wertebasierten Intentionen handeln, ist es besser, sich auf die Arbeit an der kreativen Hoffnungslosigkeit konzentrieren, um die Bereitschaft zur Selbstverpflichtung zu stärken; Sie können den Klienten aber auch mit Expositions- und Defusionstechniken helfen, ihren primären Schmerz zu akzeptieren und zu tolerieren.

4. Wichtige Techniken für die Umsetzung wertebasierten Planens

Nachdem Sie Klienten dazu angeleitet haben, zentrale Werte in wichtigen interpersonalen Domänen zu identifizieren, können Sie mit ihnen an der Klärung wertebasierter Intentionen arbeiten: konkreter Verhaltensweisen, die ihre Werte in aktuellen Beziehungen zum Ausdruck bringen. Eine Möglichkeit, spezifische wertebasierte Intentionen zu erarbeiten, besteht darin, schemabasierte Schmerzen, Gedanken und entsprechendes Coping-Verhalten zu erkennen, denn daraus lassen sich oft weitgehende Rückschlüsse über die Werte eines Klienten ziehen. Beispielsweise könnte ein Klient mit dem Schema *Verlassenheit/Instabilität*, der mit seinen Schwierigkeiten fertig zu werden versucht, indem er sich von anderen Menschen distanziert oder bestehende Verbindungen abbricht, erklären, er wolle sich nicht verletzlich machen, indem er Nähe zulasse, weil er fürchte, andere könnten ihn dann verlassen und im Stich lassen. Eine solche Äußerung kann auf den Wunsch nach Verbundenheit und Nähe hinweisen. Und diese Information kann man nutzen, um konkrete Intentionen zu erforschen, die Verletzbarkeit und den Ausdruck von Gefühlen in Beziehungen betreffen. Ein anderes Beispiel ist eine Klientin mit dem Schema *Unzulänglichkeit/Scham*, die fürchtet, sie könnte andere enttäuschen, und die damit durch Willfährigkeit und Unterwerfung fertig zu werden versucht. Dies könnte auf ihren Wunsch (und Wert) hinweisen, in Beziehungen authentischer, echter und selbstsicherer zu sein. In einem solchen Fall könnte man sogar fragen: »Was wäre, wenn Sie sich hundertprozentig sicher sein könnten, daß Ihr Mann Sie niemals verlassen würde? Würden Sie sich dann anders als jetzt verhalten, und wenn ja wie? Wären Sie ehrlicher oder würden häufiger um das, was Sie wollen, bitten?«

Eine weitere Möglichkeit, den schemabedingten Schmerz zu nutzen, um potentielle wertebasierte Intentionen von Klienten zu identifizieren, ähnelt der Übung *Die Rückseite erforschen* aus Kapitel 7. Schreiben Sie die schemabezogenen Gedanken und Gefühle eines Klienten auf die eine Seite einer großen Karteikarte oder eines Blatts Papier, und notieren Sie auf der Rückseite, wovon diese Gedanken und Gefühle ihn abgehalten haben. Dies hilft, konkrete wertebasierte Intentionen zu identifizieren, und veranschaulicht gleichzeitig den Preis des Vermeidens. Helfen Sie Ihren Klienten von Beginn des wertebasierten Planens an, konkrete Intentionen für die betreffende Woche zu entwickeln, und heben Sie außerdem hervor, daß diese neuen Verhaltensweisen Alternativen zu den alten SCVs sind – daß sie diese neuen Verhaltensweisen in Momenten nutzen können, in denen sie die Wahl haben, in denen sie sich im Sinne ihrer Werte verhalten können, statt einer alten Gewohnheit zu folgen.

5. Umgang mit problematischen Reaktionen von Klienten auf wertebasiertes Planen

Bei der Arbeit an Werten kommt es häufig vor, daß Klienten sich stark auf das Resultat einer bestimmten Intention fixieren (obwohl sie dieses Resultat nicht erzwingen können), statt einfach alles zu tun, um als Menschen so zu werden, wie sie sein wollen (etwas, das sie beeinflussen können). Das Verhalten der Betreffenden wird dann stärker vom erhofften Resultat als von ihren Werten bestimmt. Ein Klient mit dem Schema *Unterwerfung* beispielsweise könnte die Intention haben, seinem Partner gegenüber bestimmte Bedürfnisse auszudrücken, aber nicht im Sinne dieser Intention handeln, weil er befürchtet, daß der Partner wütend werden oder sich verletzt fühlen könnte. Folgende Strategien kann man in solchen Situationen anwenden:

- Helfen Sie dem Klienten, sich von Geschichten über ideale und befürchtete Resultate zu lösen.
- Leiten Sie den Klienten dazu an zu erkennen, daß ideale und befürchtete Resultate etwas mit ihren Schemata zu tun haben – daß sie in ihrem Geist existieren, nicht in der Welt.
- Versuchen Sie, die Funktion der Geschichten einzuschätzen und herauszufinden, ob der Wunsch, ein bestimmtes Resultat zu erreichen, den Klienten seinen Werten näher bringt oder ihn weiter von ihnen wegführt.
- Richten Sie den Fokus wieder auf den Wert, und beurteilen Sie erneut dessen Wichtigkeit und die Kosten, die für den Klienten entstehen, wenn er in seinen Beziehungen nicht im Sinne dieses Wertes handelt.
- Wenden Sie sich in der Therapie noch einmal der Frage zu, was wir beeinflussen können und was nicht. Leiten Sie den Klienten dazu an, sich zu vergegenwärtigen, daß er, wenn er im Sinne seiner Intentionen handelt, seinen Werten und der Art, wie er zu anderen Menschen in Beziehung treten will, näher kommt, was immer das konkrete Resultat seiner Bemühungen sein mag. Erinnern Sie ihn daran, daß wir nicht beeinflussen können, wie andere reagieren, sondern nur, wie wir selbst uns verhalten.

- Erforschen Sie die kreative Hoffnungslosigkeit im Hinblick auf den Schmerz, den ein Klient zu vermeiden versucht.
- Arbeiten Sie mit Exposition an jedem Schemaaffekt, den ein Klient zu vermeiden versucht.

Defusion

Defusionstechniken schaffen Distanz von kognitiven Hindernissen und fördern die Bereitschaft, schemabedingte Gedanken im Dienste wertebasierter Intentionen zuzulassen. Ihr Klient muß zunächst erkennen, daß ihn schmerzhafte Gedanken daran gehindert haben, im Sinne seiner Werte zu handeln. Erklären Sie ihm anschließend, daß er, um zu anderen Menschen anders als bisher in Beziehung treten zu können, zunächst lernen muß, mit seinen Gedanken anders als bisher umzugehen.

Es gibt viele Übungen, Metaphern und andere Mittel, die Klienten bei der Defusion helfen können, und in Kapitel 6 werden diese Möglichkeiten ausführlich erläutert. Aber Defusion ist auch eine Haltung, die Sie durch Ihr eigenes In-Beziehung-Treten zu Ihren Klienten und deren Gedanken veranschaulichen können. Nutzen Sie jede Gelegenheit, sich über die schemabezogenen verbalen Verhaltensweisen – Gedanken, Erinnerungen, Geschichten, Erklärungen, Rechtfertigungen, Begründungen, Deutungen und Annahmen – klar zu werden, und bringen Sie dann durch Ihr Verhalten eine distanzierte Haltung zu alldem zum Ausdruck, indem Sie den Denkprozeß durch Bezeichnen der Verhaltensweisen als »Gedanken«, »Erinnerung«, »Geschichte«, »Erklärung« usw. zu Gewahrsein bringen, sich aber nicht auf diese Dinge fixieren. Letzteres bedeutet, daß Sie die auftauchenden Phänomene als das bezeichnen, was sie sind, und dann andere Gedanken, Erklärungen und Begründungen vorschlagen, die erstere ersetzen könnten. Sie können aber auch bestimmte Gedanken und Erklärungen mit bestimmten Schemata und bestimmten früheren Erlebnissen in Verbindung bringen oder herausfinden, welche Funktion verbales Verhalten in einem konkreten Augenblick hat. Sagen Sie beispielsweise: »Das ist eine interessante Erklärung. Mit welchem Schema ist diese Begründung verbunden?« Oder: »Wie kommen Sie mit dieser Regel zurecht? Mir scheint, daß es sich dabei um einen durch das Schema *Emotionale Entbehrung* gespeisten Gedanken handelt, der Sie dazu bringt, Forderungen zu stellen.«

Beachten Sie, daß Defusion und Exposition in diesem Kapitel separat abgehandelt werden, obwohl sie in der Praxis häufig miteinander verbunden sind und gleichzeitig an ihnen gearbeitet wird. Sobald ein Klient sich von schemabezogenen Gedanken zu lösen beginnt, macht sich in der Regel Schemaaffekt bemerkbar. Und wenn das passiert, werden schemabedingte Gedanken aktiviert. Deshalb muß man oft zwischen Defusions- und Expositionstechniken hin und her wechseln oder an Defusion und Exposition gleichzeitig arbeiten.

1. Erkennen, wann Defusion sinnvoll ist

Es gibt ein paar Signale, die anzeigen, daß Defusionsarbeit nützlich sein könnte:

- **Wenn Klienten Gedanken äußern, die mit ihren Schemata verbunden sind** Gemeint sind hier Geschichten, Erklärungen, Voraussagen, Sorgen, Begründungen und Urteile. Dazu ein paar Beispiele: »Ich kann ausprobieren, was ich will, es führt immer zu einem Mißerfolg.« – »Sie schafft es immer, daß ich mich schlecht fühle.« – »Ich traue ihm nicht.« – »Ich bin häßlich.« – »Ich enttäusche andere Menschen.« – »Ich kann nichts richtig machen.« – »Das ist so, weil er zu egoistisch ist.« – »Sie hat sich von mir getrennt, weil ich langweilig bin.«
- **Wenn Klienten Geschichten über das Verhalten anderer erzählen, die offensichtlich auf ihre eigenen Schemata verweisen** Dazu zählt, daß sie anderen bestimmte Motive oder Intentionen zuschreiben und daß sie Voraussagen über die Reaktionsweise anderer formulieren. Hier ein paar Beispiele: »Sie wird mich am Ende hassen und mich verlassen.« – »Er wird mich betrügen.« – »Sie wird wütend werden, wenn ich ausdrücke, wie ich mich fühle.«

2. Über Defusion sprechen

Es wurde bereits darauf hingewiesen, daß in Kapitel 6 zahlreiche Techniken zur kognitiven Defusion beschrieben werden. Durch die Arbeit mit ihnen können Klienten die Defusion erlernen und ihrem Verständnis erheblich näher kommen. Richten Sie Ihre Aufmerksamkeit außerdem auf mentale Aktivitäten, Gedanken und Geschichten, die mit den Schemata von Klienten verbunden sind. Dabei können Sie Formulierungen benutzen wie: »Sie haben soeben eine Voraussage darüber gemacht, daß …« oder: »Ihr Geist erzählt Ihnen eine Geschichte über …« Suchen Sie nach Möglichkeiten, das, was im Geist des Klienten geschieht, zu externalisieren, indem Sie eine Frage stellen wie: »Was sagt Ihr Geist Ihnen über diese Situation?« Sie können dem Geist des Klienten sogar einen eigenen Namen geben, so daß er anders heißt als der Klient. Beispielsweise könnten Sie den Geist einer Klientin namens Rebecca Susie nennen und dementsprechend hin und wieder sagen: »Was sagt Susie Ihnen, das Sie tun sollen?« Oder: »Das klingt wie etwas, das Susie gesagt haben könnte.«

Versuchen Sie auch, bestimmte verbale Verhaltensweisen, die mit Schemata eines Klienten verbunden sind, mit allen möglichen Domänen, in denen sie auftreten, in Verbindung zu bringen. Dies verhilft dem Klienten zu der Erkennentnis, daß schemabedingte Gedanken in verschiedenen Beziehungsdomänen auftreten können – ein Hinweis darauf, daß sie im Klienten selbst existieren, also nicht für bestimmte Beziehungen oder Interaktionen charakteristisch sind. Wenn Klienten beispielsweise häufig Gedanken haben, die sich darauf beziehen, daß ihr Partner ihre Bedürfnisse nicht erfüllt oder sie nicht versteht, können Sie den Betreffenden zu Bewußtsein bringen, daß dieser Gedanke bei ihnen in vielen verschiedenen Beziehungen auftaucht – in ihrer Beziehung zu ihrem Chef, zu ihrer Mutter usw. Sie können die Klienten aber auch auffordern, sich ins Gedächtnis zu rufen, wann sie diesen Gedanken zum ersten Mal in einer Beziehung bemerkt haben, oder Situationen zu nennen, in denen sie diesen Gedanken bezogen auf Sie, den Therapeuten, gehabt haben.

3. Kriterien für Entscheidungen bezüglich der Arbeit an der Defusion

Defusionsstrategien können bei den meisten kognitiven Inhalten von Klienten genutzt werden. Nur wenn Gedanken das Resultat eines bestimmten Schema-Coping-Verhaltens beschreiben, sollte man von der Defusionsarbeit zunächst absehen. Nehmen wir z. B. an, eine Klientin berichtet, sie glaube, ihr Mann wolle sich von ihr scheiden lassen. Bevor Sie in einem Fall wie diesem mit der Defusionsarbeit beginnen, sollten Sie die Funktionalität ihrer SCVs untersuchen und ihr zu verstehen helfen, daß dieser Gedanke sie zu Verhaltensweisen treibt, die bewirken können, daß sie tatsächlich verlassen wird. Falls sie mit ihrem Schema *Verlassenheit/Instabilität* fertig zu werden versucht, indem sie ihren Mann ständig beschuldigt, sich an ihn klammert und ihn immer wieder um Bestätigung bittet, könnte er sich durchaus ihretwegen frustriert fühlen. In solchen Fällen ist es besser, sich auf die Arbeit an kreativer Hoffnungslosigkeit oder an Werten zu konzentrieren. Sie können aber auch an kreativer Hoffnungslosigkeit, Werten und Defusion gleichzeitig arbeiten, indem Sie Klienten zu dem Verständnis geleiten, daß der Gedanke »Er wird sich von mir scheiden lassen« sie dazu antreibt, SCVs (z. B. Anklagen oder Beschuldigen) zu benutzen, die ihr Schema *Verlassenheit/Instabilität* aufrechterhalten und sie noch weiter von ihren Werten entfernen. Es ist wichtig, zwischen Gedanken, die zutreffend wahrscheinliche Resultate bestimmter Coping-Strategien voraussagen, und der Fusion mit Gedanken, die wertebasiertes Verhalten blockieren, zu unterscheiden. Bezüglich Ersterer sollten Sie mit der Einschätzung der Funktionalität des Verhaltens und mit der Werteklärung beginnen und erst anschließend zur Defusionsarbeit übergehen; bei Letzteren hingegen ist es sinnvoll, sofort mit der Defusionsarbeit zu beginnen.

4. Wichtige Techniken für die Defusionsarbeit

Wenn Ihnen auffällt, daß ein Klient eine bestimmte Erklärung oder Deutung ohne jeden Vorbehalt für wahr hält, sollten Sie mit ihm an der Entwicklung verschiedener anderer Erklärungen oder Deutungen des gleichen Ereignisses arbeiten und ihn dann zu der Erkenntnis geleiten, daß es einzig und allein an ihm liegt, welche Erklärung oder Deutung er für die richtige hält. Wenn die Arbeit im Rahmen einer Therapiegruppe stattfindet, können Sie außerdem andere Gruppenmitglieder bitten, Alternativerklärungen zu formulieren, und diese können Sie anschließend in einem Gespräch nutzen, in dem es darum geht, daß Menschen je nachdem, welche Schemata bei ihnen dominieren, unterschiedliche Erklärungen bevorzugen.

Sprechen Sie auch darüber, welche Funktion schemabedingte Gedanken bei Klienten haben. In diesem Zusammenhang können Sie sich etwa wie folgt äußern: »Wenn ein Schema aktiviert wird, dienen viele Gedanken, die dann auftauchen, dazu, den schemabedingten Schmerz zu vermeiden. Die Gedanken zielen darauf, Sie dazu zu bringen, bestimmte Ihnen seit langem bekannte Methoden zu benutzen, um vor der Schwierigkeit davonzulaufen.« Erklären Sie auch, daß schemabedingte Gedanken oft besonders stark sind, wenn jemand anfängt, sich ernsthaft zu bemühen, im Sinne seiner Werte zu handeln. Empfehlen Sie den Klienten, darauf zu achten, was ihre Gedanken zu bewirken versuchen, sobald sie ihr Handeln in eine Richtung orientieren, die ihren Werten entspricht. Sie können Fragen stellen wie: »Als Sie in der vorigen Woche anfingen, im Sinne Ihrer Intentionen zu handeln, ist Ihnen da aufgefallen, daß Ihre Gedanken Sie zu etwas zu bringen versuchten? Wie haben sie Ihr Verhalten beeinflußt? Welches Ziel oder welchen Zweck haben sie verfolgt?«

Fragen Sie die Klienten, ob sie bereit sind, für sie problematische oder schmerzhafte Gedanken zuzulassen, um im Dienste ihrer Werte handeln zu können. Es folgen zwei Beispiele für solche Fragen: »Wären Sie bereit, den Gedanken zuzulassen, daß Ihre Freundin wütend wird, wenn Sie sagen, was Sie denken, und ihr trotzdem mitzuteilen, daß sie Ihre Gefühle verletzt hat?« – »Wären Sie bereit, den Gedanken zuzulassen, daß Ihr Mann egoistisch ist und nicht in der Lage, Ihre Bedürfnisse zu erfüllen, und ihn trotzdem zu bitten, Sie am Dienstag zur Arbeit zu fahren?«

Im Gruppenrahmen können Sie die Gruppenteilnehmer auffordern, schemabedingte Gedanken zu benennen, die bei ihnen während einer Therapiesitzung auftauchen. Beispielsweise: »Was für eine Art von Gedanken ist das: eine Voraussage, ein Urteil oder eine Erklärung?« Oder: »Mit welchem Schema könnte dieser Gedanke verbunden sein?« Empfehlen Sie der Gruppe, darauf zu achten, welche Gedanken und Geschichten mit welchen Schemata verbunden sind. Und fordern Sie sie auch auf, Urteile zu identifizieren und als solche zu bezeichnen.

Weiterhin können Sie Klienten im Gruppenrahmen fragen, ob ein bestimmter Gedanke nach ihrer Meinung für ein Gruppenmitglied seinen Zweck erfüllt – ob er diese Person ihren interpersonalen Werten näher bringt oder sie weiter davon entfernt. Sie können die Gruppe sogar fragen, für wie wahr sie einen bestimmten Gedanken, eine Geschichte oder eine Erklärung hält, die ein Mitglied der Gruppe geäußert hat.

5. Umgang mit problematischen Reaktionen von Klienten auf Defusion

In Zusammenhang mit der Defusionsarbeit tritt bei Klienten häufig das Problem auf, daß sie so stark mit dem Inhalt ihrer Gedanken identifiziert sind, daß sie diese Gedanken für die Realität halten. Deshalb ist es ihnen wichtiger, ihre Gedanken zu verstehen, als Distanz zu ihnen zu schaffen. Sie glauben, daß ihre Gedanken eine Wahrheit über sie oder ihre Probleme ausdrücken und daß das Analysieren und Einschätzen dieser Gedanken ihnen helfen wird, ihr Verhalten zu verändern, zu verstehen, wer sie sind, ihre Probleme zu lösen oder bestimmte Resultate und Muster vorauszusagen oder zu verhindern. In solchen Situationen kann man folgende Strategien anwenden:

- Helfen Sie den Klienten zu erkennen, daß bestimmte Gedanken das Handeln im Sinne persönlicher Werte behindern.
- Erklären Sie den Unterschied zwischen dem Lösen von Problemen und Grübeln, Sich-Sorgen und Fusion. Erforschen Sie, welche Gedanken produktiv sind, die Klienten ihren Werten näher bringen und ihnen helfen, Probleme zu lösen, und welche Gedanken repetitiv sind und schädigend wirken, weil sie schemabedingt sind.
- Untersuchen Sie, ob diese Gedanken die Klienten der Lösung eines bestimmten Problems näher gebracht oder ihnen geholfen haben, ihr Verhalten zu ändern, und ob Erkenntnisse zwangsläufig zu Verhaltensänderungen führen.
- Schätzen Sie ein, ob es wirklich weiterbringt, sich zu stark auf Gedanken zu fixieren, und ob bestimmte Gedanken bewirken, daß sich ein Klient besser oder schlechter fühlt.
- Erklären Sie, daß wir uns nicht von allen Gedanken, die wir haben, distanzieren müssen, daß Defusion eine Entscheidung ist, die wir in einem konkreten Augenblick treffen können. Wir können entweder unserem Geist die Kontrolle überlassen oder uns dafür entscheiden, einen gewissen Abstand von geistigen Inhalten zu schaffen und uns weniger stark auf ihn zu fixieren. Dies ist eine Möglichkeit, also keine Strategie, die man auf jeden negativen Gedanken anwenden sollte.

Exposition

Techniken der Emotionsexposition fördern die Bereitschaft, sich mit schemabedingtem Affekt zu konfrontieren. Die Expositionsarbeit versucht, Klienten zu helfen, unvermeidbaren schemabedingten Schmerz zu akzeptieren und ihre Bereitschaft, diesen Schmerz zuzulassen, zu fördern, damit sie im Sinne ihrer wertebasierten Intentionen handeln können. Zu Beginn dieser Arbeit geleiten Sie den Klienten zu der Erkenntnis, daß schmerzhafte Emotionen ihn daran gehindert haben, im Sinne seiner Werte zu handeln. Außerdem sollten Sie ihm erklären, daß er, um seine Art, zu anderen Menschen in Beziehung zu treten, zu verändern, lernen muß, anders mit seinen Emotionen umzugehen. Weil Expositionsarbeit generell schwierig ist, muß man unbedingt auf die zentralen Werte des Klienten fokussieren, denn diese motivieren ihn dazu, das Erleben schemabezogener Schmerzen zuzulassen. Beziehen Sie die Expositionsarbeit nur auf den primären Schmerz von Klienten, nicht auf den durch dysfunktionales Coping-Verhalten entstehenden sekundären Schmerz, der so vermeidbar wie unnötig ist.

Wie schon im Abschnitt über Defusion erwähnt, fördert die Konfrontation mit Schemaaffekt Gedanken zutage, die mit dem betreffenden Schema verbunden sind. Deshalb sollten Sie, wenn während der Exposition schemabezogene Gedanken auftauchen, dem Klienten helfen, sich von diesen Gedanken zu distanzieren und sich, sobald dies erreicht ist, wieder der Emotion zuzuwenden. Während der Expositionsarbeit auftretende Gedanken sind Versuche, schmerzhaften Schemaaffekt zu vermeiden. Ein erheblicher Teil dieses Aspekts der Arbeit besteht darin, Defusion und Exposition sorgfältig gegeneinander abzuwägen oder die beiden Ansätze gleichzeitig anzuwenden.

1. Erkennen, wann es sinnvoll ist, die Exposition zu nutzen

Verschiedene Signale können Sie darauf aufmerksam machen, daß Expositionsarbeit (die Konfrontation mit Emotionen) an der Zeit und angemessen ist:

- **Wenn in einer Sitzung die Schemata von Klienten aktiviert werden** Achten Sie auf Situationen, in denen Klienten wütend sind, sich schämen, sich verteidigen oder irgendeinen anderen starken Schemaaffekt ausdrücken.
- **Wenn Klienten während einer Sitzung dysfunktionale SCVs nutzen oder wenn sie sich an ein Ereignis erinnern, bei dem sie diese Verhaltensweisen genutzt haben** Achten Sie auf Situationen, in denen Klienten Bestätigung und Beruhigung suchen, Rechtfertigungen formulieren oder fordernd auftreten, sich distan-

zieren, sich fügsam zeigen, sich herabsetzend oder herabmindernd äußern usw. Beachten Sie auch, ob die Klienten über Situationen berichten, in denen sie sich im Alltagsleben entsprechend verhalten haben.

- **Wenn Klienten eine Emotion als einer wertebasierten Intention hinderlich bezeichnen** Beispiele hierfür sind Äußerungen wie: »Ich habe meine Gefühle nicht zum Ausdruck gebracht, weil ich mich schämte.« – »Ich habe nicht um Hilfe gebeten, weil ich mich schuldig fühlte.« – »Ich habe mir keine Zeit für mich genommen, weil ich nicht allein sein wollte.«
- **Wenn Klienten emotionsvermeidendes Verhalten zeigen** Beispiele hierfür sind Grübeln, Intellektualisieren und inkongruenter Affekt wie etwa Lachen während eines Gesprächs über beschämende Erlebnisse.

2. Über Exposition sprechen

Wenn Klienten akzeptieren, daß das Problem nicht der schemabezogene Schmerz selbst ist, sondern daß ihre Versuche, den Schmerz zu beseitigen oder zu vermeiden, problematisch sind, sind sie bereit, den Zustand kreativer Hoffnungslosigkeit zu erleben und zu erforschen. Damit erfüllen sie die Voraussetzungen für die Auseinandersetzung mit der Exposition. Erklären Sie ihnen, daß die Lösung teilweise darin besteht, dem Schmerz *näher* zu kommen oder anders zu ihm in Beziehung zu treten, statt vor ihm davonzulaufen. Wie gewohnt, sollten Sie auch in diesem Zusammenhang auf den hohen Preis hinweisen, den Emotionsvermeidung nach sich zieht, und auf die Alternativen des Akzeptierens und der Bereitschaft hinweisen.

Sie können hier einige der Techniken aus Kapitel 7 benutzen, beispielsweise die Übung *Die Rückseite erforschen*, um Klienten zu der Erkenntnis zu verhelfen, daß die Distanzierung vom schemabezogenen Schmerz zwangsläufig mit einem Wegrücken der eigenen Werte verbunden ist. Erklären Sie, daß schemabedingter Schmerz mit Handeln im Sinne der eigenen Werte oft untrennbar verbunden ist. Weisen Sie auch darauf hin, daß Expositionsarbeit zwar schwierig und schmerzhaft ist, aber andererseits ein notwendiger Schritt, wenn man sich neue Verhaltensweisen erschließen will. Sie könnten beispielsweise etwas sagen wie: »Es scheint, als ob jedes Auftauchen des Schemas *Emotionale Entbehrung* für Sie so schmerzhaft und unerträglich ist, daß Sie davor weglaufen, indem Sie wütend werden und fordernd auftreten. Wir haben schon einmal darüber gesprochen, daß Sie Ihrem Partner gegenüber ruhig bleiben und ohne zu verurteilen Ihre Bedürfnisse ausdrücken können. Dieses schmerzhafte Gefühl der Entbehrung scheint Sie daran gehindert zu haben, Ihre Bedürfnisse anders auszudrücken. Um Ihnen zu ermöglichen, Bedürfnisse ruhig und ohne zu urteilen auszudrücken, müssen wir jetzt hier in diesem Raum zunächst das Gefühl der Entbehrung aktivieren und es uns sehr genau anschauen, damit Sie lernen, anders als bisher dazu in Beziehung zu treten. Vielleicht würde Sie das dazu veranlassen, sich anders zu verhalten, wenn das Gefühl der Entbehrung auftaucht. Wären Sie bereit, einen Versuch damit zu wagen?«

3. Kriterien für Entscheidungen bezüglich der Expositionsbehandlung

Vor der Durchführung einer Exposition sollten Sie dem Klienten erklären, warum Sie diese Technik anwenden wollen, und ihn um Erlaubnis dazu bitten. Expositionen sollten grundsätzlich sehr früh in einer Therapiesitzung durchgeführt werden, damit in jedem Fall genügend Zeit bleibt, um das Erlebte zu verarbeiten und darüber zu reden; andernfalls kann sich der Klient, wenn er Sie am Ende der Sitzung verläßt, beunruhigt fühlen.

4. Wichtige Techniken für die Anwendung der Exposition

Eine effektive Möglichkeit der Expositionsarbeit besteht darin, in der Imagination ein kürzliches schemaaktivierendes Ereignis heraufzubeschwören. Fordern Sie den Klienten auf, die Situation zu visualisieren und sich die Vorgänge vorzustellen, die in die Situation mündeten, in der er altes Coping-Verhalten benutzt hat. Lassen Sie ihn, während er sich diesem Augenblick nähert, alle Emotionen, Empfindungen und Dränge benennen, die unmittelbar vor dem problematischen Verhalten aufgetaucht sind. Helfen Sie ihm, diese Situation als den Augenblick zu erkennen, in dem er die Wahl gehabt hätte, in dem er zwischen Drängen und Handlungen hätte unterscheiden und sich dann dafür hätte entscheiden können, im Einklang mit seinen Wertvorstellungen zu handeln. Dies könnte ihm das viszerale Erlebnis ermöglichen, daß er einerseits einen sehr starken Drang haben kann, auf eine bestimmte Weise zu handeln, und andererseits trotzdem beschließen kann, etwas anderes zu tun.

Helfen Sie Ihren Klienten während der Emotionsexposition, ihre emotionalen Empfindungen zu beobachten und zu beschreiben. Sie können eine bestimmte Emotion verdinglichen, indem Sie Klienten auffordern, Form, Größe, Farbe, die Beschaffenheit der Oberfläche und das Gewicht zu beschreiben und festzustellen, wo genau im Körper sie liegt und welche Bewegungen sie hervorruft. Sie können auch das nonverbale Verhalten eines Klienten kommentieren, indem Sie beispielsweise sagen: »Ihre Schultern wirken schwer«, »Es sieht so aus, als würden Sie im Moment die Luft anhalten« oder: »Ihre Hände sind zu Fäusten geballt.« Helfen Sie ihm, alle physiologischen Empfindungen, die mit der Emotion einhergehen, zur Kenntnis zu nehmen.

Sie können kürzliche schemaaktivierende Ereignisse und die mit ihnen assoziierten Emotionen mit anderen Situationen im Leben des Klienten in Verbindung bringen, beispielsweise mit frühen Kindheitserinnerungen und mit Ereignissen in anderen interpersonalen Bereichen.

Sie können fragen: »Wie oft ist dieses Gefühl in der vergangenen Woche bei Ihnen aufgetreten? Und wie oft während des vergangenen Monats?« – »Mit wem hatten Sie Kontakt, als das Gefühl auftrat? Ist das Gefühl bei jemandem, der Ihnen nahesteht, noch nicht aufgetreten?« – »Erinnern Sie sich an eine Situation aus Ihrer Kindheit, in der Sie dieses Gefühl hatten?« All diese Fragen sollen dem Klienten zu erkennen helfen, daß das betreffende Gefühl unvermeidbar ist und daß es in ihm selbst existiert, also nicht in äußeren Umständen begründet liegt. Glaubt ein Klient beispielsweise, daß sein Schema *Versagen* nur in seiner augenblicklichen Liebesbeziehung aktiviert wird, können Sie ihn fragen, ob es jemals in einer anderen Liebesbeziehung oder in seinen Beziehungen zu Geschwistern, Eltern oder Arbeitskollegen aufgetreten ist.

Fordern Sie Klienten während jeder Exposition auf, dem, was sie erleben, Raum zu geben und mitfühlend und sanft damit umzugehen. Es folgen Beispiele dafür, wie Sie einem Klienten helfen können, ein wenig mehr Raum für schmerzhafte Gefühle zu schaffen: »Wieviel von dieser Emotion erleben Sie im Augenblick? 40 Prozent, 70 Prozent? Wären Sie bereit, 5 oder 7 Prozent mehr von diesem Erlebnis zuzulassen, wenn Sie dadurch Ihrem Ziel, im Einklang mit Ihren Werten zu handeln, näher kämen?« – »Versuchen Sie herauszufinden, ob Sie bereit sind, ein wenig mehr von diesem Schmerz einzuatmen.« – »Können Sie in Ihrem Körper den Raum schaffen, der es Ihnen ermöglicht, den gesamten Schmerz zuzulassen?«

Sie können Klienten auch auffordern, eine Hand auf den Körperteil zu legen, in dem sie ihren emotionalen Schmerz spüren, und dann Wärme und Mitgefühl in diesen Bereich zu leiten. Oder Sie fordern sie auf, sich vorzustellen, ihr schemabedingter Schmerz sei ein weinendes Baby, das mit beruhigender Güte genährt werden muß. Eine weitere Möglichkeit ist, Klienten dazu zu bringen, sich zu vergegenwärtigen, wie hart sie mit ihrem Schmerz umgegangen sind. Anschließend können Sie ihnen vorschlagen, einmal darüber nachzudenken, wie sie sich einem Freund gegenüber verhalten würden, der den gleichen Schmerz empfände. Sie können Klienten aber auch dazu anregen, ihre Schemata laut willkommen zu heißen, indem sie beispielsweise sagen: »Willkommen, *Emotionale Entbehrung*! Hallo, *Unzulänglichkeit/Scham*!«

5. Umgang mit häufig vorkommenden problematischen Reaktionen von Klienten auf die Expositionsarbeit

Ein Problem, das in Zusammenhang mit der Expositionsarbeit oft auftritt, ist, daß es Klienten schwerfällt, den Kontakt zum Schemaaffekt und zu jenem Unbehagen aufrechtzuerhalten, das sowohl für sie selbst als auch für den Therapeuten aufkommen kann. Klienten ringen damit, vor dem Erleben des Schemas nicht ins Vermeiden zu flüchten, und Therapeuten fällt es manchmal schwer, ihre Klienten zum Fokussieren auf die Exposition zurückzugeleiten. Die folgenden Strategien helfen Klienten, die Bereitschaft zu entwickeln, den Kontakt zu ihrem schemabedingten Schmerz aufrechtzuerhalten:

- Erklären Sie, warum Sie die Exposition durchführen wollen. Dazu können Sie die Übung *Die Rückseite erforschen* (S. 118) oder die *Bus*-Metapher (S. 82 f.) benutzen. Sorgen Sie dafür, daß den Klienten klar ist, daß ein größerer Abstand von ihren schemabedingten Schmerzen automatisch einen größeren Abstand zu ihren persönlichen Werten nach sich zieht. Erinnern Sie sie auch daran, daß es nicht möglich ist, schemabezogenen Schmerz zu vermeiden.
- Klären Sie, welche Werte für den Klienten wichtig sind, und schätzen Sie die Bedeutung dieser Werte im Hinblick auf die Exposition noch einmal neu ein.
- Erforschen Sie die Funktionalität des Vermeidens mittels kreativer Hoffnungslosigkeit. Arbeiten Sie darauf hin, daß der Klient sich völlig darüber im klaren ist, was das Vermeiden von schemabedingtem Schmerz ihn kostet und welche Wirkung das Vermeiden auf bestimmte Beziehungen hat. Stellen Sie Verbindungen zwischen bestimmten Beispielen für Vermeidungsverhalten oder mangelnde Bereitschaft, Schmerz zuzulassen, und bestimmten Schema-Coping-Strategien her, die sich auf Beziehungen des Klienten schädlich ausgewirkt haben.
- Leiten Sie Ihre Klienten dazu an, mit Hilfe von Achtsamkeitsübungen Selbstmitgefühl zu entwickeln.
- Benutzen Sie Defusion und Exposition gleichzeitig.

Zusammenfassung

Wie die Beschreibung der sechs in diesem Kapitel dargestellten, miteinander verwobenen Prozesse zeigt, ist die Durchführung einer ACT bei interpersonalen Problemen ein sehr fließender Prozeß. Sie müssen dabei ständig wahrnehmen, was in jedem Augenblick im Therapieraum geschieht, und Sie müssen bereit sein, nötigenfalls die Zielrichtung Ihrer Arbeit zu verändern. Und weil mehrere Schemata im Spiel sein können und Schema-Coping-Verhalten viele verschiedene Formen annehmen kann, muß Ihre Arbeit auf den jeweiligen Klienten zugeschnitten sein. Behalten Sie im gesamten Behandlungsverlauf die persönlichen Werte des Klienten im Auge, und sorgen Sie dafür, daß Sie die konkrete Situation des Klienten richtig verstehen, unter anderem auch, welche Emotion bei ihm in der Regel der primäre Schemaaffekt ist, welches Coping-Verhalten er bevorzugt und in welchen Situationen er dies tut.

Abgesehen davon sollten Sie bei Verwendung des beschriebenen Ansatzes in der Einzeltherapie zunächst das in Anhang C beschriebene Protokoll kennenlernen, um einen Eindruck vom grundsätzlichen Ablauf der Ereignisse zu bekommen. Selbst wenn Sie das beschriebene Verfahren nicht im Rahmen einer Gruppentherapie benutzen, empfehlen wir Ihnen, Anhang C zu lesen, damit Sie sich ein Bild davon machen können, wie die verschiedenen Prozesse und Techniken zur Anwendung kommen.

Eine ACT-Behandlung bei interpersonalen Problemen durchzuführen kann ein schwieriger Balanceakt sein. Vor allem am Anfang können dabei Fehler passieren. Doch wenn Sie sich bei Ihren Bemühungen, Klienten zu helfen, schemabedingten Schmerz und interpersonale Probleme zu überwinden, an Ihren eigenen Werten orientieren, werden Sie einen Weg zur Heilung skizzieren können – einen Weg, der den Klienten zu einem vielfältigeren und zufriedenstellenderen Leben verhilft, in dem ihre zwischenmenschlichen Interaktionen von ihren persönlichen Wertvorstellungen bestimmt sind, nicht von frühen maladaptiven Schemata und auch nicht von altem Coping-Verhalten, das in der aktuellen Situation nicht mehr funktional ist. Mit dem in diesem Buch beschriebenen Ansatz können Sie Ihren Klienten helfen, die zu sein, die sie sein wollen – ihren Freunden, ihrer Familie, ihren Liebespartnern und allen anderen Menschen gegenüber – und das ist eindeutig eine der umfassendsten Transformationen, auf die wir alle hoffen können.

Anhang A – Schemafragebogen

Der folgende Fragebogen, eine Adaption nach dem *Young Schema Questionnaire*, die mit Erlaubnis und unter Mitarbeit von Jeffrey Young, Ph. D., entwickelt wurde, kann helfen herauszufinden, welche Schemata für bestimmte Klienten besonders wichtig sind. Die hier wiedergegebene Version ist nur zur Information gedacht. Wenn Sie einen ähnlichen Fragebogen in Ihrer Praxis verwenden wollen, sollten Sie die Website *schematherapy.com* besuchen, wo Sie die aktuelle Version von Jeffrey Youngs Fragebogen zur wissenschaftlichen und klinischen Nutzung erwerben können.

Beurteilen Sie die Aussagen des Fragebogens anhand einer Skala mit folgenden Werten:

1 = Trifft auf mich überhaupt nicht zu.
2 = Trifft auf mich größtenteils nicht zu.
3 = Trifft auf mich eher zu als nicht.
4 = Trifft auf mich mäßig zu.
5 = Trifft auf mich größtenteils zu.
6 = Beschreibt mich perfekt.

VERLASSENHEIT/INSTABILITÄT (VI)

____ 1. Ich fürchte, daß Menschen, die ich liebe, sterben oder mich verlassen werden.
____ 2. Ich klammere mich an Menschen, wenn ich das Gefühl habe, daß sie mich verlassen werden.
____ 3. Mein Unterstützungssystem fühlt sich instabil an.
____ 4. Ich verliebe mich immer wieder in Menschen, die nicht in der Lage oder bereit sind, sich auf mich einzulassen.
____ 5. Andere Menschen sind in meinem Leben immer gekommen und gegangen.
____ 6. Wenn ein Mensch, den ich liebe, sich zurückzieht, fühle ich mich verzweifelt.
____ 7. Meine Besessenheit von der Vorstellung, daß die Menschen, die ich liebe, mich verlassen werden, treibt diese Menschen von mir weg.
____ 8. Die Menschen, zu denen ich die engsten Beziehungen habe, sind unberechenbar. Manchmal sind sie für mich da und manchmal nicht.
____ 9. Ich habe das Gefühl, daß ich Menschen mehr brauche, als das bei anderen der Fall ist.
____ 10. Ich habe das Gefühl, daß ich gegen Ende meines Lebens allein sein werde.

MISSTRAUEN/MISSBRAUCH (MM)

____ 1. Ich erwarte, daß andere Menschen mich verletzen oder ausnutzen werden.
____ 2. Menschen, die mir nahestanden, haben mich immer schlecht behandelt.
____ 3. Ich weiß, daß es nur eine Frage der Zeit ist, bis die Menschen, die in meinem Leben wichtig sind, mich verraten werden.
____ 4. Ich muß mich schützen und auf der Hut sein.
____ 5. Wenn ich nicht vorsichtig bin, werden mich andere Menschen übervorteilen.
____ 6. Ich teste andere Menschen immer wieder, um herauszufinden, ob sie wirklich auf meiner Seite stehen.
____ 7. Ich verletzte andere oft, bevor sie mich verletzen können.
____ 8. Ich fürchte, daß andere Menschen mich verletzen werden, wenn ich zulasse, daß sie mir nahe kommen.
____ 9. Wenn ich darüber nachdenke, was andere Menschen mir angetan haben, werde ich wütend.
____ 10. Die Menschen, denen ich eigentlich hätte vertrauen können müssen, haben mich körperlich oder verbal mißhandelt oder mich sexuell mißbraucht.

EMOTIONALE ENTBEHRUNG (EE)

____ 1. Ich bekomme nicht so viel Liebe, wie ich brauche.
____ 2. Ich habe das Gefühl, daß mich niemand wirklich versteht.
____ 3. Ich fühle mich gewöhnlich von gefühlskalten Partnern angezogen, die meine Bedürfnisse nicht erfüllen können.
____ 4. Ich fühle mich nicht einmal mit den Menschen, die mir am nächsten stehen, verbunden.
____ 5. Ich habe nicht ein einziges Mal in meinem Leben einen Menschen gehabt, der bereit war, alles mit mir zu teilen, und dem wichtig war, wie es mir ergeht.
____ 6. Ich habe niemanden, der mir Wärme und Zuneigung gibt und mich hält.
____ 7. Ich habe niemanden, der mir wirklich zuhört und meine wahren Bedürfnisse und Gefühle versteht.
____ 8. Es fällt mir schwer, mich von anderen Menschen geleiten oder schützen zu lassen, obwohl ich genau das will.
____ 9. Es fällt mir schwer zuzulassen, daß andere Menschen mich lieben.
____ 10. Ich fühle mich meist einsam.

UNZULÄNGLICHKEIT/SCHAM (US)

____ 1. Wenn andere Menschen mich wirklich kennen würden, könnten sie mich nicht lieben.
____ 2. Weil ich von Natur aus unzulänglich bin, bin ich es nicht wert, geliebt zu werden.
____ 3. Ich habe Geheimnisse, die ich niemandem offenbaren werde, nicht einmal den Menschen, die mir am nächsten stehen.
____ 4. Es ist einzig und allein meine Schuld, daß meine Eltern mich nicht lieben können.
____ 5. Ich stelle ein falsches Selbst zur Schau, das verbirgt, wie ich wirklich bin, weil ich so, wie ich bin, nicht akzeptabel bin.
____ 6. Ich fühle mich von Menschen angezogen, die mich kritisieren und ablehnen.
____ 7. Ich neige dazu, andere zu kritisieren und zurückzuweisen, insbesondere Menschen, die mich zu lieben scheinen.
____ 8. Ich neige dazu, meine positiven Eigenschaften herunterzuspielen.
____ 9. Ich schäme mich sehr meiner selbst.
____ 10. Eine meiner größten Ängste ist, daß meine Mängel ans Licht kommen könnten.

SOZIALE ISOLATION/ENTFREMDUNG (SI)

____ 1. Ich fühle mich in Gesellschaft unbeholfen.
____ 2. Auf Partys und bei anderen geselligen Anlässen weiß ich nicht, was ich sagen soll. Ich fühle mich dann leer und langweilig.
____ 3. Ich habe das Gefühl, daß die Menschen, die ich mir als Freunde wünsche, irgendwie über mir stehen, was äußere Erscheinung, Status, finanzielle Situation, Ausbildung, berufliche Position oder Beliebtheit angeht.
____ 4. Ich würde an den meisten geselligen Treffen lieber nicht teilnehmen.
____ 5. Ich fühle mich unattraktiv – zu dünn, klein, groß, häßlich usw.
____ 6. Ich fühle mich anders als andere Menschen.
____ 7. Ich fühle mich niemandem und nirgendwo zugehörig. Ich bin ein Einzelgänger.
____ 8. Ich fühle mich in Gruppen immer als Außenstehender.
____ 9. Meine Familie war in meiner Kindheit und Jugend anders als andere Familien.
____ 10. Ich fühle mich in Gesellschaft als Außenseiter und nicht zugehörig.

ABHÄNGIGKEIT/INKOMPETENZ (AI)

____ 1. Ich fühle mich weniger wie ein Erwachsener und mehr wie ein Kind, wenn es um die Erfüllung von Alltagspflichten geht.
____ 2. Ich kann ohne die Hilfe anderer nicht zurechtkommen.
____ 3. Ich komme nicht gut allein zurecht.
____ 4. Andere Menschen kümmern sich besser um mich, als ich mich um mich selbst kümmere.
____ 5. Wenn mich niemand führt, fällt es mir schwer, an neue Aufgaben heranzugehen.
____ 6. Ich kann einfach nichts richtig machen.
____ 7. Ich bin völlig unfähig.
____ 8. Mir fehlt der gesunde Menschenverstand.
____ 9. Ich vertraue meinem eigenen Urteil nicht.
____ 10. Jeder Tag ist für mich überwältigend.

VERSAGEN (V)

____ 1. Ich habe das Gefühl, daß ich weniger kompetent bin als andere Menschen.
____ 2. Wenn es um Erfolg geht, fühle ich mich wie ein Versager.
____ 3. Meinem Gefühl nach haben die meisten Menschen in meinem Alter im Beruf mehr Erfolg als ich.

____ 4. Ich war als Student ein Versager.
____ 5. Ich habe das Gefühl, daß ich in meiner Gruppe der unintelligenteste Mensch bin.
____ 6. Ich fühle mich durch meine Mißerfolge im Beruf gedemütigt.
____ 7. Ich habe das Gefühl, daß ich erfolglos bin, und das ist mir in Gegenwart anderer Menschen peinlich.
____ 8. Ich habe das Gefühl, daß andere Menschen mich für kompetenter halten, als ich tatsächlich bin.
____ 9. Ich habe das Gefühl, daß ich nicht über Talente verfüge, die im Leben wirklich zählen.
____ 10. Ich arbeite auf einer Ebene, die nicht meinem Potential entspricht.

ANSPRUCHSHALTUNG (A)

____ 1. »Nein« ist eine Antwort, die ich nur schwer akzeptieren kann.
____ 2. Wenn ich nicht bekomme, was ich will, werde ich wütend.
____ 3. Ich bin jemand Besonderes und finde deshalb, daß ich normale Einschränkungen nicht zu akzeptieren brauche.
____ 4. Ich gebe meinen Bedürfnissen immer Vorrang.
____ 5. Es fällt mir sehr schwer, mich dazu durchzuringen, nicht mehr zu trinken, zu rauchen, zuviel zu essen und andere problematische Verhaltensweisen zu unterlassen.
____ 6. Wenn es um Routineaufgaben oder langweilige Arbeiten geht, fehlt es mir an Disziplin, sie zu erledigen.
____ 7. Ich reagiere auf Impulse und Emotionen, die Konsequenzen haben.
____ 8. Wenn es mir nicht gelingt, ein Ziel zu erreichen, das ich mir gesteckt habe, bin ich frustriert und gebe auf.
____ 9. Ich beharre darauf, daß Dinge so gemacht werden, wie ich es für richtig halte.
____ 10. Mein Bedürfnis nach sofortiger Belohnung kann mich daran hindern, mein langfristiges Ziel zu erreichen.

UNTERWERFUNG (U)

____ 1. Ich lasse zu, daß andere Menschen die Kontrolle über mich und mein Leben übernehmen.
____ 2. Ich mache mir Sorgen, daß andere, wenn ich ihre Wünsche nicht erfülle, wütend werden, sich rächen oder mich zurückweisen.
____ 3. Die wichtigen Entscheidungen in meinem Leben treffe nicht ich.

____ 4. Es fällt mir schwer, dafür einzutreten, daß andere Menschen meine Rechte respektieren.
____ 5. Ich bin ständig bemüht, anderen Menschen gefällig zu sein und mir ihre Billigung zu sichern.
____ 6. Ich gebe mir große Mühe, Konflikte und Konfrontationen mit anderen zu vermeiden.
____ 7. Ich gebe anderen mehr, als sie mir geben.
____ 8. Ich empfinde den Schmerz anderer Menschen zutiefst, und dies veranlaßt mich dazu, mich um das Wohl der Menschen, die mir nahestehen, zu kümmern.
____ 9. Wenn ich meine Bedürfnisse vorrangig behandle, fühle ich mich schuldig.
____ 10. Ich bin ein guter Mensch, weil ich mehr an andere als an mich selbst denke.

ÜBERHÖHTE STANDARDS/ÜBERTRIEBEN KRITISCHE HALTUNG (ÜS)

____ 1. Ich akzeptiere nicht, der Zweitbeste zu sein. Ich muß bei den meisten Dingen, die ich tue, der Beste sein.
____ 2. Ich habe das Gefühl, daß nichts von dem, was ich tue, jemals gut genug ist.
____ 3. Ich bemühe mich, alles perfekt in Ordnung zu halten.
____ 4. Ich muß ständig blendend aussehen.
____ 5. Ich habe keine Zeit, mich zu entspannen, weil ich so viel schaffen muß.
____ 6. Ich treibe mich so sehr an, daß meine privaten Beziehungen darunter leiden.
____ 7. Ich setze mich so stark unter Druck, daß meine Gesundheit darunter leidet.
____ 8. Wenn ich einen Fehler mache, habe ich es verdient, stark kritisiert zu werden.
____ 9. Ich bin sehr ehrgeizig.
____ 10. Reichtum und Status sind mir sehr wichtig.

Auswertung des Fragebogens und Einschätzung der Schemata Ihres Klienten

10–19: Sehr niedriger Wert. Dieses Schema spielt für Ihren Klienten keine Rolle.
20–29: Ziemlich niedrig. Dieses Schema spielt für Ihren Klienten eventuell manchmal eine Rolle.
30–39: Mäßig. Dieses Schema spielt im Leben Ihres Klienten offensichtlich eine Rolle.
40–49: Hoch. Dies ist für Ihren Klienten eindeutig ein wichtiges Schema.
50–60: Sehr hoch. Dies ist eines der wichtigsten Schemata Ihres Klienten.

Anhang B – Studien und ihre Ergebnisse

In diesem Anhang werden die Ergebnisse einer Studie beschrieben, in der die Effektivität eines ACT-Protokolls für eine zehnwöchige Gruppentherapie zur Behandlung interpersonaler Probleme untersucht wurde. (Das im Rahmen der Studie benutzte Protokoll war die Grundlage für das in Anhang C wiedergegebene Gruppenprotokoll.) Die randomisierte, kontrollierte Studie, die von Avigail Lev am *Wright Institute* durchgeführt wurde, nutzte das Protokoll für die Arbeit mit einer Gruppe von 44 männlichen Klienten in einer kommunalen Klinik für Substanzmißbrauch in Berkeley, Kalifornien. Die Teilnehmer wurden nach dem Zufallsprinzip einer von zwei Gruppen zugeteilt: einer TAU-Gruppe (die aus 22 Teilnehmern bestand) und einer Gruppe (mit ebenfalls 22 Teilnehmern), bei der das zehnwöchige ACT-Protokoll in Verbindung mit TAU angewandt wurde. (*Treatment As Usual* [TAU] war ein Tagesklinikprogramm, das 12-Schritte-Arbeit, Entspannungstraining, Wut-Management, Rückfallprävention und noch viele andere Aspekte umfaßte.) Vor und nach dem zehnwöchigen Behandlungsprogramm wurde zur Einschätzung das *Inventory of Interpersonal Problems* (IIP-64; Horowitz, Alden, Wiggins & Pincus 2000) benutzt.

Die Forscher überprüften verschiedene Hypothesen, doch die wichtigste war, daß die zusätzliche ACT-Behandlung (Experimentalgruppe) verglichen mit alleiniger TAU (Kontrollgruppe) zu einer Verringerung des dysfunktionalen interpersonalen Verhaltens führen würde. Diese Hypothese wurde durch Untersuchung der IIP-64-Resultate der Teilnehmer vor und nach der jeweiligen Behandlung überprüft. Die Tabelle am Ende dieses Anhangs enthält die Werte der Teilnehmer der Experimental- und der Kontrollgruppe vor und nach der Behandlung. (Nebenbei gesagt weist das IIP-64 eine ausgezeichnete interne Konsistenz auf, wobei die Messung nach der Behandlung im Einklang mit früheren Untersuchungen ein Cronbachs Alpha von 0.96 aufwies.)

Mit Hilfe einer Varianzanalyse (ANOVA) mit gemischt-faktoriellem Design wurde untersucht, ob sich für die Teilnehmer der Experimentalgruppe im Gegensatz zu denen der Kontrollgruppe im Zeitverlauf unterschiedliche Veränderungen hinsichtlich ihrer IIP-64-Werte erkennen ließen. Generell wurde ein Haupteffekt hinsichtlich der Beurteilungszeit der Messung beobachtet, insofern die IIP-64-Werte bei der Messung nach der Behandlung verglichen mit der Messung vor der Behandlung ($M = 1.45$, $SD = 0.66$), $F(1, 42) = 13.074$, $p < 0.01$, $\eta^2 = 0.237$ niedriger lagen ($M = 1.20$, $SD = 0.63$). Die Effektgröße legt den Schluß nahe, daß die Beurteilungszeit

23.7 Prozent der Varianz in den IIP-64-Scores erklärt. Dieser Haupteffekt basiert jedoch auf einer signifikanten Interaktion zwischen der Experimentalgruppe und der Beurteilungszeit, $F(1, 42) = 18.35$, $p < 0.001$, $\eta^2 = 0.304$, und zwar derart, daß sich für die Teilnehmer der ACT-Gruppe eine signifikante Verringerung der IIP-64-Scores hinsichtlich der Beurteilung vor der Behandlung ($M = 1.64$, $SD = 0.66$) verglichen mit denjenigen nach der Behandlung ($M = 1.09$, $SD = 0{,}62$), $t(21) = 5.41$, $p < 0.001$) ergab, wohingegen sich für die Kontrollgruppe keine statistisch signifikante Senkung der Scores vor der Behandlung ($M = 1.27$, $SD = 0{,}62$) verglichen mit denjenigen nach der Behandlung ($M = 1.31$, $SD = 0.64$) zeigte, $t(21) = -0.486$, $p = 0.63$, *ns*. Für die IIP-64-Scores ließ sich statistisch kein signifikanter Unterschied für die Messungen vor der Behandlung erkennen, $F(1, 42) = 1.84$, $p = 0.67$, *ns*, was den Schluß nahelegt, daß die beiden Stichproben einander hinsichtlich des Niveaus ihres dysfunktionalen interpersonalen Verhaltens vor der Behandlung entsprachen. Die Effektgröße für den Interaktionsterm deutet darauf hin, daß die Interaktion zwischen Behandlungsgruppe und Behandlungszeit 30.4 Prozent der Varianz der IIP-64-Scores erklärt. Diese ziemlich hohe Effektgröße (J. Cohen 1988) legt nahe, daß die ACT-Behandlung eine starke und möglicherweise bedeutsame Verringerung der dysfunktionalen interpersonalen Funktionsweise der Teilnehmer zur Folge hatte, die deutlich über dem Resultat der Kontrollgruppe lag.

Ein t-Test für unabhängige Stichproben, mit dem Unterschiede der IIP-64-Scores vor und nach der Behandlung in beiden Therapiegruppen verglichen wurden, stützt die Hypothese, daß sich für die Teilnehmer der ACT-Behandlungsgruppe ($M_{post} - M_{pre} = -0.55$) im Vergleich zur Kontrollgruppe ($M_{post} - M_{pre} = 0.05$), $t(42) = -4.28$, $p < 0.001$, $d = -1.23$, eine stärkere Reduktion ihres maladaptiven interpersonalen Verhaltens erreichen läßt. Cohens d repräsentiert eine erhebliche Effektgröße und läßt sich so interpretieren, daß die Differenz zwischen den Mittelwerten der IIP-64-Scores für die Experimentalgruppe um 1.23 Einheiten der Standardabweichung größer ist als die für die Kontrollgruppe.

Zusammenfassend kann festgestellt werden, daß sich die Haupthypothese mit den Daten des IIP-64 stützen läßt. Bei den Teilnehmern der Gruppe, die eine zehnwöchige ACT-Behandlung erhielt, war eine stärkere Besserung der interpersonalen Funktionsweise zu erkennen als bei den Teilnehmern der Kontrollgruppe. Angesichts der Ergebnisse früherer Untersuchungen, welche die Behandlung vieler verschiedener psychischer Probleme mit der ACT empirisch stützten (siehe Ruiz 2010), sind die hier berichteten Resultate recht vielversprechend für die Behandlung interpersonaler Probleme, wobei allerdings der geringe Umfang der Stichprobe es gebietet, mit der Deutung dieser Daten vorsichtig zu sein.

INVENTORY OF PERSONAL PROBLEMS (IIP-64) **Scores vor und nach der Behandlung**				
	ACT + TAU		TAU (Kontrollgruppe)	
	M	*SD*	*M*	*SD*
vor der Behandlung	1.64	0.66	1.27	0.62
nach der Behandlung	1.09	0.62	1.31	0.64
Differenz	– 0.55	0.48	0.05	0.44

ANMERKUNG: Negative Differenzen deuten auf eine Reduzierung problematischer Verhaltensweisen von der Messung vor der Behandlung zur Messung nach der Behandlung hin.

Anhang C – Gruppenprotokoll
(Geschrieben mit Koke Saavedra)

Dieser Anhang enthält ein vollständiges Protokoll für die Durchführung einer ACT-Gruppentherapie bei interpersonalen Problemen, die zehn Sitzungen von je neunzig Minuten umfaßt. Im Idealfall besteht eine solche Gruppe aus acht bis zehn Personen. Das Protokoll läßt sich aber auch leicht auf andere Gruppengrößen und andere Therapieformate anpassen. Auch die jeweils in einer Sitzung für bestimmte Elemente vorgegebene Zeitspanne kann verändert werden, wenn die Bedürfnisse der Gruppenmitglieder oder die Zielrichtung der Behandlung dies in einem konkreten Fall erforderlich macht.

Ein ähnliches Protokoll wurde mit guten Resultaten wissenschaftlich getestet (siehe Anhang B); allerdings war die Stichprobe, die in jener Studie untersucht wurde, relativ klein. Angesichts der dokumentierten Erfolge von ACT-Behandlungen bei zahlreichen psychischen Problemen (Ruiz 2010) sind wir der Auffassung, daß die meisten Klienten vom hier vorgestellten Protokoll profitieren werden, wenn die Behandlung mit der erforderlichen Sensibilität und Flexibilität durchgeführt wird.

Wir haben für jede einzelne Prozedur eine bestimmte Zeitspanne angegeben, verstehen diese Angaben aber nur als ungefähre Anhaltspunkte. Doch je nach Situation der Teilnehmer müssen Sie für bestimmte Arbeiten eventuell mehr Zeit veranschlagen. Und falls sich die Arbeit in einer Sitzung besonders lang hinzielt und Sie deshalb nicht alles eigentlich Geplante durchführen, können Sie den Rest in der nächsten Sitzung durcharbeiten. Weil das Programm für die letzten beiden Sitzungen nicht so umfangreich ist wie das für die vorherigen, können Sie gegen Ende flexibler agieren.

Sitzung 1

Sitzung 1 beginnt mit einer kurzen Achtsamkeitsübung, die den Gruppenmitgliedern den Weg zur Entwicklung dieser wichtigen Fertigkeit weisen soll. Der größte Teil dieser Sitzung ist der Psychoedukation über die zehn Schemata gewidmet, die sich auf interpersonale Beziehungen und das mit diesen oft verbundene Schema-Coping-Verhalten am stärksten beziehen. Die Sitzung schließt Whiteboard-Arbeit ein, die das Gespräch unter den Gruppenteilnehmern und die Auseinandersetzung mit den vorgestellten Themen fördern soll.

ABLAUF

1. **Führen Sie eine Einschätzung vor Behandlungsbeginn (beispielsweise mit Hilfe des *Young Schema Questionnaires* [YSQ], siehe Anhang A) und eine Ergebnismessung Ihrer Wahl durch.**
2. **Geleiten Sie die Gruppe bei einer Achtsamkeitsübung (*Achtsames Fokussieren* oder *Übung der fünf Sinne* — 5 Minuten).**
3. **Führen Sie eine Psychoedukation über Schemata durch (Merkblatt *Zehn zentrale Schemata* — 20 Minuten).**
4. **Lassen Sie die Teilnehmer mit Hilfe des Whiteboards erforschen, warum Schemata so mächtig sind (15–20 Minuten).**
5. **Führen Sie eine Psychoedukation über typisches Schema-Coping-Verhalten durch (Merkblatt *Die zehn häufigsten SCVs* und Metapher *Störenfried auf der Party* — 20 Minuten).**
6. **Lassen Sie in einer Whiteboard-Übung erforschen, wie Schemata Klienten emotional und kognitiv beeinflussen (20 Minuten).**
7. **Hausaufgabe (5 Minuten)**

1. Führen Sie eine Einschätzung vor Behandlungsbeginn durch

Lassen Sie die Klienten *vor* der Therapiesitzung einen Schemafragebogen ausfüllen. Wir empfehlen das *Young Schema Questionnaire.** Mit Hilfe des Schemafragebogens können die Gruppenteilnehmer ihre Schemata identifizieren; es handelt sich also nicht um einen Einschätzungstest. Vielmehr geht es um die Klärung der Frage, welche Schemata für die einzelnen Teilnehmer besonders wichtig sind. Anschließend können die Teilnehmer selbst entscheiden, an welchen ihrer markantesten Schemata sie arbeiten wollen. Außerdem sollten Sie ein Ihren Vorstellungen entsprechendes Ergebnismaß benutzen. Das könnte unter anderem das *Valued Living Questionnaire* (VLQ – Wilson, Sandoz, Kitchens & Roberts 2010), das *Automatic Thoughts Questionnaire* (ATQ – Hollon & Kendall 1980), das *Acceptance and Action Questionnaire-II* (AAQ-II – Bond *et al.* 2011) oder das *Inventory of Interpersonal Problems* (IIP-64 – Horowitz *et al.* 2000) sein.

* Eine ältere Version dieses Fragebogens (YSQ-2) ist vollständig in der deutschen Publikation *Kognitive Therapie für Persönlichkeitsstörungen* von Jeffrey Young (dgvt-Verlag) enthalten. Die aktuelle (englische!) Version wird auf der Website schematherapy.com angeboten. In Anhang A finden Sie einen von Jeffrey Young lizensierten Auszug des YSQ, der aber nur zu Anschauungszwecken, nicht zum Gebrauch in der therapeutischen Praxis, gedacht ist. Anm. d. Übers.

2. Eine kurze Achtsamkeitsübung

Geleiten Sie die Gruppe bei einer kurzen Achtsamkeitsübung – das kann entweder *Achtsames Fokussieren* oder die *Übung der fünf Sinne* (S. 58 ff.) sein.

3. Führen Sie eine Psychoedukation über Schemata durch

Geben Sie den Gruppenteilnehmern die Auswertung ihres Schemafragebogens und das Merkblatt *Zehn zentrale Schemata*. Lassen Sie sie die drei Schemata markieren, bei denen sie die höchste Punktzahl erreicht haben, und fragen Sie sie, ob diese Schemata für ihr Erleben charakteristisch sind. Sprechen Sie mit der Gruppe anschließend über das Schemakonzept und darüber, wie sich Schemata manifestieren. Das folgende Skript veranschaulicht, wie Sie dabei vorgehen können.

Ein maladaptives Schema ist im Grunde eine Überzeugung, die Sie selbst oder Ihre Beziehung zur Welt betrifft. Das Schema läßt bei Ihnen das Gefühl entstehen, daß mit Ihnen selbst, Ihren Beziehungen oder Ihrem Verhältnis zur Welt etwas nicht in Ordnung ist. Schemata bilden sich in der Kindheit heraus und entwickeln sich aufgrund länger andauernder dysfunktionaler Erlebnisse mit Eltern, Geschwistern und Gleichaltrigen im Laufe der Kindheit, und diese Entwicklung setzt sich fort, wenn Kinder ihre Erlebnisse zu verstehen beginnen und weitere Schmerzen zu vermeiden versuchen. Schemata entstehen durch wiederholte schädigende Botschaften über uns selbst, die uns durch frühe Erlebnisse (beispielsweise »Du bist schlecht« oder »Du kannst nichts richtig machen«) oder bestimmte traumatische Ereignisse übermittelt werden. Ist ein Schema erst einmal entstanden, ist es extrem stabil und wird zu einem Muster, das während des ganzen Lebens immer wieder zutage tritt.

Schemata sind wie eine Sonnenbrille, die alles, was Sie erleben, verzerrt darstellt. Sie färben die Art, wie Sie die Dinge sehen, und sie produzieren Annahmen und Voraussagen, die Ihnen vogaukeln, daß sie der Wahrheit entsprechen oder sich als wahr erweisen werden. In der Kindheit entstandene Schemata werden während des ganzen Erwachsenenlebens immer wieder aktiviert. Zu den häufigsten Triggern (»Auslösern«) von Schemata zählen belastende interpersonale Ereignisse und schwer zu ertragende Gedanken und Gefühle. Nachdem ein Schema aktiviert worden ist, bringt es mächtige automatische Gedanken und Gefühle über Sie selbst hervor, die zu Depression, Panik, Einsamkeit, Wut, Konflikten, schlechten beruflichen Leistungen, Süchten und Entscheidungsmängeln führen können. Schemata erschweren es Ihnen, sich in Beziehungen sicher zu fühlen, für die Erfüllung Ihrer eigenen Bedürfnisse zu sorgen und die Bedürfnisse anderer Menschen zu erfüllen.

ZEHN ZENTRALE SCHEMATA

Merkblatt

Jeffrey Young hat insgesamt 18 frühe maladaptive Schemata beschrieben. Zehn davon sind für interpersonale Beziehungen wichtig. Ein Schema ist eine zentrale Überzeugung. Diese Überzeugungen definieren, wer wir sind, und ermöglichen uns, uns im Leben zu orientieren. Sie sind der Ursprung jenes inneren Monologs, der für die Gedanken, Annahmen und Deutungen, welche die persönliche Weltsicht jedes Menschen prägen, charakteristisch sind. Ein Schema, das aktiviert wird, erzeugt intensive Emotionen. Sie müssen herausfinden, welche Schemata für Sie persönlich wichtig sind, und untersuchen, wie diese Ihr Leben und Ihre Interaktionen mit anderen Menschen beeinflussen; nur so können Sie in Ihren Beziehungen Veränderungen zum Positiven erreichen. Studieren Sie die folgende Liste der zehn für interpersonale Beziehungen relevanten Schemata, und halten Sie diese Liste immer griffbereit, damit Sie schnell feststellen können, welche Schemata in einer aktuellen Interaktion eine Rolle spielen.

- **Verlassenheit/Instabilität** Die Überzeugung, daß Menschen, die für Sie im Leben wichtig sind, instabil oder unzuverlässig sind.
- **Mißtrauen/Mißbrauch** Die Erwartung, daß man Sie durch Mißbrauch, Mißhandlung oder Vernachlässigung schädigen wird.
- **Emotionale Entbehrung** Die Erwartung, daß Ihr Bedürfnis nach emotionaler Unterstützung nicht erfüllt werden wird – was verschiedene Formen annehmen kann:
  - *Entbehrung nährender Zuwendung:* Mangel an Aufmerksamkeit
  - *Entbehrung von Empathie:* Mangel an Verständnis
  - *Entbehrung von Schutz:* Mangel an Anleitung
- **Unzulänglichkeit/Scham** Die Überzeugung, daß Sie unzulänglich, minderwertig oder nicht liebenswert sind.
- **Soziale Isolation/Entfremdung** Die Überzeugung, daß Sie nicht zu einer Gruppe gehören, daß Sie isoliert sind oder daß Sie sich radikal von anderen Menschen unterscheiden.
- **Abhängigkeit/Inkompetenz** Die Überzeugung, daß Sie unfähig oder hilflos sind und in erheblichem Maße Hilfe von anderen brauchen, bzw. daß Sie ohne einen bestimmten anderen Menschen nicht überleben können – oder beides.
- **Versagen** Die Überzeugung, daß Sie unzulänglich oder inkompetent sind und letztlich versagen werden.
- **Anspruchshaltung** Die Überzeugung, daß Sie es verdient haben, Privilegien zu genießen, und daß sie anderen überlegen sind.
- **Unterwerfung** Freiwilliges Erfüllen der Bedürfnisse anderer auf Kosten der Erfüllung der eigenen Bedürfnisse. Unterwerfung gegenüber anderen, um tatsächlich zu erwartende oder vermutete Konsequenzen zu vermeiden, oder Übergeben der Kontrolle an andere als Resultat tatsächlichen oder mutmaßlichen Zwangs.
- **Überhöhte Standards/übertrieben kritische Haltung** Die Überzeugung, daß Sie sehr hohen verinnerlichten Maßstäben gerecht werden müssen, um Kritik zu vermeiden. Dies hat die Beeinträchtigung von Lebensaspekten wie dem Erleben von Freude, Gesundheit und befriedigenden Beziehungen zur Folge.

4. Erforschen, warum Schemata so mächtig sind

Sprechen Sie mit den Klienten über die für sie wichtigsten Schemata und darüber, weshalb diese so mächtig und so schwer zu verändern sind. Notieren Sie Ideen, die von der Gruppe entwickelt werden, auf dem Whiteboard. Mögliche Gründe für die Entstehung von Schemata sind die Macht zentraler Überzeugungen, die Hartnäckigkeit alter Gewohnheiten, die Tatsache, daß Schemata Voraussagen über die Zukunft machen und uns deshalb helfen, uns sicher zu fühlen, daß Schemata sich selbst perpetuieren, daß wir sie als Wahrheiten über uns selbst erleben oder daß sie viele starke Emotionen und Gedanken hervorbringen.

5. Führen Sie eine Psychoedukation über typisches Schema-Coping-Verhalten durch

Nehmen Sie sich ein wenig Zeit, um zu erklären, was Schema-Coping-Verhalten (SCV) ist. Dazu können Sie zunächst die Metapher der *Popcorn-Maschine* anführen, um zu veranschaulichen, wie unablässig spontan Gedanken produziert werden:

> *Der Geist ist eine Popcorn-Maschine, die ständig Gedanken und Urteile produziert, die mit unseren Schemata verbunden sind, und die uns dazu drängt, alte eingefleischte Verhaltensweisen zu benutzen, um auf den mit unseren Schemata verbundenen Schmerz zu reagieren. Wenn ein Schema aktiviert wird, reagieren wir darauf in der Regel mit Verhaltensweisen, die diesen Schmerz unter Kontrolle zu bringen oder auszuschalten versuchen. Ich werde diese Verhaltensweisen als Schema-Coping-Verhalten bezeichnen. Sobald ein Schema aktiviert worden ist, versuchen wir mit allen Mitteln, die mit ihm verbundenen Gedanken und Gefühle loszuwerden – beispielsweise Scham, Angst, Furcht vor Zurückweisung oder Verletztheit. In der Regel benutzen wir eine der drei folgenden Strategien, um uns von unserem schemabezogenen Schmerz zu befreien: Angriff, Unterwerfung und Vermeiden. Ich gebe Ihnen nun ein Merkblatt, auf dem die zehn Schema-Coping-Verhaltensweisen beschrieben werden, die für Beziehungen am schädlichsten sind.*

Geben Sie den Teilnehmern nun das Merkblatt *Die zehn häufigsten Schema-Coping-Verhaltensweisen* (basierend auf Young *et al.* 2003 – siehe S. 168). Nach einem Gespräch über diese besonders verbreiteten Arten von Coping-Verhalten können Sie sich dem Preis zuwenden, den Klienten bezahlen müssen, wenn sie auf diese Verhaltensweisen zurückgreifen, und Sie können darauf eingehen, wie wichtig die Bereitschaft ist, Gedanken an schwierige private Erlebnisse zuzulassen, die sich einstellen, wenn man sich wertebasiertem Handeln widmet.

DIE ZEHN HÄUFIGSTEN SCHEMA-COPING-VERHALTENSWEISEN **Merkblatt**

SCHEMAÜBERKOMPENSATION

- **Aggression oder Feindseligkeit** Wenn Sie auf ein schemaaktivierendes Ereignis aggressiv oder feindselig reagieren, gehen Sie zum Gegenangriff über, indem Sie beschuldigen, kritisieren, herausfordern oder Widerstand entwickeln.
- **Dominanz oder exzessive Selbstbehauptung** In diesem Fall versuchen Sie, anderen Menschen Ihren Willen aufzuzwingen, um Ihre Ziele zu erreichen.
- **Bemühen um Anerkennung oder Status** Die Schemaüberkompensation besteht hier darin, daß Sie andere zu beeindrucken und durch große Erfolge und einen besonderen Status die Aufmerksamkeit auf sich zu ziehen versuchen.
- **Manipulation oder Ausbeutung** Hier bemühen Sie sich um die Erfüllung Ihrer eigenen Bedürfnisse, ohne andere erkennen zu lassen, worum es Ihnen geht. Dabei können Verführung und Unaufrichtigkeit eine Rolle spielen.
- **Passive Aggression oder Rebellion** Sie tun so, als würden Sie in etwas einwilligen, rebellieren aber in Wahrheit, indem Sie das, was zu tun ist, hinauszögern, indem Sie sich beklagen, indem Sie langsam sind, schmollen oder schlechte Leistungen erbringen.

SICH IN EIN SCHEMA FÜGEN

- **Einwilligung oder Abhängigkeit** Bei dieser Art von Reaktion auf ein schemaaktivierendes Ereignis verlassen Sie sich auf andere, geben nach, verhalten sich abhängig und passiv, vermeiden Konflikte und versuchen, anderen zu Gefallen zu sein.

SCHEMAVERMEIDUNG

- **Sozialer Rückzug oder übertriebenes Autonomiestreben** Bei diesem Coping-Verhalten isolieren Sie sich, unterbrechen die Verbindung zu anderen Menschen und ziehen sich von ihnen zurück. Möglicherweise wirken Sie bei alldem übertrieben unabhängig und selbstsicher, oder Sie widmen sich verstärkt dem Lesen, Fernsehen, Computerarbeiten und anderen Tätigkeiten, bei denen Sie vorzugsweise allein sind.
- **Zwanghafte Suche nach Stimulation** Dieses Coping-Verhalten sucht Anregung oder Ablenkung durch zwanghafte Aktivitäten wie Kaufzwang, Sexsucht, Spielsucht, Risikosucht oder körperliches Aktivsein.
- **Suchtartige Selbstberuhigung** Hier suchen Sie Anregung durch den Konsum von Drogen, Alkohol und Essen oder durch exzessive Selbststimulation.
- **Psychischer Rückzug** Bei diesem Coping-Verhalten flüchten Sie in die Dissoziation, ins Leugnen, in Phantasien oder in andere Formen des Rückzugs nach innen.

Die Metapher des *Störenfrieds auf der Party* (ähnlich einer Metapher in Hayes *et al.* 1999/2004) ist in diesem Zusammenhang nützlich. Empfehlen Sie den Gruppenmitgliedern, über ihr eigenes Coping-Verhalten nachzudenken, während sie sich die Geschichte anhören, und bitten Sie sie, Ihnen anschließend mitzuteilen, was sie selbst während einer solchen Party tun würden, wenn ihr Schema aktiviert würde. Es geht hier also um eine interaktive Nutzung der Geschichte, nicht nur um die Schilderung einer Geschichte aus didaktischen Motiven:

Um Ihnen ein Beispiel dafür zu schildern, wie die Gedanken und Gefühle, die mit einem Schema verbunden sind, Sie dazu bringen können, schädliche Coping-Strategien anzuwenden, und um Ihnen zu verstehen zu helfen, wie Ihre Bemühungen, schemabedingte Schmerzen zu vermeiden, Sie dazu bringen können, das Schema durch Ihr Verhalten noch zu verstärken, möchte ich Sie nun bitten, sich Schemata als laute und widerliche Ungeheuer vorzustellen. Stellen Sie sich vor, Sie wollen eine Party veranstalten, die größte Party, die Sie jemals organisiert haben, und Sie sind völlig begeistert von Ihrem Vorhaben. Sie versenden also Einladungen und laden alle Welt zu Ihrer Party ein.

Die Party ist für Sie sehr wichtig. Sie wünschen sich, daß sie ein Riesenerfolg wird. Deshalb ist es kaum verwunderlich, daß sich Ihr Schema Versagen *zu Wort meldet und zu Ihnen sagt: »Diese Party ist entsetzlich. Die Gäste werden keinen Spaß haben. Danach wird nie mehr jemand zu deinen Partys kommen. Das Essen ist ein ungenießbarer Fraß. Auch die Musik ist schlecht. Nichts klappt richtig, und die Gäste wirken völlig gelangweilt.« Sie versuchen also, Ihr Schema* Versagen *loszuwerden: Sie versuchen, ihm die Tür vor der Nase zuzuschlagen; aber es gelingt ihm, sich trotzdem einen Weg ins Haus zu bahnen. Sie versuchen, es aus dem Haus zu drängen, aber es wehrt sich, und durch das Gerangel entsteht ein riesiger Tumult. Und je verbissener Sie mit Ihrem Schema kämpfen, um so weniger gefällt es Ihren Gästen.*

Vielleicht versuchen Sie auch, das Schema Versagen *zu widerlegen, indem Sie sich um Bestätigung bemühen: Sie fragen alle Gäste, ob sie sich gut amüsieren, ob sie sich langweilen, ob ihnen die Musik gefällt, ob sie etwas brauchen, ob das Essen gut ist. Oder Sie versuchen, dem Schema zu entkommen, indem Sie sich zurückziehen oder sich ständig darum bemühen, alles perfekt zu machen. Vielleicht sind Sie mit der Darstellung Ihres Schemas, daß Ihre Gäste keinen Spaß an der Party haben, aber auch einverstanden, und Sie verhalten sich entweder defensiv oder aggressiv und sagen Dinge wie: »Ihr habt aber auch immer was an meinen Partys auszusetzen. Ihr tanzt nicht einmal. Und Ihr beschwert euch jedesmal über das Essen. So etwas würde ich niemals tun, wenn ich zu einer eurer Partys käme.« Oder Sie be-*

schließen, völlig zu kapitulieren, sich in Ihr Schlafzimmer zurückzuziehen und die ganze Idee mit der Party aufzugeben.

Sie wollen Ihre Party genießen, sind aber so sehr damit beschäftigt, Ihr Schema zu vermeiden und es loszuwerden, daß Sie nicht in der Lage sind, sich an der Party zu erfreuen. Aber wenn es nun gar nicht möglich wäre, den schemabedingten Schmerz zu vermeiden? Wenn er unter bestimmten Umständen grundsätzlich immer auftreten würde? Was wäre, wenn der Schmerz bei jedem Ihrer Versuche, etwas zu tun, das Ihnen wichtig ist, aufträte – beispielsweise wenn Sie Ihr Leben in Ordnung zu bringen versuchten, zu einem Vorstellungsgespräch gehen, eine Liebesbeziehung beginnen oder eine phantastische Party veranstalten wollten? Können Sie sich vorstellen und wären Sie bereit, Ihrem Schema – Versagen, Unzulänglichkeit, Verlassenheit oder was auch immer – zu gestatten, einfach da zu sein, während Sie etwas tun, das Ihnen wichtig ist, zum Beispiel eine Party veranstalten und sie genießen? Könnten Sie all die Gefühle und Gedanken, die mit Ihrem Schema verbunden sind, einfach zulassen und trotzdem bei der Party präsent sein und daran teilnehmen, ohne gegen die Gedanken und Gefühle anzukämpfen? Wären Sie bereit, auf eine neue Art zu Ihrem Schema in Beziehung zu treten – indem Sie es vielleicht einladen, sich ein wenig von ihm fern halten, es beobachten und sich bei alldem stets vor Augen halten, daß einzig und allein Sie darüber entscheiden, ob Ihr Verhalten davon beeinflußt werden soll? Können Sie sich an eine Situation erinnern, in der schemabedingte Gedanken und Gefühle Sie davon abzuhalten versucht haben, etwas für Sie Wichtiges zu tun, Sie sich von Ihrem Vorhaben aber nicht haben abbringen lassen?

6. Lassen Sie die Klienten erforschen, wie Schemata sie emotional und kognitiv beeinflussen

Helfen Sie den Gruppenteilnehmern zu erforschen, wie Schemata sie emotional und kognitiv beeinflussen. Welche Emotionen und Gedanken sind gewöhnlich mit bestimmten Schemata verbunden? Schreiben Sie die zehn wichtigsten Schemata auf das Whiteboard, und lassen Sie die Gruppenteilnehmer Gedanken und Gefühle nennen, die bei ihnen auftauchen, wenn bestimmte Schemata aktiviert sind. Notieren Sie die jeweils relevanten Emotionen und Gedanken neben den einzelnen Schemata. Fordern Sie die Gruppenteilnehmer auf, mit Hilfe des Merkblatts *Die zehn häufigsten Schema-Coping-Verhaltensweisen* die Schema-Coping-Strategien zu identifizieren, die sie am häufigsten benutzen. Lassen Sie sie auch untersuchen, wie sich die Nutzung eines bestimmten SCV auswirkt.

7. Hausaufgabe

Erklären Sie den Gruppenteilnehmern, wie wichtig es ist, Hausaufgaben auszuführen, und daß die Hausaufgaben für Veränderungen und Fortschritte in einer Therapie unverzichtbar sind. Hausaufgaben geben Klienten die Möglichkeit, in ihren Beziehungen neue Fertigkeiten zu üben und deren Funktionalität zu erforschen. Stellen Sie der Gruppe anschließend folgende Hausaufgabe für die ganze nächste Woche:

- Die Teilnehmer sollen darauf achten, wann bei ihnen Schemata aktiviert werden, und dann herausfinden, um welches Schema es sich jeweils handelt. Außerdem sollen sie beobachten, wodurch das Schema aktiviert wurde, und auf eventuelle Reaktionen oder Handlungsdrängen achten.
- Die Gruppenteilnehmer sollen sich täglich mindestens drei Minuten lang im *Achtsamen Fokussieren* üben.

Sitzung 2

Auch Sitzung 2 beginnt mit einer kurzen Achtsamkeitsübung, die den Gruppenteilnehmern helfen soll, diese Fertigkeit weiterzuentwickeln. In dieser Sitzung geht es in erster Linie um die Entwicklung kreativer Hoffnungslosigkeit (Hayes *et al.* 1999/2004). Zu diesem Zweck untersuchen die Teilnehmer ihre typischen SCVs und schätzen deren Funktionalität und die mit dem Verhalten verbundenen Kosten ein. Außerdem entwickeln sie durch Erforschen ihrer Schematrigger und ihrer schemabezogenen Gedanken, Gefühle und Coping-Strategien ihr Gewahrsein der Signale, die ihnen anzeigen, daß bei ihnen Schemata aktiviert wurden, was dazu führen kann, daß sie lernen, auf solche Ereignisse vorsichtiger zu reagieren.

ABLAUF

1. **Geleiten Sie die Gruppe bei einer Achtsamkeitsübung (*Achtsames Fokussieren* oder *Übung der fünf Sinne* — 5 Minuten).**
2. **Sprechen Sie mit den Gruppenteilnehmern darüber, wie es ihnen mit den Hausaufgaben aus Sitzung 1 ergangen ist (15–20 Minuten).**
3. **Erforschen Sie mit der Gruppe im Rahmen einer Whiteboard-Übung Schematrigger, Coping-Verhaltensweisen und Resultate (*Arbeitsblatt Schematrigger, schemabezogene Gedanken, Gefühle und Coping-Verhaltensweisen* — 40 Minuten).**
4. **Untersuchen Sie im Rahmen einer Whiteboard-Übung kreative Hoffnungslosigkeit (20 Minuten).**
5. **Hausaufgabe (5 Minuten)**

1. Geleiten Sie die Gruppe bei einer Achtsamkeitsübung

Leiten Sie die Gruppenteilnehmer dazu an, eine kurze Achtsamkeitsübung auszuführen – entweder *Achtsames Fokussieren* oder *Übung der fünf Sinne* (Kapitel 4)

2. Auswertung der Hausaufgaben

Bitten Sie die Teilnehmer, sich über ihre Erlebnisse bei Schemaaktivierungen im Laufe der vergangenen Woche zu äußern.

3. Erforschen von Schematriggern, Coping-Verhaltensweisen und Resultaten

Rekapitulieren Sie kurz, was Schema-Coping-Verhalten ist, und erklären Sie anschließend, wie es zu seiner Anwendung kommt.

Wie in der vorigen Sitzung erklärt wurde, sind Schema-Coping-Verhaltensweisen (SCVs) Reaktionen, die schemabezogenen Schmerz blockieren oder unter Kontrolle bringen sollen. Solche Verhaltensweisen können kurzfristig lindernd wirken, stärken aber langfristig das aktive Schema, so daß es noch »echter« wirkt, und letztendlich verstärken sie den schemabezogenen emotionalen Schmerz.

Vielleicht fragen Sie sich, wie wir uns solche schädlichen Verhaltensweisen aneignen. Wir lernen sie, indem wir beobachten, wie unsere Eltern und andere Mitglieder unserer Ursprungsfamilie mit Schmerzen umgehen. Vielleicht ist unser Vater immer wütend geworden und zum Angriff übergangen, wenn er sich verletzt fühlte. Und vielleicht ist unsere Mutter in solchen Situationen zusammengebrochen, und sie hat aufgegeben. Oder eine Schwester hat sich in in ihr Zimmer zurückgezogen. Und ein Bruder hat angefangen zu trinken.

Manchmal entwickeln wir auch spontan bestimmte SCVs. Wird ein Schema aktiviert, kommt uns plötzlich eine Idee, wie wir darauf reagieren können, von der wir uns versprechen, daß sie den mit dem Schema verbundenen emotionalen Schmerz lindern wird. Und weil die Methode zumindest zeitweise ihren Zweck zu erfüllen scheint, bleiben wir dabei und benutzen sie in ähnlichen Situationen immer wieder.

Das Problem an SCVs ist, daß sie oft andere Menschen, Beziehungen und letztlich auch diejenigen, die sie benutzen, verletzen. Unsere Beziehungen zu Menschen, die uns wichtig sind, fühlen sich dann nicht mehr gut an, und die Betreffenden geben uns nach einer Weile auf oder werden uns gegenüber hart und ziehen sich zurück. Obwohl SCVs also zeitweilig lindernd wirken können, führen sie längerfristig dazu, daß wir uns noch schlechter fühlen – und manchmal verlieren wir durch sie sogar Menschen, die uns sehr wichtig sind.

Stellen Sie die sechs für interpersonale Beziehungen wichtigen Domänen vor: Arbeit, Freunde, Familie, intime Beziehungen, Elternschaft und Gemeinschaftsleben. Verteilen Sie danach das *Arbeitsblatt Schematrigger, schemabezogene Gedanken, Gefühle und Coping-Verhaltensweisen* (S. 174).

Bitten Sie die Gruppenteilnehmer, darüber nachzudenken, welches Schema bei ihnen am stärksten wirkt, und dieses dann über das Arbeitsblatt zu schreiben. Sie können aber auch verschiedene Schemata für die einzelnen Domänen auf dem Blatt notieren. Beispielsweise könnte in der Domäne Arbeit das Schema *Versagen* am wichtigsten sein, und in der Domäne der intimen Beziehung könnte das Schema *Verlassenheit* die Hauptrolle spielen. Bitten Sie die Teilnehmer anschließend, darüber nachzudenken, wodurch ein Schema in einer bestimmten Domäne aktiviert wird. Sprechen Sie ein paar Minuten lang über Trigger wie Kritik, Wut, Rückzug und Forderungen anderer sowie Gefühle der Nähe, Verletzlichkeit oder Eifersucht. Helfen Sie einem der Gruppenteilnehmer, seine Trigger in den einzelnen Domänen

ARBEITSBLATT SCHEMATRIGGER, SCHEMABEZOGENE GEDANKEN, GEFÜHLE UND COPING-VERHALTENSWEISEN

Domäne	Schema	Trigger	Schemagedanken	Schemagefühle	SCVs
Arbeit					
Freunde					
Familie					
intime Beziehungen					
Elternschaft					
Gemeinschaftsleben					

auf dem Whiteboard zu notieren, während die anderen ihre Trigger auf ihren Arbeitsblättern vermerken.

Lassen Sie die Gruppenteilnehmer sich an Situationen erinnern, in denen ihre Schemata aktiviert wurden, und bitten Sie sie, Gedanken und Gefühle zu identifizieren, die in der Regel mit bestimmten Schemata verbunden sind. Helfen Sie ihnen, sich möglichst konkret zu äußern, so viele Gedanken und Gefühle wie möglich zu identifizieren und diese dann auf dem Arbeitsblatt zu notieren.

Erforschen Sie als nächstes Schema-Coping-Verhaltensweisen, indem Sie ein paar Fragen wie die folgenden stellen:

Wenn Ihr Schema aktiviert wird, was tun Sie dann? Nehmen wir einmal an, bei Ihnen spielt das Schema Unzulänglichkeit/Scham eine Rolle: Wie gehen Sie damit um, wenn Sie kritisiert werden? Und wie werden Sie mit Scham oder Verletztheit fertig?

Arbeiten Sie auch in diesem Fall mit einem Gruppenteilnehmer, und notieren Sie dessen Coping-Verhalten auf dem Whiteboard, während die übrigen Teilnehmer ihre SCVs auf ihren Arbeitsblättern notieren. Sprechen Sie mit den Teilnehmern darüber, was passiert, wenn sie ein SCV benutzen, und ob es den angestrebten Zweck erfüllt. Erforschen Sie ganz konkret die Resultate, die von einem bestimmten Gruppenteilnehmer in einer bestimmten Beziehung mit einem SCV erreicht werden. Hat sich das Verhalten längerfristig positiv oder negativ auf die Beziehung ausgewirkt? Erforschen Sie die Schemaerhaltung und die Art, wie Coping-Verhalten schemabezogenen Schmerz aufrechterhält oder verstärkt. So können Sie z. B. darauf hinweisen, daß wir umso wahrscheinlicher verlassen werden, je stärker wir uns bemühen, es zu vermeiden, indem wir Coping-Verhalten wie Mißtrauen, Anklagen und Beschuldigen verwenden, weil diese das Schema *Verlassenheit/Instabilität* aufrechterhalten.

4. Kreative Hoffnungslosigkeit erforschen

Benutzen Sie die Coping-Verhaltensweisen, die die Gruppenteilnehmer auf dem *Arbeitsblatt Schematrigger, schemabezogene Gedanken, Gefühle und Coping-Verhaltensweisen* identifiziert haben, um mit der Arbeit an der kreativen Hoffnungslosigkeit zu beginnen. Diese wichtige ACT-Strategie ist einerseits sehr wirksam, andererseits aber eine sehr große Herausforderung. Deshalb empfiehlt es sich, zur Stärkung der Motivation die Teilnehmer erforschen zu lassen, wie wirksam altbekannte Strategien schemabezogenen Schmerz langfristig zu verringern vermocht haben:

Sie sollen jetzt alle Verhaltensweisen notieren, die Sie ausprobiert haben, um jene schmerzhaften Gefühle loszuwerden, die mit aktivierten Schemata verbunden sind.

Da viele von Ihnen bei sich das Schema Versagen erkannt haben, werden wir es für diese Übung nutzen. Mit welchen Strategien haben Sie Gefühle der Unzulänglichkeit, Furcht, Hoffnungslosigkeit, des Mangels an Selbstachtung, der Angst und dergleichen mehr zu vermeiden versucht?

Während Sie auf dem Whiteboard Strategien notieren, erforschen Sie weiter, mit Hilfe welcher dieser Techniken es gelungen ist, Schmerzen dauerhaft zu eliminieren. Fahren Sie mit dieser Untersuchung fort, und notieren Sie Arten des Vermeidens, um zu den zugrundeliegenden Kontrollstrategien der Gruppenteilnehmer zu gelangen, mit deren Hilfe sie schemabezogenen Schmerz zu vermeiden versucht haben:

Alle diese Strategien haben Sie also benutzt, um diesen tiefen Schmerz zu vermeiden. Nun haben Sie aber gesagt, daß keine davon Sie langfristig von diesem Schmerz befreit hat. Vielleicht haben Sie eine Weile ein wenig Linderung verspürt, aber längerfristig ist der Schmerz stärker geworden. Sie haben lange viel Mühe darauf verwendet, den Schmerz zu eliminieren, aber er ist trotzdem immer wieder aufgetreten. Sie haben die unterschiedlichsten Strategien erprobt, aber das Problem ist trotzdem geblieben. Dieser Kampf tobt auch jetzt noch; und der Schmerz meldet sich immer wieder.

Was wäre, wenn sich der Schmerz nicht vermeiden ließe? Wenn der schemabezogene Schmerz nie aufhören würde? Was wäre, wenn er in Ihnen tobte? Vielleicht geht es gar nicht darum, den Schmerz loszuwerden. Vielleicht ist die Antwort im Schmerz selbst verborgen. Was wäre, wenn dieser vertraute Schmerz jedesmal in Erscheinung träte, wenn Sie versuchten, sich einem Ziel zu nähern, das Ihnen sehr wichtig ist? Vielleicht ist die Lösung, daß Sie lernen, zu diesem Schmerz anders als bisher in Beziehung zu treten: indem Sie Ihr Schema beobachten, indem Sie es mit Neugierde betrachten und indem Sie bereit sind, den Schmerz zuzulassen, während Sie an etwas arbeiten, das für Sie ebenso wichtig wie bedeutsam ist.

Worüber haben wir die Kontrolle? Was können wir verändern? Können wir unsere Schemata und die mit ihnen verbundenen Gedanken und Gefühle vermeiden? Können wir unsere SCVs verändern?

5. Hausaufgabe

Geben Sie den Gruppenteilnehmern für die ganze kommende Woche folgende Hausaufgabe:

- Die Augenblicke beobachten, in denen Schemata aktiviert werden, auf Coping-Verhalten achten und deren Resultate einschätzen.
- Täglich mindestens zehn Minuten *Achtsames Fokussieren* üben.

Sitzung 3

Wie in der ersten und zweiten Sitzung beginnen wir auch diesmal mit einer kurzen Achtsamkeitsübung. In der Sitzung wird die Erforschung der Resultate alten Coping-Verhaltens fortgesetzt, mit dem Ziel festzustellen, daß sie langfristig nicht nützlich sind. Diese Arbeit hilft den Gruppenteilnehmern, zur kreativen Hoffnungslosigkeit zu gelangen, denn dies muß geschehen, bevor die Therapie weitergehen kann. Es handelt sich hier um eine Vorbereitung darauf, etwas Neues auszuprobieren.

ABLAUF

1. **Geleiten Sie die Gruppe bei einer Achtsamkeitsübung *(Achtsames Fokussieren* oder *Übung der fünf Sinne* — 5 Minuten).**
2. **Gespräch über die Erfahrungen bei den Hausaufgaben aus Sitzung 2 (15–20 Minuten).**
3. **Untersuchen der Kosten von SCVs im Rahmen einer Whiteboard-Übung *(Arbeitsblatt Resultate von SCVs* — 30 Minuten).**
4. **Gespräch über kreative Hoffnungslosigkeit und Verwendung von Metaphern wie *Kampf im Treibsand* und *Ein Loch graben*, um den Gruppenteilnehmern zum Verständnis dieses wichtigen Konzepts zu verhelfen (20 Minuten).**
5. **Den Gruppenteilnehmern helfen, den Kampf um die Kontrolle zu beenden. Dies geschieht mit Hilfe einer Visualisation, die auf einer Metapher über *Himmel und Wetter* basiert (10 Minuten).**
6. **Hausaufgaben (5 Minuten)**

1. Kurze Achtsamkeitsübung

Geleiten Sie die Gruppe bei einer kurzen Achtsamkeitsübung – entweder *Achtsames Fokussieren* oder *Übung der fünf Sinne* (siehe Kapitel 4).

2. Gespräch über die Hausaufgaben

Bitten Sie die Gruppenteilnehmer, über Situationen während der letzten Woche zu berichten, in denen ihre Schemata aktiviert wurden, und zu beschreiben, wie sie jeweils darauf reagiert haben.

Arbeitsblatt Resultate von SCVs

Domäne	SCV	Resultate
Arbeit		
Freunde		
Familie		
intime Beziehungen		
Elternschaft		
Gemeinschaftsleben		

3. Untersuchen der Kosten von SCVs

Verteilen Sie das *Arbeitsblatt Resultate von SCVs*, und bitten Sie die Gruppenteilnehmer, darauf zu notieren, was in den einzelnen Domänen geschieht, wenn sie ihr typisches Coping-Verhalten benutzen; dabei geht es um die wichtigsten Ergebnisse. Erklären Sie, daß das Resultat eines Coping-Verhaltens in der Wirkung besteht, die es auf eine bestimmte Beziehung und auf die an dieser Beziehung beteiligte andere Person hat. Bitten Sie die Teilnehmer, darüber nachzudenken, wie sich die Beziehung durch die Nutzung des betreffenden Coping-Verhaltens verändert.

Arbeiten Sie mit einem Gruppenteilnehmer, und notieren Sie dessen Resultate auf dem Whiteboard, während die übrigen Teilnehmer ihre Arbeitsblätter ausfüllen. Fragen Sie den Teilnehmer, mit dem Sie direkt arbeiten, ob die verschiedenen Resultate aus seiner Sicht positiv oder negativ waren. Das Gespräch kann der gesamten Gruppe helfen zu erkennen, wie dysfunktionales Coping-Verhalten oft Schemata, schemabezogene Gefühle und letztlich auch interpersonale Probleme verstärkt.

4. Gespräch über kreative Hoffnungslosigkeit

Wenn Klienten sich über die Kosten dysfunktionaler Verhaltensweisen im klaren sind, erfüllen sie die Voraussetzungen für die Arbeit an der kreativen Hoffnungslosigkeit – ein schmerzhafter, aber wichtiger Punkt, an dem die Gruppenteilnehmer neue Lösungen entdecken und sich neuartigen wertebasierten Verhaltensweisen verpflichten. Fordern Sie die Gruppe zunächst auf, sich einzugestehen, welche Kosten die SCVs verursachen. Anschließend können Sie den Begriff »kreative Hoffnungslosigkeit« erläutern und erklären, daß die Lösung darin besteht, den Schmerz anzuerkennen und sich damit zu konfrontieren:

> *Die meisten Ihrer Bemühungen, auf diese altbekannten Arten mit Schemata zurechtzukommen, scheinen noch mehr Schmerzen zu erzeugen – sowohl für Sie selbst als auch für die Menschen, die Ihnen nahestehen. Ist es nicht so?*
>
> *Kreative Hoffnungslosigkeit ist die Erkenntnis, daß alles, was Sie versucht haben, um schemabezogenen Schmerz unter Kontrolle zu bringen und zu minimieren, zu nichts geführt hat und daß diese Bemühungen den Schmerz sogar noch verstärkt haben. Nachdem Ihnen nun klar ist, daß Ihre alten Coping-Strategien noch mehr Schmerz erzeugt haben, können Sie über andere Lösungsmöglichkeiten nachdenken. Wenn das Weglaufen vor schemabezogenem Schmerz und das Vermeiden zu nichts führen, besteht die Lösung vielleicht darin, mit dem Davonlaufen aufzuhören. Vielleicht ist die Lösung sogar im Schmerz selbst zu suchen. Wie wäre es, wenn die*

Konfrontation mit der Furcht, Scham und Verletztheit, die mit Ihren Schemata verbunden sind, die Antwort wäre?

Manchmal bleiben Gruppenteilnehmer beim Vermeiden, oder sie haben Schwierigkeiten zu akzeptieren, daß Vermeiden zu noch mehr Schmerz führt. Sie können diese Dynamik dann wie folgt zu erklären versuchen:

Das Problematische an unserem Kampf gegen Gedanken und Gefühle ist, daß unsere Gedanken und Gefühle um so stärker werden, je hartnäckiger wir gegen sie kämpfen. Je mehr wir Schmerz zu vermeiden versuchen, um so stärker wird der Schmerz.

Metaphern können in solchen Situationen nützlich sein. Beispielsweise können Sie zur Veranschaulichung des Konzepts die *Treibsand*-Metapher (Hayes & Smith 2005/2007) und eventuell auch die Metapher *Ein Loch graben* (Hayes *et al.* 1999/2004) benutzen, die beide in Kapitel 4 dieses Buches beschrieben werden. Nachdem Sie eine der genannten Metaphern vorgestellt haben, können Sie mit den Klienten ein Gespräch über ihre Gedanken beginnen und ihre Antworten auf dem Whiteboard notieren:

Welche Kosten verursacht der Kampf im Treibsand und der Versuch, schmerzhafte Gedanken und Gefühle zu beseitigen? Welche interpersonalen und emotionalen Kosten sind damit verbunden?

5. Den Gruppenteilnehmern helfen, den Kampf um die Kontrolle zu beenden

Die ebenso einfache wie tiefgründige Metapher, die beschreibt, wie der Himmel das Wetter (ent-)hält (Harris 2009/2011), verhilft den Gruppenteilnehmern zu der Erkenntnis, daß schmerzhafte Erlebnisse vorübergehend sind, was ihnen wiederum erleichtert, sich aus ihrem Kampf um Kontrolle zu lösen. Außerdem kann sich auf diese Weise die Tür zur Entwicklung der Beobachterperspektive öffnen. Es folgt ein Skript für eine auf der Metapher von *Himmel und Wetter* basierende Visualisation.

Wenn Sie also versuchen, die Kontrolle über Ihre Gedanken, Gefühle und inneren Empfindungen zu erlangen, und Sie merken, daß das zu nichts führt, was können Sie dann tun? Ich möchte Sie nun durch eine Visualisation geleiten, die Ihnen zu erkennen helfen wird, wie Sie mit diesen Dingen anders umgehen können. Wenn Sie bereit sind, dann schließen Sie jetzt die Augen, richten die Aufmerksamkeit auf Ihren Atem und spüren, wie die Luft in die Nasenöffnungen hinein und wieder aus ihnen heraus strömt. Spüren Sie auch Ihre Füße auf dem Boden. Und treten Sie zu dem Ort in Kontakt, an dem Sie sich in diesem Augenblick befinden.

Und nun stellen Sie sich vor, Sie sind der Himmel. Der Himmel ist immer da, und er birgt das Wetter, das sich ständig verändert. Manchmal ist es wolkig und dunkel, manchmal schneit es, manchmal fällt Regen, und dann wieder scheint die Sonne, und ein sanfter Wind treibt flauschige Wolken vor sich her. Während Wind, Sturm, Regen und Sonne kommen und gehen, bleibt der Himmel immer gleich und läßt jede Veränderung des Wetters geschehen. Der Himmel hat kein Interesse an einer speziellen Art von Wetter. Und wie sonnige und bewölkte Tage kommen und gehen, so kommen und gehen auch Gedanken und Emotionen.

Unterschiedliche Arten von Wetter sind lebensnotwendig. Wir könnten einen wunderschönen Sonnentag nicht so sehr genießen, wenn der Himmel täglich hell und blau wäre. Wir brauchen aber auch Regen und Schnee, weil sie uns Wasser bringen. Und ebenso brauchen wir die schwierigen Emotionen, denn sie lassen uns erkennen, wann wir vom Weg abgekommen sind und ob wir etwas wirklich Wichtiges aus dem Blick verloren haben.

Glauben Sie, Sie könnten Ihr gesamtes Wetter beobachten, ohne dagegen zu kämpfen und ohne zu versuchen, es zu verändern? Könnten Sie die Empfindungen in Ihrem Körper, die Gedanken in Ihrem Geist und die Emotionen, die aufkommen und wieder verebben, einfach nur beobachten? Manchmal sind Sie glücklich, manchmal traurig und manchmal furchtsam. Wären Sie bereit, alles, was Sie erleben, einfach nur zur Kenntnis zu nehmen, in jedem Augenblick?

Der Himmel zu sein ist so, wie wenn man sein eigenes Erleben beobachtet. Das Beobachter-Selbst ist klar und grenzenlos und jederzeit bereit, vorüberziehende Erlebnisse zuzulassen, so wie der Himmel. Das Beobachter-Selbst ist ein Ort, von dem aus Sie alle Ihre Erlebnisse zulassen können, ohne ihnen Widerstand entgegenzusetzen und ohne mit ihnen zu ringen. Außerdem können Sie sich von diesem Ort aus für Handlungen entscheiden, die dem Menschen gemäß sind, der Sie in Ihren Beziehungen sein möchten.

Für das Beobachter-Selbst sind Gedanken und Emotionen wie das Wetter, das unablässig vorüberzieht, sich ständig verändert. Problematische Gedanken und Emotionen einschließlich derjenigen, die durch Ihre Schemata aktiviert wurden, gleichen beängstigenden Stürmen mit Donner, Blitz und heulendem Wind. Irgendwann beruhigt sich auch solch ein Sturm wieder, und die Luft wird wieder klar. Daß im Himmel Stürme auftreten, ist unvermeidbar; sie sind nun einmal ein Teil des Wetters. Wenn wir lernen, nicht mehr gegen unser Wetter zu kämpfen und statt dessen die Dinge einfach aufmerksam zu beobachten, merken wir, daß schmerzhafte Gedanken und Emotionen kommen und gehen, so wie das Wetter sich im Himmel manifestiert und wieder verschwindet.

6. Hausaufgaben

Folgende Hausaufgaben sollten während der ganzen Woche ausgeführt werden:

- Tragen Sie den Gruppenteilnehmern auf, in der ganzen kommenden Woche ihre wichtigsten Schemata zu beobachten, sowohl im Laufe von Gesprächen als auch während anderer Interaktionen. Erinnern Sie die Klienten daran, daß schmerzhafte Emotionen wie Wut, Traurigkeit und Scham anzeigen, daß ein Schema aktiviert worden ist. Insbesondere sollten sie auf Augenblicke achten, in dem sie versucht sind, alte Coping-Verhaltensweisen zu benutzen. Bezeichnen Sie diesen Moment als den »Augenblick der Wahl«: den Punkt, an dem die Klienten die Möglichkeit haben, etwas anders als bisher zu machen, auch wenn sie dies tatsächlich in einem bestimmten Augenblick dieser Art noch nicht können.
- Tragen Sie den Klienten auf, jeden Tag mindestens zehn Minuten lang *Achtsames Fokussieren* zu üben.

Sitzung 4

Beginnen Sie auch in dieser Sitzung mit einer kurzen Achtsamkeitsübung, um die Gruppenteilnehmer bei der Weiterentwicklung dieser Fertigkeit zu unterstützen. In dieser Sitzung geht es in erster Linie um Werte. Mehrere Arbeitsblätter und Übungen sollen den Teilnehmern helfen, sich über ihre persönlichen Werte klar zu werden, außerdem wertebasierte Intentionen zu entwickeln und schließlich Hindernisse aufzuspüren, die ihnen wertebasiertes Handeln unmöglich machen. Ein Rollenspiel, das auf der Metapher der *Ungeheuer im Bus* (Hayes & Smith 2005/2007) basiert, hilft, zu mutmaßlichen Hindernissen auf neue Art in Beziehung zu treten.

ABLAUF

1. **Geleiten Sie die Gruppe bei einer Achtsamkeitsübung (*Achtsames Fokussieren* oder *Übung der fünf Sinne* — 5 Minuten).**
2. **Gespräch über die Erfahrungen der Gruppenteilnehmer bei den Hausaufgaben aus Sitzung 3 (10 Minuten)**
3. **Psychoedukation über Werte (10–15 Minuten)**
4. **Unterstützen Sie die Gruppenteilnehmer in ihren Bemühungen, sich über ihre persönlichen Wertvortstellungen klarzuwerden und ihre wertebasierten Intentionen zu identifizieren (*Arbeitsblatt Wertebasierte Intentionen* — 25–30 Minuten).**
5. **Erforschen der Faktoren, die wertebasiertes Handeln behindern (*Arbeitsblatt für die Einschätzung von Hindernissen* — 15–20 Minuten).**
6. **Durchführung einer Rollenspiel-Übung, die auf der Metapher *Ungeheuer im Bus* basiert (10–15 Minuten).**
7. **Hausaufgaben (5 Minuten)**

1. *Achtsamkeitsübung*

Geleiten Sie die Gruppe bei einer Achtsamkeitsübung: entweder *Achtsames Fokussieren* oder *Übung der fünf Sinne.*

2. *Gespräch über die Hausaufgaben*

Lassen Sie die Gruppenteilnehmer über ihre Bemühungen, den Augenblick der Wahl zu erkennen, berichten. Fragen Sie, ob sie erkennen konnten, wann ihre Schemata aktiviert waren und ob in Verbindung damit bei ihnen ein Drang auftauchte, auf altes Coping-Verhalten zurückzugreifen. Fragen Sie auch, ob sie solche Situationen als Augenblicke der Wahl erkennen konnten.

3. Psychoedukation über Werte

Erläutern Sie den Teilnehmern die ACT-Sicht der Werte, bevor Sie mit der Werteklärung und der Identifikation wertebasierter Intentionen beginnen. Erwähnen Sie auch, daß Werte frei gewählt und individuell sind, und gehen Sie auf den Unterschied zwischen Werten und Zielen ein. Es folgt ein Beispielskript (basierend auf Vuille 2006b).

Wie wir schon aus früheren Sitzungen wissen, haben dysfunktionale alte Coping-Verhaltensweisen eine starke Wirkung auf Ihre Beziehungen. Das muß aber nicht so sein. Es gibt andere auf Ihren Werten basierende Möglichkeiten zu sein und sich zu verhalten, die Ihnen wahrscheinlich lieber wären und bei denen Sie sich in Ihren Beziehungen wesentlich besser fühlen würden. Eine Richtung zu wählen, in die Sie in Ihrem Leben gehen wollen, ist vergleichbar damit, daß Sie der Regisseur des Films über Ihr Leben sind, nur daß Sie Ihr reales Leben nicht so stark beeinflussen können wie einen Film. Sie können nur den Schauspieler beeinflussen, der in diesem »Film« Ihre Rolle spielt. Sie können entscheiden, wie dieser Schauspieler reagieren, sich verhalten, reden und handeln soll, aber Sie haben keinen Einfluß auf die übrigen Schauspieler und auch nicht auf die Ereignisse in Ihrem Lebensfilm. Sie können aber den Schauspieler, der Ihre Rolle spielt, dazu bringen, sich genau so zu verhalten wie die Person, die Sie selbst gern sein möchten – wie es Ihrer Idealvorstellung von sich selbst entspricht.

Wie sollte dieser Schauspieler nach Ihren Vorstellungen zu anderen Menschen in Beziehung treten, und wie sollte er sich in Beziehungen verhalten? Letztendlich geht es also um die Frage, was Sie selbst darstellen wollen. Die Antwort finden Sie an dem Ort, wo sich Ihre tiefsten und wichtigsten Werte befinden. Wenn Sie über Ihre Werte nachdenken, sollten Sie ein paar Dinge berücksichtigen. Erstens sind Werte individuell und müssen authentisch sein. Denken Sie über das nach, was Ihnen wichtig ist, also nicht über das, wovon Sie meinen, es »sollte« Ihnen wichtig sein, und auch nicht über das, wovon Sie glauben, andere Menschen fänden, Sie sollten es schätzen.

Der zweite wichtige Punkt ist, daß Werte nicht das gleiche sind wie Ziele. Werte sind wie die Richtung, in die Sie reisen wollen, Ziele hingegen sind eher mit konkreten Schritten auf dem Weg vergleichbar. Ein Wert spiegelt, wie Sie sein wollen. Ein

Ziel oder eine Intention hingegen ist eine konkrete Handlung, die Sie im Dienste eines Wertes ausführen können.

4. Werte klären und wertebasierte Intentionen identifizieren

Verteilen Sie nun das Arbeitsblatt *Wertebasierte Intentionen*, und erläutern Sie die sechs interpersonalen Domänen. Um den Gruppenteilnehmern zu helfen, ihre wichtigsten Werte zu identifizieren, können Sie ihnen vorschlagen, über ihr eigenes Begräbnis oder ihren Grabstein nachzudenken und darüber, wie sie sich wünschen, anderen Menschen in Erinnerung zu bleiben (Hayes & Smith 2005/2007):

In der heutigen Sitzung werden wir uns mit Ihren zentralen Werten befassen. Um mehr darüber herauszufinden, wie Sie in Ihren Beziehungen sein möchten, schauen wir uns die sechs Beziehungsdomänen genauer an: Arbeitsbeziehungen, Freundschaften, familiäre Beziehungen, Partnerbeziehungen, Elternschaft und Beziehungen zu dem Gemeinwesen, in dem Sie leben. Für jeden dieser sechs Bereiche, der für Sie wichtig ist, sollen Sie mindestens einen zentralen Wert finden, aus dem hervorgeht, wie Sie in dieser Domäne sein möchten – wie Sie mit anderen Menschen in Beziehungen dieser Art interagieren wollen. Stellen Sie sich vor, Sie befänden sich auf Ihrem eigenen Begräbnis und würden Ihre eigene Grabrede hören. Was wünschen Sie sich, das die Trauernden über Sie sagen würden? Welche Art von Mensch würden Sie gerne sein? Wie würden Sie gern erinnert werden?

Arbeiten Sie mit einem Klienten am Whiteboard, um den Prozeß zu veranschaulichen, und fordern Sie alle Teilnehmer auf, die Bedeutung der einzelnen Domänen für sie persönlich mit einem Skalenwert zwischen 0 und 2 einzuschätzen, wobei 0 für »unwichtig«, 1 für »mäßig wichtig« und 2 für »sehr wichtig« steht. Anschließend wird die Domäne mit der höchsten Bewertung für die Arbeit in der laufenden Sitzung ausgewählt. Nun benennen die Teilnehmer einen oder zwei zentrale Werte, die ihre Beziehungen in der ausgewählten Domäne betreffen. Erklären Sie, daß die Gruppe auch in allen folgenden Sitzungen weiter an den Werten arbeiten wird, so daß die Teilnehmer auch an den übrigen Domänen arbeiten können.

Der nächste Schritt besteht in der Umwandlung dieser generellen Werte in spezifische Verhaltensintentionen – also im Grunde in Ziele (wie weiter oben erklärt wurde). Wie zum Beispiel könnte ein Teilnehmer den Elternschaft betreffenden Wert »Meine Kinder erleben lassen, daß sie geliebt werden« in die Tat umsetzen? Spezifische Intentionen könnten in diesem Fall sein: »Donnerstagabend zehn Minuten lang etwas vorlesen« oder: »Donnerstagabend zehn Minuten darauf verwenden,

ARBEITSBLATT WERTEBASIERTE INTENTIONEN

Domäne	Wichtigkeit (0–2)	Wert	Intention	Wichtigkeit (1–10)
Arbeit				
Freunde				
Familie				
intime Beziehungen				
Elternschaft				
Gemeinschaftsleben				

die Kinder zu fragen, was sie an diesem Tag erlebt haben oder wie es ihren Freunden geht.« Die Formulierung spezifischer Intentionen ermöglicht es den Klienten, einen konkreten, auf ihren Werten basierenden Plan für Verhaltensänderungen zu entwickeln. Stellen Sie klar, daß die Gruppe auch in allen folgenden Sitzungen an wertebasierten Intentionen arbeiten wird, daß Sie sie von jetzt ab jede Woche auffordern werden, sich zur Umsetzung einer ausgewählten Intention zu verpflichten, und daß sie deshalb nicht gleich mit etwas besonders Schwierigem zu beginnen brauchen.

Falls die verbleibende Zeit reicht, können Sie die Gruppe auffordern, in mehreren Domänen Werte zu klären und wertebasierte Intentionen zu identifizieren. Wenn die Teilnehmer mehrere Intentionen entwickelt haben, können Sie sie bitten, die Bedeutung jeder einzelnen Intention anhand einer von 1 bis 10 reichenden Skala einzuschätzen, wobei 1 anzeigt, daß die betreffende Intention kaum von Bedeutung ist, und 10 die größtmögliche Bedeutung signalisiert. Bevor Sie sich dem nächsten Punkt zuwenden, sollten Sie die Klienten bitten, eine Intention auszuwählen, an der sie während der kommenden Woche arbeiten wollen.

5. Erforschen der Faktoren, die wertebasiertes Handeln behindern

Fordern Sie die Gruppenteilnehmer als nächstes auf, sich vorzustellen, daß sie die gewählte Intention in die Tat umsetzen. Verteilen Sie das *Arbeitsblatt für die Einschätzung von Hindernissen* (S. 188). Arbeiten Sie mit einem Gruppenteilnehmer am Whiteboard, und lassen Sie den Rest der Gruppe das Arbeitsblatt ausfüllen und darauf Hindernisse notieren, die das Umsetzen der Intention, der sie sich verpflichtet haben, erschweren könnten. Welche Emotionen oder Gedanken könnten hinderlich wirken?

6. Arbeit mit der Metapher ›Ungeheuer im Bus‹ im Rahmen eines Rollenspiels

Wie bereits in Kapitel 5 (S. 80 ff.) erläutert wurde, kann die Metapher *Ungeheuer im Bus* (Hayes & Smith 2005/2007) Klienten ausgezeichnet helfen, an der Überwindung von Hindernissen zu arbeiten. Wenn es sich um eine Gruppentherapie handelt, kann die Gruppe die Metapher in Form eines Rollenspiels aufführen. Dabei konzentriert sich jeder Teilnehmer auf die Intention, an der er in der kommende Woche arbeiten will, sowie auf die Hindernisse, mit denen er sich im Hinblick auf die Intention konfrontiert sieht. Fragen Sie die Teilnehmer, ob einer von ihnen bereit ist, sich an einem Rollenspiel zu beteiligen. Beschreiben Sie dem Klienten die Metapher ungefähr wie folgt:

ARBEITSBLATT FÜR DIE EINSCHÄTZUNG VON HINDERNISSEN		
Intention	emotionales Hindernis	kognitives Hindernis

Stellen Sie sich vor, Sie sind ein Busfahrer, und der Bus ist Ihr Leben. Sie versuchen, ihn in Richtung Ihrer Werte und der Dinge, die Ihnen wichtig sind, zu steuern. Aber es gibt Ungeheuer, die versuchen, den Bus aufzuhalten oder Sie in eine andere Richtung zu lenken. Diese Ungeheuer kennen Ihre tiefsten Unsicherheiten und wissen genau, was sie sagen müssen, um Sie davon abzuhalten, in die Richtung zu fahren, in die Sie wollen.

Fragen Sie sechs weitere Gruppenteilnehmer, ob sie bereit sind, ebenfalls an dem Rollenspiel teilzunehmen. Teilen Sie jedem von ihnen einen bestimmten Gedanken, ein Gefühl oder eine Erinnerung von der Hindernisliste des »Busfahrers« zu, und lassen Sie sie dann im Rollenspiel die Ungeheuer spielen, während der »Busfahrer« versucht, den Bus in die Richtung zu steuern, die seinen Werten entspricht.

Lassen Sie die sieben Gruppenteilnehmer das Szenario durchspielen, wobei der »Busfahrer« versucht, in Richtung einer bestimmten Intention zu fahren, während die Ungeheuer immer wieder vor seinem Bus auftauchen. Fragen Sie den »Busfahrer«, was er bezüglich der Ungeheuer zu tun gedenkt. Wahrscheinlich probiert er verschiedene Strategien aus; beispielsweise könnte er versuchen, die Ungeheuer zu überfahren, er könnte aber auch mit ihnen verhandeln, und er könnte sie bedrohen. Helfen Sie dem »Busfahrer« zu erkennen, daß alle seine Versuche zu nichts führen. Fragen Sie ihn, was er anders machen könnte. Wenn der »Busfahrer« daraufhin nicht selbst auf die Idee kommt, daß er die Ungeheuer ja auch im Bus mitfahren lassen könnte, dann bitten Sie die Gruppe, ihm Vorschläge zu machen. Meist kommt irgend ein Teilnehmer auf die genannte Möglichkeit. Schlägt niemand vor, die Ungeheuer im Bus mitfahren zu lassen, können Sie nach einer Weile selbst darauf hinweisen, daß diese Möglichkeit dem »Busfahrer« mehr Freiheit verschafft, in die Richtung zu fahren, die seinen Werten entspricht.

7. Hausaufgaben

- Fordern Sie die Gruppenteilnehmer auf, sich zu verpflichten, während der ganzen nächsten Woche eine bestimmte Intention zu verfolgen. Falls Schemata aktiviert werden und sich Hindernisse manifestieren, die die Umsetzung der Intention erschweren oder unmöglich machen, sollten die Klienten sich vergegenwärtigen, daß sie dadurch mit einem Augenblick der Wahl konfrontiert werden, und sie sollten ihr wertebasiertes Verhalten trotzdem weiter verfolgen.
- Tragen Sie den Teilnehmern auf, täglich mindestens zehn Minuten lang *Achtsames Fokussieren* zu üben.

Sitzung 5

Beginnen Sie auch in dieser Sitzung mit einer kurzen Achtsamkeitsübung, um den Gruppenteilnehmern zu helfen, diese Fertigkeiten weiterzuentwickeln. In der fünften Sitzung geht es in erster Linie um die kognitive Defusion. Anhand von Metaphern wird veranschaulicht, wie schemabezogene Gedanken wertebasiertes Handeln erschweren können und wie der Geist ständig Gedanken produziert. Der Rest der Sitzung ist der Erklärung spezifischer Defusionstechniken gewidmet, die teilweise auch in der Sitzung erprobt werden. Einige dieser Techniken sind auch bei Emotionen und anderen privaten Erlebnissen von Nutzen.

ABLAUF

1. **Geleiten Sie die Gruppe bei einer Achtsamkeitsübung (*Achtsames Fokussieren* oder *Übung der fünf Sinne* — 5 Minuten).**
2. **Gespräch über die Erfahrungen der Gruppenteilnehmer mit den Hausaufgaben aus Sitzung 4 und Wahl einer neuen Intention für die nächste Woche (*Arbeitsblatt Wertebasierte Intentionen*, siehe S. 186 — 15–20 Minuten).**
3. **Psychoedukation über Defusion (Metaphern *Ungeheuer im Bus* und *Handelsvertreter* — 10–15 Minuten)**
4. **Vermittlung von Defusionstechniken (Merkblatt *Defusionstechniken* — 10–15 Minuten)**
5. **Lassen Sie die Gruppenteilnehmer in der Sitzung einige Defusionstechniken erproben (Visualisation *Gedanken auf Wolken setzen*, Verdinglichen und Rollenspiel des Geistes und der schemabedingten Gedanken eines Gruppenmitglieds — 25 Minuten).**
6. **Hausaufgaben (5–15 Minuten)**

1. Achtsamkeitsübung

Geleiten Sie die Gruppe bei einer Achtsamkeitsübung, entweder *Achtsames Fokussieren* oder *Übung der fünf Sinne* (siehe Kapitel 4).

2. Gespräch über die Hausaufgaben

Bitten Sie die Gruppenteilnehmer, über ihre Erlebnisse bei der Umsetzung ihrer wertebasierten Intention zu berichten. Fragen Sie sie, ob es ihnen gelungen ist, den Augenblick der Wahl zu erkennen. Untersuchen Sie alle Hindernisse, die eventuell aufgetaucht sind, und führen Sie mit der Gruppe ein Gespräch über Strategien, die helfen könnten, solche Hindernisse zu überwinden. Lassen Sie sie anschließend eine neue Intention für die nächste Woche festlegen. Diejenigen, denen es nicht gelungen ist, ihre Intention zu verfolgen, sollten sich der für die Vorwoche gewählten Intention auch für die kommende Woche verpflichten, es sei denn, sie hätten festgestellt, daß diese Intention nicht ihren Werten entspricht.

3. Psychoedukation über Defusion

Erklären Sie zunächst, daß in dieser Sitzung die Erforschung der Werte fortgesetzt wird. Erinnern Sie die Gruppe daran, daß Gedanken und Gefühle wertebasiertes Handeln behindern können und daß die Klienten, wenn sie ihre Interaktion mit anderen Menschen verändern wollen, eventuell lernen müssen, anders als bisher zu ihrem inneren Erleben in Beziehung treten müssen. Benutzen Sie die Metapher *Ungeheuer im Bus*, um zu veranschaulichen, was es bedeuten könnte, zu Gedanken auf andere als die bisher gewohnte Weise in Beziehung zu treten. Auch die Metapher des *Handelsvertreters* aus Kapitel 6 (Vuille 2006a) kann in dieser Hinsicht nützlich sein. Es folgt ein Beispielskript, das zeigt, wie Sie die beiden genannten Metaphern verbinden können, um Klienten auf die Defusionsarbeit vorzubereiten.

> *Wir kommen nun noch einmal auf die Metapher der Ungeheuer im Bus zurück, um die es am Ende der vorigen Sitzung ging. Was können Sie tun, wenn Sie mit Ihrem Bus in eine bestimmte Richtung fahren, und plötzlich tauchen vor dem Bus die Ungeheuer auf und versuchen, Sie zu stoppen oder zum Umkehren zu zwingen? Wie können Sie zu diesen Ungeheuern so in Beziehung treten, daß Sie weiterhin selbst entscheiden können, in welche Richtung Sie fahren? Der menschliche Geist ist voller Ungeheuer dieser Art, und einige davon sind Gedanken, die immer wieder auftauchen und uns davon abzubringen versuchen, uns in die Richtung zu bewegen, die wir selbst gewählt haben. Wenn wir uns auf solche Gedanken einlassen, können sie zu echten Hindernissen werden. Es kann aber auch sein, daß Ihnen klar wird, daß es sich nicht um echte Ungeheuer handelt, sondern um einen Bestandteil der immer wieder auftauchenden schemabedingten Gedanken, die Ihr Geist so gerne produziert.*
>
> *Man könnte diese Gedanken mit Handelsvertretern vergleichen. Sie drängen sich auf und versuchen, Ihnen einen Haufen Dinge zu verkaufen, die Sie eigentlich gar nicht wollen. Einige von ihnen sind beharrlich und unnachgiebig, und wenn Sie ihnen ein Produkt abkaufen, wollen sie immer mehr verkaufen. Manche ihrer Produkte sind nicht besonders verlockend, weshalb Sie ihnen relativ leicht widerstehen*

können, aber andere schemabedingten Gedanken wirken so plausibel, daß Sie ihnen verfallen.

Wie könnten Sie zu diesen Handelsvertretern anders als bisher in Beziehung treten? Statt sich auf die Gedanken, die sie präsentieren, einzulassen oder zu versuchen, ihnen zu erklären, daß Sie nichts damit zu tun haben wollen, können Sie die aufdringlichen Vertreter auch ins Haus lassen, sich anschauen, was sie anzubieten haben, und dann sagen: »Ich danke Ihnen dafür, daß Sie mir all diese Produkte anbieten. Aber ich bin nicht daran interessiert etwas zu kaufen.«

Schauen Sie sich Ihr Arbeitsblatt für die Einschätzung von Hindernissen an. Welche der schemabezogenen Gedanken, die Sie darauf notiert haben, sind wirklich gute Handelsvertreter? Auf welche von ihnen lassen Sie sich wirklich oft ein? Wir werden nun üben, uns klarzumachen, was sie Ihnen zu verkaufen versuchen. Etwa: »Ich werde es nie schaffen, einen Job länger zu behalten«, »Wenn andere Menschen mich wirklich kennen würden, würden sie mich nicht mögen«, »Andere Menschen nutzen mich nur aus« oder »Ich kann nur alles verpfuschen«. Danken Sie den Handelsvertretern anschließend für ihr Angebot, und sagen Sie ihnen, daß Sie nicht an ihren Produkten interessiert sind.

Nehmen Sie sich ein wenig Zeit, um sich zu vergegenwärtigen, daß der Geist fast ständig Gedanken produziert und daß wir kaum Einfluß darauf haben, wie viele es sind und was ihr Inhalt ist. Die Metapher der *Popcorn-Maschine*, die schon in der ersten Sitzung erwähnt wurde, kann auch hier von Nutzen sein.

Viele Gedanken, die Ihr Geist produziert, sind nicht besonders nützlich. Wie die Ungeheuer verstellen sie Ihnen den Weg. Sie halten Sie auf, indem sie Sie dazu bringen, alte Coping-Strategien zu benutzen, die ineffektiv oder sogar schädlich sind. Ihr Geist kann wie eine Popcorn-Maschine ständig Gedanken ausspucken, ob Ihnen das nun recht ist oder nicht. Er produziert ununterbrochen Geschichten, Einschätzungen, Begründungen und Urteile, und Sie können nichts dagegen tun. Nun frage ich Sie: Wer sagt, wo's lang geht: Sie oder Ihr Geist? Können Sie ihn daran hindern, Sie ständig mit Gedanken zu überhäufen? Können Sie entscheiden, welche Gedanken er produziert?

Zu den Gedanken zählen unter anderem Erklärungen dessen, was vor sich geht, alte Geschichten darüber, warum bestimmte Dinge passiert sind, und Ideen für die Auflösung Ihrer Schmerzen. Außerdem produziert Ihr Geist Urteile, Massen von Urteilen. Sie müssen begreifen, daß viele der Begründungen und Erklärungen, mit denen er Sie überhäuft, nichts als Geschichten sind, die Ihnen einzureden versuchen, daß Ihre Schemata die Wahrheit sind und daß Sie schemabedingten Schmerz ver-

meiden können, wenn Sie strikt bestimmte Regeln befolgen. Wie können Sie anders zu Ihrem Geist in Beziehung treten? Wie können Sie zu den Gedanken, die ständig in Ihrem Kopf auftauchen, eine gewisse Distanz schaffen? Wie können Sie sich von schemabezogenen Gedanken befreien? Die Antwort lautet: Sie müssen sich darin üben, Ihre Gedanken, Gefühle, Empfindungen und Dränge aus der Distanz zu beobachten – Sie können sich von alldem befreien, indem Sie es einfach zulassen, so wie der Himmel jedes Wetter zuläßt. Wenn Ihnen das gelingt, können Sie alle diese Dinge beobachten, ohne sich in einen Kampf mit ihnen zu verstricken, und das wirkt sich positiv auf Ihre Fähigkeit aus, die Augenblicke zu erkennen, in denen Sie sich anders verhalten können.

4. Unterweisung in spezifischen Defusionstechniken

Verteilen Sie an die Gruppenteilnehmer das Merkblatt *Defusionstechniken* (S. 194), und erklären Sie kurz, was Defusion ist.

Auf diesem Merkblatt sind Aktivitäten aufgeführt, die Ihnen helfen, Ihre Gedanken aus einer gewissen Distanz zu beobachten, so daß Sie sich nicht von ihnen einfangen lassen oder auf sie einlassen müssen. Das ermöglicht Ihnen, selbst zu bestimmen, in welche Richtung Ihre Reise geht. Diese Aktivitäten nennt man Defusionstechniken. Vielleicht kommt Ihnen das Wort »Defusion« merkwürdig vor, und es ist ja auch tatsächlich ungewöhnlich. Defusionstechniken helfen Ihnen, Ihre Verstrickung in bestimmte Gedanken zu verringern.

Beschreiben Sie unter Verwendung des Merkblatts kurz die verschiedenen Techniken, und erklären Sie die Anwendung einiger von ihnen. Falls Sie keine dieser Techniken kennen oder falls Sie mehr über sie erfahren wollen, empfehlen wir Ihnen, Kapitel 6 noch einmal zu lesen, denn dort werden viele von ihnen erläutert. (In Kapitel 6 wird ein anderes Merkblatt *Defusionstechniken* [S. 105] wiedergegeben, das weitere Techniken aufführt, dafür aber keine Beschreibungen enthält. Wählen Sie die Version, die Ihnen am besten gefällt.)

DEFUSIONSTECHNIKEN

Merkblatt

1. **Den Geist benennen** Geben Sie Ihrem Geist einen Namen (natürlich nicht Ihren eigenen Namen!).
2. Reservieren Sie einen bestimmten **Zeitpunkt, zu dem Sie sich Sorgen machen**, sich in Dinge hineinsteigern, grübeln, wütend werden, beschuldigen usw. können. Ein Beispiel ist: »Ich werde mir jetzt keine Sorgen darüber machen, daß ich solch ein Versager bin, sondern es auf heute Abend acht Uhr verschieben.«
3. **Allem, was Ihnen durch den Sinn geht, einen Namen geben** Während Sie Ihr Erleben beobachten, können Sie Ihre inneren Erlebnisse einfach zur Kenntnis nehmen und sie mit allgemeinen Begriffen wie »Gedanke«, »Erinnerung«, »Verlangen«, »Gefühl«, »Drang«, »Bedauern«, »Sehnsucht«, »Bild«, »Impuls«, »Wunsch«, »Plan« und »Idee« bezeichnen.
4. **Erlebnisse haben, nicht sein** Sie können die Formulierung »Ich habe ...« benutzen, um zwischen sich selbst und dem, was Sie erleben, zu unterscheiden – beispielsweise: »Ich habe den Gedanken, daß ...«, »Ich habe die Einschätzung, daß ...«, »Ich habe die Empfindung, daß ...«, »Ich habe das Gefühl, daß ...«, »Ich habe einen Gedanken, der voraussagt, daß ...«.
5. **Gedanken kategorisieren** Wenn Sie bestimmte Gedanken bemerken, kann deren Zuordnung zu einer bestimmten Kategorie dazu beitragen, daß sie wieder verschwinden. Zum Beispiel: »Das war ein harter Gedanke«, »Das war ein ›Urteil‹-Gedanke«, »Das war ein ›Voraussage‹-Gedanke«, »Das war ein ›Angst‹-Gedanke« oder »Das war ein ›Selbsthaß‹-Gedanke«.
6. **Dem Geist danken** Manchmal beruhigt sich der Geist ein wenig, wenn er sich gehört fühlt. Danken Sie Ihrem Geist für seine manchmal nicht besonders hilfreichen Bemühungen, Ihnen zu helfen: »Danke, Geist, für diesen Gedanken [dieses Urteil, diese Voraussage, diese Erinnerung usw.].« Sie können auch den Namen benutzen, den Sie für Ihren Geist erfunden haben, und Sie können sagen, daß Sie im Augenblick an etwas nicht interessiert sind: »Danke, Amanda, für diesen Gedanken, aber ich möchte mich im Moment nicht darauf einlassen.«
7. **Einen Gedanken laut und in einem merkwürdigen Ton wiederholen** Sie können Gedanken auch singen.
8. **Gedanken auf Wolken setzen** Sie können sich vorstellen, daß Sie Ihre Gedanken auf Wolken setzen und dann zuschauen, wie sie davontreiben. Vielleicht bevorzugen Sie auch eine andere Vorstellung, etwa daß die Waggons eines Güterzuges vorüberfahren, daß Ballons in den Himmel fliegen und verschwinden oder daß Blätter von einem Bach davongetragen werden.
9. **Verdinglichen von Gedanken – sie sich als physische Objekte vorstellen** Stellen Sie sich vor, welche physischen Eigenschaften Ihr Gedanke haben könnte – seine Größe, Farbe, Oberflächenstruktur, Form, Dichte, Konsistenz, sein Gewicht, seine Flexibilität, Temperatur usw. Diese Technik ist auch sehr nützlich, wenn es um die Auflösung der Verstrickung in Emotionen und andere innere Erlebnisse geht.

10 **Physisches Loslassen** Sobald Gedanken auftauchen, drehen Sie eine Hand so, daß die Handfläche nach unten weist, und stellen sich gleichzeitig vor, daß der Gedanke hinabfällt und verschwindet.

11. **Gedanken auf Karten notieren, die Sie bei sich tragen** Diese Defusionstechnik besteht darin, daß Sie eine Karteikarte bei sich tragen, auf der Sie die auftauchenden Gedankenungeheuer notieren. Manifestieren sich diese schmerzhaften Kognitionen dann erneut, können Sie sich sagen: »Das steht schon auf der Karte« und sich davon lösen.

5. Defusion in der Sitzung üben

Nachdem Sie alle beschriebenen Techniken erläutert haben, können Sie einige davon in der Sitzung üben lassen. *Gedanken auf Wolken setzen* eignet sich gut als Visualisation und eignet sich gut für den Anfang. Das folgende Skript wurde benutzt, um eine Gruppe durch diese Visualisation zu geleiten (Hayes *et al.* 1999/2004).

Schließen Sie die Augen, und stellen Sie sich vor, daß Wolken am Himmel vorüberziehen, eine nach der anderen. Sie sitzen einfach da und beobachten das Vorüberziehen der Wolken. Achten Sie darauf, daß Sie das keine Mühe kostet. Ihr Gewahrsein, durch das diese Wolken ziehen, ist völlig frei von Mühe.

Und nun schauen Sie sich an, welche Gedanken in Ihrem Geist auftauchen. Vielleicht fallen Ihnen verschiedene Bilder, Konzepte, Wünsche, Hoffnungen, Ängste und dergleichen auf, und all dies manifestiert sich spontan in Ihrem Gewahrsein. Es taucht auf, bleibt ein wenig und verschwindet dann wieder. Sie brauchen nichts weiter zu tun, als Ihren Geist die Gedanken haben zu lassen, die er ohnehin hat, und dann jeden dieser Gedanken und jedes Bild auf eine Wolke zu setzen und zuzuschauen, wie die Wolke davontreibt. Beobachten Sie einfach, wie Ihre Gedanken nacheinander davontreiben. Wenn Ihnen das Bild der Wolken nicht gefällt, können Sie sich auch Waggons eines vorüberfahrenden Güterzugs oder Ballons, die am Himmel fliegen, oder Blätter, die auf einem Bach davontreiben, vorstellen. Ganz gleich, welche dieser Vorstellungen Sie benutzen, setzen Sie Ihre Gedanken, Erinnerungen, Einschätzungen, Urteile und Voraussagen in die Bilder hinein, und schauen Sie zu, wie diese Produkte Ihres Geistes eines nach dem anderen in der Ferne verschwinden.

Sie sehen die Wolken vorübertreiben, weil Sie nicht mit den Wolken identisch sind; deshalb können Sie bezeugen, was die Wolken tun. Sie können Körperempfindungen spüren, weil Sie mit diesen Empfindungen nicht identisch sind; deshalb können Sie sie bezeugen. Sie können die Gedanken vorüberziehen sehen, weil Sie nicht diese Gedanken sind; Sie sind ihr Zeuge. Sobald Sie merken, daß Ihr Geist Sie hereingelegt hat und Sie sich in Gedanken verstrickt haben, statt diese Gedanken auf Wolken zu setzen, sollten Sie sich gratulieren, weil Sie dies bemerkt haben, und dann einfach weiter Gedanken auf Wolken setzen und zuschauen, wie sie nacheinander davonfliegen. Wenn Sie Gedanken bemerken wie: »Das wird niemals funktionieren«, »Das ist ziemlich krank!« oder »Ich mache das nicht richtig«, dann setzen Sie auch diese Gedanken einfach auf eine Wolke, und schauen Sie zu, wie sie in der Ferne verschwinden.

Auch das Verdinglichen von Gedanken (bzw. Emotionen oder anderen inneren Erlebnissen) – diesen physische Qualitäten zuzuschreiben – bietet sich als Übung für eine Therapiesitzung an. Fordern Sie zunächst einen der Gruppenteilnehmer auf, sich auf ein typisches schemabedingtes Gefühl zu konzentrieren. Anschließend soll er sich vorstellen, welche physischen Eigenschaften der Gedanke hätte, wenn er ein Objekt im Körper wäre. Fragen Sie nach Größe, Farbe, Oberflächenbeschaffenheit, Form, Dichte, Konsistenz, Gewicht, Flexibilität, Temperatur usw. Erklären Sie anschließend, daß Sie dieses Objekt nun aus der anderen Person herausnehmen werden. Führen Sie dies vor, legen Sie das imaginäre Objekt vor den betreffenden Klienten, und fragen Sie ihn, ob er irgendwie auf das vor ihm liegende Objekt reagiert, und verdinglichen Sie dann auch diese Reaktion.

Wenn die Gruppe mit verschiedenen Defusionstechniken vertraut ist, können Sie die Teilnehmer mit Hilfe einer Rollenspielübung das Auswählen der in einem bestimmten Moment jeweils am besten geeigneten Defusionstechnik üben lassen. Bitten Sie einen der Teilnehmer, ca. sechs typische schemabedingte Gedanken aufzuschreiben und Ihnen diese Liste anschließend zu geben. Dann spielen Sie den Geist des Klienten, der die notierten Gedanken in willkürlicher Reihenfolge auftauchen läßt. Der Klient soll darauf jeweils mit einer auf dem Merkblatt erläuterten Technik reagieren. Findet er nichts Passendes, bitten Sie die anderen Gruppenteilnehmer, ihm Vorschläge zu machen. Der folgende Dialog veranschaulicht, wie diese Übung vonstatten gehen kann. In diesem Beispiel hat der Klient seinem eigenen Geist den Namen Amanda gegeben.

Therapeut: Sag' deinem Freund nie, was du empfindest. Wenn er es wüßte, würde er dich verlassen.

Klientin: Danke, Amanda, für diesen Gedanken.

Therapeut: Er versteht das nicht. Du brauchst ihn nicht; halte Distanz zu ihm, damit er dich nicht verletzen kann.

Klientin: Ich werde diesen Gedanken einfach registrieren und ihn auf eine Wolke setzen.

Therapeut: Er wird dich verlassen, und du wirst nie jemanden finden, der besser ist als er.

Klientin: Ich habe den Gedanken, daß ich nie einen besseren Freund als Bill finden werde.

Therapeut: Du mußt dir überlegen, wie du verhindern kannst, daß er dich verläßt. Ruf ihn an, und fordere ihn auf, dir zu erklären, was mit ihm los ist. Wenn du nicht darüber nachdenkst und die Sache klärst, bist du irgendwann völlig allein.

Klientin: Danke, Amanda, für diesen Gedanken. Ich werde mir einen Termin setzen, um darüber nachzudenken, nämlich heute Abend um acht Uhr.

Therapeut: Wenn du nicht jetzt sofort darüber nachdenkst, wirst du auch weiterhin immer wieder verlassen werden.

Klientin: Ich habe das Gefühl, daß mein Herz sehr schnell schlägt, und ich empfinde Angst.

Nachdem Sie diese Methode mit einem Klienten vor der Gruppe demonstriert haben, fordern Sie die Teilnehmer auf, sich zu Paaren zusammenzutun und die Übung mit dem jeweiligen Partner auszuführen. Ein Teilnehmer fungiert jeweils als der Geist, indem er Gedanken vom Arbeitsblatt *Einschätzung von Hindernissen* (S. 188) abliest, während der Partner übt, auf die Gedanken mit verschiedenen Defusionstechniken zu reagieren. Nach etwa fünf Minuten werden die Rollen getauscht. Nach den beiden Durchgängen lassen Sie die Gruppe wieder zusammenkommen und gemeinsam über ihre Reaktionen auf die Übung sprechen.

6. Hausaufgaben

Geben Sie den Gruppenteilnehmern für die ganze Woche folgende Hausaufgaben:

- Fordern Sie sie auf, sich dazu zu verpflichten, die zu Beginn der Sitzung gewählte wertebasierte Intention umzusetzen und beim engagierten Handeln Techniken kognitiver Defusion vom *Merkblatt Defusionstechniken* (S. 194) zu nutzen.
- Tragen Sie den Teilnehmern auf, täglich mindesten zehn Minuten lang *Achtsames Fokussieren* zu üben.
- Bitten Sie die Gruppenteilnehmer, einen Gedanken zu registrieren, der ein aufdringlicher Handelsvertreter ist. Welche Konsequenzen hat es, wenn sie diesen Gedanken für wahr halten? Und welche Konsequenzen hat es, wenn sie ihn nicht glauben? Was spricht dafür und was dagegen, diesem Gedanken zu glauben?

Sitzung 6

Nun ist das zehnwöchige Protokoll zur Hälfte durchgearbeitet, und die Gruppenteilnehmer haben hinsichtlich der Achtsamkeit wahrscheinlich deutliche Fortschritte gemacht. Deshalb beginnen die Sitzungen 6 bis 9 mit einer Revision der Hausaufgaben (einem Rekapitulieren der Aktivitäten, zu denen sich die Klienten verpflichtet haben) und der Festlegung einer neuen Intention für die Zeit bis zur nächsten Sitzung. In Sitzung 6 geht es hauptsächlich um Defusion und insbesondere um Evaluationen und negative Selbstbezeichnungen. Die Sitzung schließt mit einer Visualisation, die den Gruppenteilnehmern helfen soll, mit der Entwicklung der Beobachterperspektive zu beginnen.

ABLAUF

1. **Gespräch über die Erfahrungen der Gruppenteilnehmer mit den Hausaufgaben aus Sitzung 5 und Wahl einer neuen Intention für die nächste Woche (Arbeitsblatt *Wertebasierte Intentionen* — 15–20 Minuten).**
2. **Psychoedukation über Defusion, wobei der Schwerpunkt auf Evaluationen im Gegensatz zu Beschreibungen liegt (Evaluationen als Gitterstäbe und Beschreibung im Gegensatz zur Beurteilung eines Stuhls — 10–15 Minuten).**
3. **Durchführung einer experientiellen Übung, die den Gegensatz zwischen Evaluieren und Beschreiben erkundet (Erzählen einer Geschichte und Notieren von Evaluationen — 15 Minuten).**
4. **Erforschen von Selbstevaluationen durch Diskussion und eine Whiteboard-Übung (Selbstevaluationen sind stimmungsabhängig — 20–25 Minuten).**
5. **Entwickeln des Selbst als Kontext mit Hilfe einer experientiellen Übung und einer Visualisation (Schachbrett-Metapher und »Schlimmstes Selbst«-Visualisation — 15 Minuten).**
6. **Hausaufgaben (5 Minuten)**

1. Überprüfung der Hausaufgaben

Fordern Sie die Gruppenteilnehmer auf, über ihre Erfahrungen mit der Umsetzung der wertebasierten Intention zu berichten (siehe S. 186). Befassen Sie sich mit allen Hindernissen, die aufgetaucht sind, und lassen Sie die Teilnehmer Vorschläge für Strategien sammeln, die ihnen helfen könnten, diese Hindernisse zu überwinden. Lassen Sie alle Teilnehmer anschließend eine neue Intention für die nächste Woche festlegen. Wenn einige Klienten es nicht geschafft haben, die Intention umzusetzen, sollten sie am besten noch einmal an der Intention für die Vorwoche arbeiten, es sei denn, sie sind zu der Überzeugung gekommen, daß diese Intention ihre Werte nicht zutreffend spiegelt.

2. *Psychoedukation über Urteile im Gegensatz zu Beschreibungen*

Den Gruppenteilnehmern zu helfen, sich von alten Geschichten und Abstempelungen, die sie selbst betreffen, zu lösen, ist unverzichtbar, wenn man es ihnen ermöglichen will, eine gewisse Distanz zu ihren Schemata zu entwickeln. Sie können sie zunächst darin unterstützen, zwischen überprüfbaren Tatsachen und Urteilen, die sich in uns selbst befinden und die auf unserer subjektiven Realitätssicht basieren, zu unterscheiden.

Es folgt ein Skript (das auf Ciarrochi & Bailey 2008/2010 sowie Hayes *et al.* 1999/2004 basiert), das den Unterschied zwischen Urteilen und Beschreibungen zu erklären versucht. Ändern Sie die Beschreibung des Stuhls so ab, daß sie einem Stuhl in dem Raum, in dem diese Präsentation stattfindet, entspricht.

Wir haben Ihre Werte erforscht und uns mit einigen der Gedanken und Gefühle beschäftigt, die Ihre Schemata aktivieren, und wir haben uns auch Gedanken und Gefühle angeschaut, die Sie behindern und davon abhalten, im Sinne Ihrer Werte zu handeln. Eine besonders problematische Art von Gedanken sind die Urteile. Sie können so überzeugend wirken, daß sie für wahr gehalten werden, obwohl es sich dabei um nichts weiter als Meinungen handelt – sie können wie die Gitterstäbe eines Gefängnisses wirken. Sie sind aber wie alle anderen Arten von Gedanken nur Produkte des Geistes, die kommen und gehen. Wir können auf sie eingehen und zulassen, daß sie uns behindern, wir können uns aber auch für das Gegenteil entscheiden und die Richtung einschlagen, in die wir unseren eigenen Vorstellungen gemäß gehen wollen. So wie die Ungeheuer im Bus können wir auch Gedanken dieser Art zu unserem eigenen Ziel mitnehmen. Gedanken, Gefühle, Voraussagen und Urteile, die mit unseren Schemata verbunden sind, sind nicht real. Sie existieren nicht in der äußeren Welt, sondern in unserem Inneren. Aber wenn Sie versuchen, Schritte in Richtung eines Ziels zu unternehmen, das Ihnen persönlich wichtig ist, tauchen oft alle diese Dinge auf und wirken sehr überzeugend, und das kann Sie davon abhalten, auf Ihrem eigenen Weg weiterzugehen.

Zwischen einem Urteil und einer Beschreibung zu unterscheiden ist sehr wichtig, weil der Geist uns vorzuspiegeln versucht, daß unsere Urteile Realitätsbeschreibungen sind. Wir sollten uns das immer wieder klarmachen, damit wir nicht in diese geistige Falle gehen. Schauen wir uns einmal genauer an, was passiert, wenn wir mit Hilfe unserer Sprache etwas beurteilen. Wenn Menschen mit der Frage konfrontiert werden »Würden Sie das hier als guten oder als schlechten Stuhl bezeichnen?«, antworten sie vielleicht: »Das ist ein guter Stuhl« oder »Das ist ein schlechter Stuhl« oder »Das ist ein phantastischer Stuhl«. All dies sind Urteile, die aber wie Beschreibungen klingen – als würde jemand sagen: »Das ist ein hölzerner Stuhl«, »Das ist ein brauner Stuhl« oder: »Das ist ein Stuhl, der sich nicht verstellen läßt.« Aber kann man Urteile wirklich als Beschreibungen verstehen? Ist »Das ist ein guter Stuhl« die gleiche Art von Aussage wie: »Das ist ein hölzerner Stuhl«? Genau das versucht Ihr Geist Ihnen weiszumachen.

Und nun vergegenwärtigen Sie sich einmal folgendes: Wenn wir alle diesen Raum verlassen würden, und niemand wäre mehr darin, der den Stuhl beurteilen könnte, dann wäre er immer noch »ein hölzerner Stuhl«, »ein brauner Stuhl« und »ein Stuhl, der sich nicht verstellen läßt«. Aber er wäre kein »guter Stuhl«, kein »schlechter Stuhl« und kein »phantastischer Stuhl« mehr. Unsere Urteile sind keine Beschreibungen des Stuhls und ebensowenig Beschreibungen eines anderen Objekts oder einer Person. Unsere Urteile sind in uns selbst. Würden morgen alle Menschen auf der Welt sterben, wäre der Stuhl immer noch hölzern und braun, aber er wäre kein guter oder schlechter Stuhl mehr. Der Geist kann aufgrund der Funktionsweise der Sprache den Unterschied zwischen einem Urteil und einer Beschreibung verwischen. Beide Arten von Äußerungen ähneln einander auf den ersten Blick sehr stark: »Das ist ein So-und-so-Stuhl.« Aber wenn »gut« und »schlecht« als das erkannt werden, was sie tatsächlich sind – nämlich bloße Urteile, also keine Beschreibungen, wie der Geist uns glauben zu machen versucht –, dann ist das ein gewaltiger Unterschied. Urteile sind nicht im gleichen Sinne real wie eine Farbe, Holz oder die Mechanik eines Stuhls. Sie sind nur Vorstellungen oder Meinungen, die im Geist existieren. Wir brauchen nicht zuzulassen, daß sie unser Verhalten beeinflussen. Sie sind nur Gedanken.

3. Eine experientielle Übung, in der es um Urteile und Beschreibungen geht

Erklären Sie, daß jeder Mensch die meiste Zeit über Urteile fällt. So funktioniert unser Geist nun einmal. Und bitten Sie die Gruppenteilnehmer anschließend, sich einen Partner zu suchen und sich ihm gegenüber zu setzen. Jeweils einer der beiden Partner soll dann drei Minuten lang eine Geschichte erzählen – beispielsweise über ein Ereignis aus letzter Zeit oder eine kürzlich erlebte Interaktion. Sobald der zuhörende Partner ein Urteil entdeckt, bezeichnet er es einfach, indem er mit fast

»wissenschaftlich« neutraler Stimme sagt: »Urteil«. Der Zuhörer darf nur das Wort »Urteil« aussprechen. Anschließend fährt der Erzähler mit seiner Geschichte fort, ohne auf die Beobachtung des Zuhörers einzugehen. Es geht darum, das Erkennen von Urteilen zu üben. Nach drei Minuten tauschen Erzähler und Zuhörer die Rollen und wiederholen die Übung.

Anschließend tauschen sich die Gruppenteilnehmer über ihre Erlebnisse aus, ohne sie zu analysieren oder zu deuten. Erklären Sie nach diesem Austausch, daß die Gruppenteilnehmer mit ihren eigenen Urteilen und mit anderen Arten von Gedanken ähnlich umgehen können und daß dies auch für physische Empfindungen, Emotionen und Impulse gilt. Weiterhin können Sie hervorheben, daß die Übung einigen in Sitzung 5 behandelten Defusionstechniken ähnelt:

Sie können mit Ihren eigenen Urteilen und mit anderen Arten von Gedanken sowie mit Emotionen, Impulsen und physischen Empfindungen genauso verfahren. Sagen Sie »Emotion«, wenn Sie eine Emotion bemerken. Sie können aber auch eine bestimmte Emotion benennen, indem Sie beispielsweise sagen: »Das ist Wut« oder: »Das ist Scham« oder einfach »Traurigkeit«. Es ist so, wie wenn wir uns darüber äußern, was mit dem Wetter los ist: »Oh, es regnet« oder: »Es ist warm.«

4. Erforschen von Selbsturteilen

Die Arbeit an Urteilen ist eine Art Vorbereitung für die Erforschung von Selbsturteilen. Sie können die bisher eingeschlagene Richtung weiterverfolgen und die Defusionstechniken auf Selbsturteile anwenden.

Wenn Sie einen Gedanken wie »Ich bin ein schrecklicher Mensch« bemerken, dann benennen sie ihn als das, was er ist, indem Sie eine der Defusionstechniken auf ihn anwenden, die wir in der vorigen Sitzung kennen gelernt haben. Sie können sogar eine Beschreibung hinzufügen, um das Urteil zu spezifizieren. Im Falle des Selbsturteils »Ich bin ein schrecklicher Mensch« können Sie zunächst sich selbst beschreiben, indem Sie sagen: »Ich bin ein Mensch« und dann hinzufügen: »und ich habe das Urteil, daß ich schrecklich bin.« Das klingt vielleicht ein wenig merkwürdig, aber genau das ist Sinn und Zweck der Sache. Weil es ungewohnt klingt, verstößt es gegen die normalen sprachlichen Konventionen, mit deren Hilfe unser Geist uns hereinzulegen versucht. Wenn Sie also merken, daß Sie bei dem, was Sie tun, sich selbst beurteilen oder daß Sie sogar Ihre eigenen Urteile beurteilen, dann registrieren Sie einfach, daß Ihr Geist Sie einmal wieder hinter's Licht geführt hat, und sagen Sie sich: »Oh, da ist ja ein Urteil.«

Nehmen Sie sich ein wenig Zeit, um zu erklären, warum Selbsturteile eine besonders problematische Art von Gedanken sind.

> *Urteile über uns selbst sind besonders gefährlich, weil sie fixieren können, wer wir sind und wie wir sein »sollten«. Wir fangen dann an, uns in Schachteln zu verpakken, die unsere Wahlmöglichkeiten einschränken. Manchmal leiten sich unsere Etiketten und Selbsturteile aus Geschichten her, die andere uns darüber erzählt haben, wer wir sind und wie wir sein sollten.*
>
> *Und während einige unserer Selbsturteile positiv sind, so wie »Ich bin ein guter Schüler«, »Ich bin intelligent«, »Ich bin schön« oder »Ich bin komisch«, sind andere sehr negativ, beispielsweise »Ich bin häßlich«, »Ich bin dumm«, »Ich versage immer« oder »Andere Menschen verlassen mich immer«. Diese Etiketten oder Stempel können zu Regeln werden, die ein bestimmtes Bild von uns stabilisieren sollen – Regeln, die uns sagen, wie wir uns verhalten »sollten« oder wie wir mit anderen Menschen interagieren »sollten«. Die Wahrheit ist jedoch, daß unser Selbstempfinden und die Geschichten, die wir uns über uns selbst erzählen, sich ständig verändern. Je nach Stimmungslage oder Tag können Sie entscheiden, daß Sie eine andere Geschichte über sich und andere Abstempelungen für die Wahrheit halten wollen.*

Leiten Sie mit dieser Erklärung zu einer Whiteboard-Übung über, in der erforscht wird, wie sich die Selbsturteile der Gruppenteilnehmer je nach Kontext verändern. Fordern Sie sie zunächst auf, Ihnen Beispiele für typische Selbsturteile in Situationen zu nennen, in denen sie bester Laune sind und sich besonders gut fühlen. Notieren Sie sich einige dieser Beispiele, und bitten Sie die Teilnehmer anschließend, Ihnen Beispiele für ihre typischen Selbsturteile in Situationen zu nennen, in denen sie schlecht gelaunt sind oder sich besonders schlecht fühlen.

5. Entwickeln des Selbst als Kontext

Die Arbeit an der Defusion von Selbsturteilen überschneidet sich mit der Entwicklung des Selbst als Kontext oder Beobachter-Selbst und leitet ganz natürlich zu Letzterer über. Eine experientielle Übung unter Verwendung der Metapher des Schachbretts (und ein reales Schachbrett) kann in diesem Zusammenhang nützlich sein (Hayes *et al.* 1999/2004). Bitten Sie um eine Freiwilligenmeldung für diese Übung. Der Freiwillige soll dann zehn positive Selbsturteile auf ein Blatt Papier schreiben und zehn negative Selbsturteile auf ein zweites Blatt. Die Liste der negativen Selbsturteile nehmen Sie, und der Freiwillige behält die Liste positiver Selbsturteile. Sie sitzen ihm gegenüber, und zwischen Ihnen und ihm steht das Schachbrett. Dann fangen Sie an, abwechselnd jeweils eine Schachfigur auf das Spielbrett zu setzen, und sprechen gleichzeitig je ein Selbsturteil laut aus.

Sobald alle Figuren auf dem Schachbrett stehen, erklären Sie, daß die Person (der Freiwillige) mit keiner der Figuren und nicht einmal mit einem der beiden Spieler identisch ist. Helfen Sie ihm, zu der Erkenntnis zu gelangen, daß er das Schachbrett sein und mit Gedanken, Gefühlen und anderen inneren Erlebnissen in Kontakt sein kann, ohne all dies zu sein. Es folgt ein Beispielskript für diese Erklärung.

> *Einige dieser Figuren sind gut, andere verursachen starke Schmerzen. Wir Menschen bemühen uns, all diese schmerzhaften Gedanken und Gefühle, die auftreten, wenn unsere Schemata aktiviert sind, loszuwerden. Es gibt Augenblicke, in denen Sie sich unsicher fühlen, und Augenblicke, in denen Sie sich sehr zuversichtlich fühlen; weiterhin Augenblicke, in denen Sie sich kompetent fühlen und andere, in denen Sie sich als Versager fühlen. In wieder anderen Augenblicken fühlen sie sich ungeschickt und manchmal echt und authentisch. Aber was wäre, wenn Sie nicht diese Schachfiguren wären? Weder die positiven noch die negativen? Gibt es etwas, das Sie außer diesen Schachfiguren sein könnten?* (Diese Frage ist nicht rein rhetorisch gemeint, sondern es geht darum, tatsächlich eine Antwort vom Klienten zu erhalten.)
>
> *Wenn Sie ein Schachspieler wären, könnten Sie versuchen, die Figuren auf dem Schachbrett so zu setzen, daß Sie gewinnen; aber das würde auch nichts ändern, denn der Spieler wäre dann immer noch im Spiel gefangen und in die Frage verstrickt, ob die guten oder die schlechten Gedanken und Gefühle gewinnen. Die Spiele gehen einfach immer weiter. Manchmal gewinnen die guten Figuren, manchmal die schlechten. Könnten Sie sich vorstellen, daß Sie etwas anderes wären als Schachfiguren oder der Schachspieler?* (Auch hier geht es darum, vom Klienten wirklich eine Antwort zu bekommen.)
>
> *Ich habe da eine Idee: Wie wäre es, wenn Sie das Schachbrett wären? Dann könnten Sie die Figuren* haben, wären *aber nicht die Figuren. Das Schachbrett ist mit den Figuren in Kontakt. Aber das Schachbrett selbst verändert sich nie, ganz gleich, ob mehr schwarze oder mehr weiße Figuren darauf stehen, und ganz gleich, wie sie sich bewegen. Das Schachbrett bleibt gleich. Ihm ist es egal, wie das Spiel läuft und wer gewinnt oder verliert. Können Sie aus dieser Perspektive – daß Sie das Schachbrett sind – erkennen, daß Sie alle Ihre Erlebnisse* haben *können, sie beobachten können und sie doch nicht* sein *müssen?*

Auch Visualisation kann sehr nützlich sein, wenn es darum geht, sich von Selbsturteilen zu lösen und das Beobachter-Selbst zu entwickeln. Sie können die Gruppe durch eine Visualisation geleiten, in der die Teilnehmer zuerst an eine Situation denken, in der sie sich wie ihr »schlimmstes Selbst« verhalten und etwas getan haben, das sie zutiefst bereuen. Fordern Sie die Klienten auf, sich an konkrete Gedanken, Gefühle und Verhaltensweisen aus jener Situation zu erinnern und diese zu beobachten. Und leiten Sie sie anschließend dazu an zu erkennen, daß der Teil von ihnen, der ihr »schlimmstes Selbst« beobachtet, sich von diesem Selbst unterscheidet und von ihm getrennt ist. Es folgt ein Skript für diese Übung (basierend auf Ciarrochi & Bailey 2008/2010).

Schließen Sie die Augen, und nehmen Sie sich ein wenig Zeit, um Ihren Atem und alles, was Sie in Ihrem Körper empfinden, zu verfolgen.

Und nun denken Sie an eine Situation zurück, in der Sie sich von Ihrer schlimmsten Seite gezeigt haben. … Stellen Sie sich so anschaulich wie möglich vor, daß Sie dieses »schlimmste Selbst« sind. … Achten Sie auf die Gefühle, die an Ihnen ziehen und zerren. Und beachten Sie, wie Ihr »schlimmstes Selbst« denkt. Lassen Sie das Gewahrsein bestimmter Gedanken zu. … Beobachten Sie, wie sich Ihr »schlimmstes Selbst« anderen gegenüber verhält und wie weit es sich dabei von Ihren Werten entfernt.

Und machen Sie sich nun bewußt, daß sich in Ihnen jemand befindet, der dieses »schlimmste Selbst« anschaut. Dies ist eine Instanz, die Ihr »schlimmstes Selbst« beobachtet und alles bezeugt, was es erlebt. Dieser Teil von Ihnen ist das Beobachter-Selbst.

Obwohl Ihre Gedanken, Gefühle, Bestrebungen und Empfindungen sich ständig verändern, gibt es ein in sich stimmiges Ich – ein Ich, das alles, was Sie erleben, beobachten kann, ohne mit Ihrem Erleben identisch zu sein und ohne mit ihm kämpfen zu müssen. Werden Sie dieser Person hinter Ihren Augen gewahr, die Ihr »schlimmstes Selbst« beobachtet. Spüren Sie, wie es ist, der Beobachter zu sein?

Und nun denken Sie über folgendes nach: Wenn Sie Ihr »schlimmstes Selbst« beobachten können, dann sind *Sie nicht dieses »schlimmste Selbst«. Wenn Sie die Gedanken und Gefühle beobachten können, die mit Ihrem »schlimmsten Selbst« verbunden sind, dann sind Sie nicht mit diesen Gedanken und Gefühlen identisch. Sie sind der Beobachter. Erinnern Sie sich noch an das Schachbrett? Sie sind nicht die Schachfiguren auf beiden Seiten, die in all diesen Schlachten gegeneinander kämpfen. Sie sind nicht Ihre Gedanken, Gefühle und Empfindungen. Sie sind derjenige, der beobachtet, wahrnimmt und alle diese Elemente umfaßt.*

Können Sie sich vorstellen, daß Sie nicht Ihr Atmen, Ihr Körper und Ihre Empfindungen sind? Daß Sie nicht Ihre Emotionen oder Ihre Gedanken sind? Vieles von Ihnen hat sich im Laufe der Jahre verändert. Ihr Alter hat sich verändert. Ihre äußere Erscheinung ist eine andere geworden. Ihre Gedanken und Gefühle verändern sich ständig. Aber das Beobachter-Selbst war immer da und hat sich nie verändert. Versuchen Sie, dieses tiefere »Ich« zu spüren. Stellen Sie sich vor, daß Sie wie der Himmel sind, daß Sie eine unveränderliche Perspektive sind, aus der Sie das sich ständig verändernde Wetter Ihres Gewahrseins wahrnehmen und ihm standhalten. Versuchen Sie, sich von Ihrem Festhalten an schwierigen Emotionen, Gedanken, Empfindungen und Impulsen zu lösen und nicht mehr gegen sie zu kämpfen.

Und nun beachten Sie alles, was heute aufgetaucht ist – insbesondere die schwierigen Gedanken und Gefühle Ihres »schlimmsten Selbst«. Und achten Sie während dessen auch darauf, daß Sie hier und jetzt sind und all dies beobachten. Versuchen Sie den Raum zu schaffen, den Sie brauchen, um in diesem Moment der Beobachter zu sein. Sie sind genau derjenige, der Sie sein sollten. Nichts muß verändert werden. Nichts muß in Ordnung gebracht werden.

6. Hausaufgaben

Geben Sie den Gruppenteilnehmern folgende Hausaufgaben für die ganze folgende Woche:

- Die zu Beginn der Sitzung gewählte wertebasierte Intention soll in dieser Woche umgesetzt werden.
- Die Klienten sollen darauf achten, wann sie Urteile fällen, und dann an diesen Gedanken die Techniken der kognitiven Defusion üben.

Sitzung 7

Ebenso wie Sitzung 6 beginnt auch Sitzung 7 mit der Prüfung der Arbeit an der Umsetzung der wertebasierten Intentionen während der vergangenen Woche und dem Festlegen einer neuen Intention für die nächste Woche. Sitzung 5 und 6 fokussierten hauptsächlich auf Techniken der kognitiven Defusion, und diese Techniken wurden möglicherweise auch auf andere innere Erlebnisse einschließlich Emotionen angewandt. Von nun an liegt der Schwerpunkt der Arbeit auf Emotionen und Emotionsexposition – auf der Konfrontation mit dem Schmerz, der auftritt, wenn Schemata aktiviert werden. Allerdings ist es wichtig, die Exposition nur auf primären Schmerz zu beziehen, der unvermeidbar ist und akzeptiert werden muß, also nicht auf sekundären Schmerz, der durch dysfunktionale SCVs entsteht. Weil Wut so häufig als SCV fungiert, konzentriert sich die vorliegende Sitzung auf Wut, so daß die Expositionsarbeit in den Sitzungen 8 und 9 sich mit dem unter der Wut verborgenen primären Schmerz befassen kann.

ABLAUF

1. **Gespräch über die Erfahrungen der Gruppenteilnehmer mit den Hausaufgaben aus Sitzung 6 und Wahl einer neuen Intention für die nächste Woche (*Arbeitsblatt Wertebasierte Intentionen* — 15–20 Minuten).**
2. **Erforschen der Bereitschaft mittels eines Gesprächs über die Unvermeidbarkeit von Schmerzen und Verlustgefühlen in Beziehungen (10–15 Minuten).**
3. **Darstellung von Wut als Coping-Strategie und Erforschen der Kosten, die Wut verursacht (15–20 Minuten)**
4. **Psychoedukation über Wut (fünf Phasen der Wut — 10–15 Minuten)**
5. **Erforschen der Kosten von Groll (Metapher *Gerichtssaal* — 5 Minuten)**
6. **Nutzung von Achtsamkeitsübung und Visualisation zur Erforschung des Augenblicks der Wahl und Sich-Lösen vom Groll (achtsames Verzehren von Schokolade und Visualisieren eines mißmutigen Menschen — 15 Minuten).**
7. **Hausaufgaben (5 Minuten)**

1. Überprüfung der Hausaufgaben

Fordern Sie die Gruppenteilnehmer auf, über ihre Erfahrungen mit der Umsetzung der wertebasierten Intention zu berichten (siehe S. 186). Befassen Sie sich mit allen aufgetauchten Hindernissen, und lassen Sie die Teilnehmer Vorschläge für Strategien zur Überwindung dieser Hindernisse sammeln. Anschließend sollen sie eine neue Intention für die nächste Woche festlegen. Diejenigen, denen es nicht gelungen ist, die Intention umzusetzen, sollten am besten noch einmal an der Intention für die Vorwoche arbeiten, es sei denn, sie sind mittlerweile der Meinung, daß die Intention ihre Werte nicht adäquat spiegelt.

2. Bereitschaft erforschen

Um den Gruppenteilnehmern zu helfen, die Bereitschaft zur Konfrontation mit ihrem emotionalen Schmerz zu entwickeln, erklären Sie ihnen zunächst, daß emotionaler Schmerz in wichtigen Beziehungen unvermeidbar ist.

In allen engen Beziehungen gibt es Schmerzen und Verlustgefühle. In solchen Beziehungen werden zwangsläufig die Schemata der Partner aktiviert. Alle fühlen sich gelegentlich verletzt, zurückgewiesen oder mißverstanden. Manchmal haben sie auch das Gefühl, angegriffen zu werden, nicht in ihrem Wert gesehen oder kritisiert zu werden. Weil man sich in engen Beziehungen öffnet und dadurch verletzbar macht, setzt man sich der Gefahr aus, schmerzhafte Emotionen zu spüren. Wenn Sie nie den Schmerz empfinden wollen, der mit Ihren Schemata verbunden ist, müssen Sie in der Welt ohne aufrichtige, authentische und unterstützende Beziehungen auskommen; das Leben in einer intimen Beziehung ist immer mit dem Erleben schmerzhafter schemabedingter Gedanken und Gefühle verbunden. Wenn Sie die Wahl hätten, wofür würden Sie sich dann entscheiden? Wären Sie bereit, Schmerzen zuzulassen – was Enttäuschungen, Verletzungen, Verlassenwerden, Zurückweisung und all die anderen schwer zu ertragenden Gefühle einschließt –, wenn Sie dies dem Ziel, in einer authentischen und für Sie bedeutsamen Beziehung leben zu können, näher bringen würde?

3. Wut als Coping-Strategie

Wie bereits erwähnt wurde, ist Wut ein häufig benutztes SCV; deshalb haben wahrscheinlich viele in der Gruppe mit dieser Art von Reaktion Probleme. Und weil man unter der Wut nachschauen muß, um den verborgenen vermiedenen Affekt zu finden, wendet sich die laufende Sitzung nun der Erforschung der Wut und der Entwicklung von Reaktionsweisen, die die Wut ersetzen, zu. Das folgende Skript demonstriert, wie Sie an diese Thematik herangehen können.

Eine der Arten, auf die wir mit unseren Schemata fertig zu werden versuchen, wenn sie in Beziehungen aktiviert werden, besteht darin, daß wir wütend und aggressiv werden. Das ist die Kampf-oder-Flucht-Reaktion. Wenn wir uns bedroht fühlen, reagiert unser Körper darauf, indem er entweder wegläuft und der Situation entflieht oder indem er kämpft, um sein Überleben zu sichern. Dies ist ein im Laufe der Evolution entstandener Schutzmechanismus, der uns in tatsächlich lebensbedrohlichen Situationen nützlich ist, jedoch normalerweise in engen Beziehungen keine besonders guten Dienste leistet. Wenn wir in solchen Beziehungen weglaufen oder kämpfen, verschlimmern wir die Situation dadurch meist noch. Außerdem wird oft auch die Wahrscheinlichkeit größer, daß genau das, was wir befürchten, tatsächlich eintritt. Wenn wir kämpfen, kann das andere veranlassen, auch selbst zu kämpfen; und wenn wir uns in einer Beziehung zurückziehen, kann die Folge sein, daß unser Partner die Konsequenz zieht, die Beziehung völlig aufzugeben.

Wenn das Kampf-oder-Flucht-System aktiviert ist, wird der Herzschlag stark beschleunigt, damit das Blut schneller durch unseren Körper strömt, um uns darauf vorzubereiten, aktiv zu werden. Auch unsere Gedanken, Gefühle, Empfindungen und Dränge stehen dann unter dem Einfluß der Kampf-oder-Flucht-Reaktion. Alles erscheint uns als dringend, und unser Drang zu reagieren, nimmt Überhand.

Welche Gedanken haben wir, wenn wir wütend werden? Meist sind sie urteilender, feindseliger, stärker von Mißtrauen geprägt und ängstlicher als normalerweise. Unsere Ängste werden unverhältnismäßig stark, und wir nehmen die Handlungen und Motive anderer Menschen verzerrt wahr und deuten sie entsprechend. Der Drang zu handeln kann Menschen in solchen Situationen als so dringlich erscheinen, daß es ihnen schwerfällt, sich auch nur einen Moment Zeit zu nehmen, um über die langfristigen Konsequenzen und Kosten dessen nachzudenken, was sie im Begriff sind zu tun.

Wut zu erleben ist, als tobte in unserem Körper ein Tornado, und wir würden versuchen, mit Hilfe alter SCVs dem entsetzlichen inneren Sturm zu entkommen. Manchmal fühlt sich Wut wie eine Kombination von Kräften an, die in verschiedene Richtungen streben. Doch was wäre, wenn es auch eine andere Möglichkeit gäbe, mit solchen Augenblicken umzugehen? Wenn Sie den inneren Drang, zu alten SCVs Zuflucht zu nehmen, einfach zur Kenntnis nehmen und sich trotzdem dafür entscheiden könnten, weiter in die Richtung zu gehen, die Ihre Werte Ihnen weisen? Was wäre, wenn Sie in Ihrem inneren Sturm ausharren und ihn wie einen äußeren Sturm beobachten würden – wenn Sie die Gefühle, Empfindungen, Erinnerungen, Vorstellungen und Dränge, die auftauchen, einfach registrieren könnten? Sie können diese Gefühle zwar nicht beeinflussen – so wie Sie ja auch das Wetter nicht beeinflussen können –, aber Sie können vergegenwärtigen, daß das Wetter kommt und geht, daß der Sturm irgendwann aufhören wird und daß Sie sich in der Zwischenzeit dafür entscheiden können, nicht auf eine Art zu handeln, die Sie später bereuen würden.

Führen Sie mit der Gruppe ein Gespräch darüber, wie sich die Nutzung von Wut als Coping-Strategie auf ihre Beziehungen, auf Menschen, die ihnen wichtig sind, und auf sie selbst ausgewirkt hat. Im Rahmen dieses Gesprächs können Sie Fragen wie die folgenden stellen:

- *Haben Sie versucht, durch Wut mit anderen, schmerzhafteren Gefühlen fertig zu werden?*
- *Welche Art von Gedanken haben Sie, wenn Sie wütend werden?*
- *Bringt es Sie dem Handeln im Einklang mit Ihren Werten näher oder führt es Sie weiter davon weg, wenn Sie sich auf diese Gedanken einlassen?*
- *Welche Konsequenzen hatte es in der Vergangenheit, wenn Sie Wut als Coping-Strategie benutzt haben? Hat es sich irgendwie positiv ausgewirkt? Und haben Sie einen Preis dafür bezahlt?*
- *Wenn Sie wütend werden, kommen Sie dann Ihren Werten näher, oder entfernen Sie sich von ihnen?*
- *Können Sie produktiv sein, wenn Sie wütend sind?*
- *Treffen Sie im Zustand der Wut gute Entscheidungen?*

4. Psychoedukation über Wut

Klären Sie die Gruppe über das Wesen von Wut auf, und bringen Sie den Teilnehmern bei, ihre Erlebnisse mit der Wut zu beobachten und den Augenblick der Wahl zu erkennen, in dem sie die Möglichkeit haben, anders als bisher auf Wut zu reagieren. Es folgt eine kurze Beschreibung der fünf Phasen der Wut (Eifert, McKay & Forsyth 2006/2009) und kurze Beispielskripts zur Erklärung dieser Phasen.

1. ***Emotionen vor der Wut*** *Der Wut geht gewöhnlich ein Gefühl wie Schuld, Scham, Angst, Unzulänglichkeit oder Entbehrung voraus. Diese Emotionen werden hervorgerufen durch Schemata, frühere Erlebnisse und Annahmen darüber, wie andere Sie behandeln werden. Wenn Sie wütend werden, welche Schemata sind dann bei Ihnen aktiviert worden? Welche Emotionen bemerken Sie gewöhnlich, bevor Sie wütend werden?*
2. ***Gedanken, die Wut aktivieren*** *Wut wird oft durch bestimmte Arten von Gedanken aktiviert, beispielsweise durch Urteile über andere Menschen, »Sollte«-Gedanken, Erinnerungen, beschuldigende Gedanken und mißtrauische Gedanken. Welche Art von Gedanken aktiviert Wut bei Ihnen in der Regel?*

3. ***Wutgefühle*** *Sobald Wut aktiviert worden ist, tauchen auch viele andere Emotionen auf, z. B. Scham, Furcht, Bedrohungsgefühle und Hilflosigkeit sowie physische Empfindungen wie Zittern der Hände, beschleunigter Herzschlag und schnelles Atmen. Welche Gefühle und Empfindungen treten bei Ihnen auf, wenn Sie wütend werden?*
4. ***Handlungsimpulse*** *Die mit Wut verbundenen Gefühle erzeugen den Drang zu handeln – was oft zur Reaktivierung alter und problematischer SCVs und Vermeidungsstrategien führt. Zu welchen Handlungen fühlen Sie sich getrieben, wenn Sie wütend werden?*
5. ***Wutverhalten*** *Die letzte Phase einer Wutepisode ist das, was Sie in der betreffenden Situation tatsächlich tun. Bei vielen Menschen sind das Brüllen, Angreifen, Anklagen, Beschuldigen usw., und all dies sind SCVs. Wie haben Sie sich in der Vergangenheit verhalten, wenn Sie wütend wurden? Auf welche SCVs haben Sie dann zurückgegriffen?*

Führen Sie nach dieser Information mit der Gruppe ein Gespräch über die fünf Phasen der Wut und darüber, was daran die Gruppenteilnehmer beeinflussen können – anders ausgedrückt: wo Sie den Augenblick der Wahl finden können. Stellen Sie den Teilnehmern folgende Fragen, und lassen Sie sie darüber diskutieren:

> *Wenn wir bedenken, daß wir nicht bestimmen können, wie andere Menschen sich verhalten, müssen wir uns fragen, in welcher Hinsicht wir überhaupt Einfluß auf das Erleben von Wut haben. Können wir unsere Gedanken beeinflussen, wenn wir wütend sind – können wir uns davon abhalten, bestimmte Gedanken zu produzieren? Haben wir Einfluß auf unsere Gefühle, wenn wir wütend sind? Können wir die Impulse beeinflussen, die bei uns auftreten, wenn wir wütend werden? Welche der fünf Phasen der Wut können wir beeinflussen?*

Wenn die Gruppenteilnehmer nicht selbst auf die richtige Antwort kommen (daß wir nur unser eigenes Verhalten beeinflussen können), müssen Sie selbst ihnen diese Antwort geben, bevor Sie mit der Arbeit fortfahren.

5. Den Preis von Groll erforschen

Wird der Zustand der Wut zur Gewohnheit, entsteht Groll. Dies kann für die Teilnehmer einer solchen Gruppe ein wichtiges Thema sein. Weil Groll (ebenso wie die Schemata) ein eingefleischtes Muster des Denkens über andere Menschen und des Sich-Beziehens auf sie ist, kann es sehr schwierig sein, sich davon zu lösen. Diesem Ziel ist der größte Teil der restlichen Sitzungszeit gewidmet. Erklären Sie zunächst, was Groll ist. Dabei kann die Metapher des *Gerichtssaals* von Nutzen sein.

Wenn wir das Gefühl haben, daß ein anderer Mensch uns verletzt oder geschädigt hat und wir uns nicht in der Lage sehen, uns von unserer Wut zu lösen, kann sich die Wut zu einem dauerhaften Muster entwickeln, und das ist Groll. Durch Groll verletzen wir uns selbst mehr als andere. Wenn wir uns darauf fixieren, andere unseren Schmerz spüren und verstehen zu lassen oder die Verantwortung für unseren Schmerz zu übernehmen, verfangen wir uns in einer Sackgasse. Dann wird es für uns im Leben wichtiger, daß andere sich schlecht fühlen, weil wir Schmerzen haben, und daß sie Wiedergutmachung leisten, als daß wir unseren eigenen Schmerz akzeptieren und so heilen. Wir führen dann nicht mehr das Leben, das wir führen wollen, weil es uns mehr darum geht, uns an demjenigen, der uns verletzt hat, zu rächen, als darum, Dinge zu tun, die uns einem Leben im Sinne unserer Werte näher bringen.

Unser Leben scheint sich dann in einen Gerichtssaal zu verwandeln, und unser wichtigstes Ziel scheint zu sein zu beweisen, daß ein anderer Mensch schuldig ist – dafür zu sorgen, daß der andere eines Verbrechens für schuldig befunden und dementsprechend bestraft wird. Es kann sein, daß wir dann einen Koffer voller Beweise mit uns herumtragen und immer neue Beweise sammeln. Irgendwann ist dieser Koffer so schwer, daß wir ihn kaum noch tragen können. Bemühungen, andere zu bestrafen und sie die Schmerzen und das Leiden spüren zu lassen, die sie uns zugefügt haben, schränken irgendwann unsere eigene Bewegungsfähigkeit und unsere Möglichkeiten ein. Wenn wir so darauf fixiert sind zu beweisen, daß andere uns Unrecht getan haben, bestrafen wir am Ende uns selbst.

Die Frage ist, wie wir es schaffen können, uns von unserem Bedürfnis, anderen heimzuzahlen, was sie uns angetan haben, wieder zu lösen. Wie gelingt es uns, den Koffer voller Beweise zu Hause zu lassen, wohl wissend, daß er dort steht, daß das »Verbrechen« nicht vergessen oder als unwichtig abgetan ist, daß wir es aber trotzdem nicht überallhin mitnehmen und es so zu einer ständigen Belastung für uns machen müssen? Wir können anerkennen, daß wir verletzt worden sind und daß man uns Unrecht angetan hat, und uns trotzdem gestatten, die Beweise dafür zu Hause zu lassen. Wenn uns das gelingt, können wir so leben, wie wir leben wollen, frei von der Last der Beweise für erlittenes Unrecht.

6. Mit Achtsamkeit und Visualisieren den Augenblick der Wahl erforschen

Die Sitzung endet mit einer Übung in achtsamem Essen. Sie dient dazu, die Empfindung eines inneren Drangs zu erforschen und ihm zu widerstehen. Darauf folgt eine längere Visualisationsübung, in der es darum geht, dem Impuls, aus Wut heraus zu handeln, zu widerstehen und letztlich Groll durch Mitgefühl zu ersetzen. Erklären Sie zunächst kurz, was ein achtsamer Umgang mit Wut beinhaltet:

Wir haben schon darüber gesprochen, daß wir im Zustand der Wut zu impulsiven Reaktionen neigen und daß wir, wenn wir uns so in unseren Beziehungen verhalten, einen hohen Preis zahlen. Was also können wir tun, um das Geschehen zu verlangsamen, so daß wir erkennen können, was vor sich geht, und uns für ein anderes Verhalten entscheiden können? Wir können uns darin üben, unsere Wut mit allem, was dazu gehört, wahrzunehmen: Gedanken, Gefühle und Dränge. Besonders wichtig ist, daß wir uns darüber im klaren sind, was uns antreibt, und daß wir den Augenblick der Wahl erkennen – den Moment, in dem sich ein innerer Drang äußert, unmittelbar vor seiner Umsetzung in die Tat. In diesem Augenblick können wir uns noch für verschiedene Handlungsweisen entscheiden. In gewisser Hinsicht ähnelt diese Situation sehr stark derjenigen, in der wir beobachten und beschreiben, wie etwas schmeckt, und in der bei uns schließlich der Drang aufkommt, das Gekostete zu kauen und zu schlucken. Deshalb werden wir uns nun in einer kurzen Achtsamkeitsübung dem Essen von Schokolade widmen, um den soeben beschriebenen Prozeß zu erforschen.

Geben Sie allen Teilnehmern der Gruppe ein kleines Stück Schokolade, und fordern Sie sie auf, sich alles, was ihnen an der Schokolade auffällt, bewußt zu machen. Bevor sie das Stück Schokolade in den Mund nehmen, sollen sie sich vergegenwärtigen, wie es aussieht, wie es riecht, welche Temperatur es hat und wie es sich anfühlt. Danach lassen Sie die Klienten die Schokolade in den Mund nehmen und darauf achten, wie sie sich anfühlt, wie sie schmeckt und – das ist am wichtigsten – wie und wann bei ihnen der Drang aufkommt, die Schokolade zu kauen und hinunterzuschlucken. Die Klienten sollen die Schokolade so langsam wie möglich im Mund zerschmelzen lassen, während sie beobachten, wie es ist, ihrem inneren Drang oder Impuls nicht zu folgen. Helfen Sie ihnen zu erkennen, daß diese Situation der Augenblick der Wahl ist – der Moment, in dem sie den Drang aktiv zu werden verspüren, sich aber für ein anderes Verhalten entscheiden können.

Führen Sie mit der Gruppe anschließend eine Visualisation durch, in der ein ähnlicher Umgang mit Wut erforscht wird. Dabei sollen die Teilnehmer auf eine Person fokussieren, auf die sie oft wütend werden oder der gegenüber sie Groll hegen. Es folgt ein Beispielskript für die Anleitung zu dieser Visualisation.

Wir werden nun mit Wut eine ähnliche Übung durchführen. Schließen Sie die Augen, und stellen Sie sich einen Menschen vor, mit dem Sie sich manchmal streiten – jemanden, von dem Sie meinen, daß er Ihnen irgendein Unrecht angetan hat. Erinnern Sie sich an ein bestimmtes Erlebnis mit diesem Menschen – beispielsweise einen Streit oder eine andere unangenehme Interaktion. Wir werden Ihre Wut auf ihn nun sehr langsam erforschen, genauso wie wir es mit der Schokolade gemacht haben. Behalten Sie das Bild des Vorfalls vor Augen, und vergegenwärtigen Sie sich alle Einzelheiten davon. Wo sind Sie? Wer ist bei Ihnen? Was sagen Sie in der Situation? Achten Sie auch auf Geräusche, Anblicke und Gerüche. Lassen Sie ein wenig von dem Schmerz zu, den diese Beziehung bei Ihnen verursacht hat.

Fokussieren Sie auf eine schwierige oder unangenehme physische Empfindung, z. B. im Bauch, in der Brust, im Kopf oder im Schulterbereich. Sobald Sie eine solche Empfindung entdeckt haben, heben Sie eine Hand. (Legen Sie an diesem Punkt eine Pause ein, und warten Sie auf Signale der Teilnehmer. Warten Sie ziemlich lange für den Fall, daß einige Gruppenteilnehmer Schwierigkeiten haben.)

Schauen Sie nun, ob Sie aufhören können, mit der physischen Empfindung zu ringen, und beobachten Sie sie nur noch. Es geht nicht darum, daß Sie die Empfindung zu mögen lernen sollen. Vielmehr sollen Sie sie als das erleben, was sie ist: eine Empfindung, die in einem bestimmten Bereich Ihres Körpers auftritt. Bleiben Sie der Empfindung weiter bewußt. Versuchen Sie, sie in Ihrem Körper genau zu lokalisieren – herauszufinden, wo sie beginnt, wo sie endet und welche Form sie hat. Gleichzeitig sollten Sie versuchen, sich von dem inneren Drang zu lösen, gegen die Empfindung anzukämpfen, und sie einfach als Empfindung zuzulassen. … Wenn Sie merken, daß Sie der Empfindung gegenüber offener werden, dann heben Sie eine Hand. (Legen Sie eine Pause ein, und warten Sie auf die Signale.)

Achten Sie darauf, ob Emotionen auftauchen. Vielleicht fühlen Sie sich verletzt oder empfinden Scham, Angst oder Schuld.

Wenden Sie nun Ihre Aufmerksamkeit sanft den Gedanken zu, die bei Ihnen in der Situation mit dem Menschen, mit dem Sie Schwierigkeiten haben, auftauchen. Beobachten Sie, wie Urteile zutage treten. Nehmen Sie diese nur zur Kenntnis, bezeichnen Sie sie, und lassen Sie sie anschließend wieder los. Sie können sich innerlich sagen: »Da ist ein Urteil« oder: »Danke, Geist, für diesen Gedanken«, aber lösen Sie sich anschließend von dem Gedanken, statt sich in ihn zu verstricken. Registrieren Sie einfach alle auftauchenden Urteile, Geschichten und Kritiken, und lassen Sie sie alle anschließend sofort wieder los.

Und nun achten Sie auf Ihre Impulse. Wie fühlen Sie sich in der schwierigen Interaktion, die Sie sich vorstellen, in eine Reaktion hineingezogen? Wollen Sie fliehen? Verspüren Sie den Drang anzugreifen? Achten Sie auf das Unwetter in Ihrem Inneren, das Sie dazu treibt, altes Coping-Verhalten zu benutzen, und finden Sie heraus, zu welcher Art von Verhalten Sie sich konkret gedrängt fühlen.

Und während Sie all die Empfindungen, Emotionen, Gedanken und Impulse beobachten, die Ihre Wut in Ihnen erzeugt, bitte ich Sie festzustellen, ob diese schmerzhaften Produkte Ihres Geistes mit einem Schema verbunden sind. Versuchen Sie auch herauszufinden, ob unter Ihrer Wut eine andere Emotion verborgen ist. Vielleicht haben Sie sich geschämt, als Sie wütend wurden. Vielleicht fühlten Sie sich zurückgewiesen, als Ihre Wut aufkam. Oder Sie fühlen sich kritisiert, und Ihr Schema Unzulänglichkeit/Scham wurde aktiviert. Wenn Sie ein aktiviertes Schema entdeckt haben, dann heben Sie eine Hand. (Legen Sie eine Pause ein, und warten Sie auf Signale.)

Wenden Sie Ihre Aufmerksamkeit nun der Person zu, von der Sie sich schlecht behandelt fühlen. Beobachten Sie, wie sie sich verhält. Können Sie sich vorstellen, welches Schema bei ihr aktiviert wurde? Vielleicht hat sie Sie kritisiert, weil sie sich zurückgewiesen fühlte. Vielleicht fühlt sie sich auch schuldig oder schämt sich und gibt Ihnen die Schuld daran. Vielleicht fühlt sie sich wertlos und versucht, dieses Gefühl zu überspielen, indem sie Sie angreift. Versuchen Sie zu erspüren, welches Schema die andere Person zu vermeiden versucht.

Ich werde Sie nun bitten herauszufinden, ob Sie in der Lage sind, ein wenig Empathie für die andere Person zu entwickeln. Können Sie sich vorstellen, daß sie sich durch ihr Verhalten in jener Situation selbst mehr Schmerz zugefügt hat? Nehmen Sie den Schmerz wahr, unter dem die andere Person leidet. Versuchen Sie, das Gefühl zu entwickeln, daß Sie diesen Menschen akzeptieren. Sie sehen nun, wer er ist und wie er lebt. Manchmal ist es schwer, mit ihm zusammen zu sein, weil er sich so verbissen bemüht, seinen eigenen Schmerz zu vermeiden. Versuchen Sie, ihn in diesem Moment so zu akzeptieren, wie er ist, auch wenn Sie wegen seines Verhaltens unter Schmerzen leiden. Widmen Sie ihm Ihr Mitgefühl, und versuchen Sie, sich von Ihrer Wut und Ihrem Groll zu lösen.

Sprechen Sie nach der Übung mit den Teilnehmern ein paar Minuten lang darüber, wie es ihnen während der Visualisation ergangen ist.

7. Hausaufgaben

Geben Sie der Gruppe folgende Hausaufgaben für die kommende Woche:

- Die zu Beginn der Sitzung gewählte wertebasierte Intention sollen sie in dieser Woche umsetzen.
- Außerdem sollen die Teilnehmer Augenblicke registrieren, in denen bei ihnen Schemata aktiviert werden, und dann das Geschehen so verlangsamen, daß sie Gedanken, Gefühle und innere Dränge, die mit dem Schema verbunden sind, registrieren können. Weiterhin sollen sie auf ihre Reaktionen achten und feststellen, ob sie sich besser oder schlechter fühlen, nachdem sie reagiert haben.

Sitzung 8

Auch Sitzung 8 beginnt mit der Überprüfung der Hausaufgaben und mit der Festlegung einer neuen Intention für die folgende Woche. Nachdem Sie in der vorigen Sitzung die Wut und die unter ihr verborgenen Emotionen erforscht haben, können Sie sich nun der Konfrontation mit dem mit Schemaaktivierungen verbundenen primären Schmerz zuwenden. Von nun an wird parallel an Defusion und Exposition gearbeitet, weil problematische Gedanken oft schwierige Emotionen aktivieren und umgekehrt. Deshalb umfaßt Sitzung 8 verschiedene Visualisationen und experientielle Übungen, in denen es schwerpunktmäßig darum geht, sich von alten Kontrollstrategien zu lösen und jede Identifikation mit schmerzhaftem schemabezogenem Affekt und entsprechenden Kognitionen zu unterlassen.

ABLAUF

1. **Gespräch über die Erfahrungen der Gruppenteilnehmer bei den Hausaufgaben aus Sitzung 7 und Wahl einer neuen Intention für die nächste Woche (*Arbeitsblatt Wertebasierte Intentionen* — 10–15 Minuten).**
2. **Üben der Defusion mit Hilfe einer experientiellen Übung, dem *Tragen von Etiketten* (5 Minuten)**
3. **Psychoedukation über Emotionen und die Dysfunktionalität von Kontrollstrategien (Klarstellung dessen, was wir beeinflussen können und was nicht und daß wir innere Erlebnisse nicht auslöschen können — 20–25 Minuten).**
4. **Untersuchen der Kosten des Vermeidens schmerzhafter Emotionen unter Verwendung einer experientiellen Übung (*Erforschen der Rückseite* — 15–20 Minuten).**
5. **Gespräch über das Defusionserlebnis infolge des Tragens von Etiketten (5 Minuten)**
6. **Lösung von alten Kontrollstrategien mit Hilfe einer experientiellen Übung (*Das Seil loslassen*, S. 122 f. — 10–15 Minuten).**
7. **Visualisation zwecks Entwicklung der Beobachter-Perspektive und der Schema-Defusion (Visualisieren schemaaktivierender Ereignisse aus verschiedenen Lebensphasen — 5–10 Minuten).**
8. **Hausaufgabe (5 Minuten)**

1. Überprüfen der Hausaufgaben

Lassen Sie die Gruppenteilnehmer über ihre Erfahrungen mit der Umsetzung der wertebasierten Intention berichten. Befassen Sie sich mit allen aufgetauchten Hindernissen, und lassen Sie die Teilnehmer Vorschläge für Möglichkeiten der Überwindung dieser Hindernisse sammeln. Anschließend sollen alle Teilnehmer eine neue Intention für die nächste Woche festlegen. Falls es einigen nicht gelungen ist, die Intention umzusetzen, sollten sie nochmals an der Intention für die Vorwoche arbeiten, es sei denn, sie sind mitterweile davon überzeugt, daß diese Intention ihre Werte nicht adäquat zum Ausdruck bringt.

2. *Defusion durch Tragen von Etiketten*

Fordern Sie die Gruppenteilnehmer auf, ein schemabezogenes Selbsturteil auszuwählen, das ihnen besonders großen Schmerz bereitet. Greifen Sie auf die Metapher des *Handelsvertreters* zurück, und fordern Sie die Teilnehmer auf, sich ein Selbsturteil auszusuchen, das sie für einen besonders aufdringlichen Vertreter halten. Dieses Selbsturteil sollen sie auf eine Karteikarte schreiben, sie an ihrer Kleidung befestigen und sie während der ganzen Sitzung tragen. Schreiben auch Sie ein Selbsturteil auf eine Karte, und tragen Sie sie, um zu veranschaulichen, worum es geht, und auch selbst das Gefühl der Peinlichkeit zu spüren, das damit verbunden ist.

3. *Psychoedukation über Emotionen und Kontrollstrategien*

Um der Gruppe zu helfen, ihre Bereitschaft, schwierige Emotionen zuzulassen, zu stärken, sollten Sie nun kurz über Emotionen und die Probleme, die Kontrollstrategien mit sich bringen, sprechen. Die Metapher des *hungrigen Tigers* (basierend auf Hayes & Smith 2005/2007) kann nützlich sein, wenn Sie zu erklären versuchen, weshalb es grundsätzlich problematisch ist, innere Erlebnisse beeinflussen zu wollen. Das folgende Skript veranschaulicht, wie Sie diese Thematik erläutern können.

> *Wir haben über die Emotionen gesprochen, die auftreten können, wenn bei uns Schemata aktiviert werden, beispielsweise Scham, Verletztheit und Wut. Wir haben uns auch damit beschäftigt, wie wir zu diesem Schmerz bisher in Beziehung getreten sind. Als wir uns in der vorigen Sitzung mit Wut beschäftigten, haben wir untersucht, ob es wirklich möglich ist, Schmerz zu beeinflussen oder zu beseitigen, und wir haben darauf hingearbeitet, unseren Schmerz einfach zu beobachten, zu akzeptieren und nicht zu versuchen, ihn zu verändern. Damit ist nicht gemeint, daß man den Schmerz, unter dem man leidet, billigen oder gar mögen muß; es bedeutet nur, daß man ihn als Tatsache anerkennt, statt daß man versucht, ihn zu vermeiden oder irgendwie zu überspielen. An diesem Punkt können wir innehalten und unsere Erlebnisse und Dränge beobachten, ohne ihnen nachzugeben.*

Das Gelassenheitsgebet, das in den Zwölf-Schritte-Programmen benutzt wird, kann in diesem Zusammenhang sehr nützlich sein. Es lautet: »Gott gebe mir die Gelassenheit, Dinge hinzunehmen, die ich nicht ändern kann, den Mut, Dinge zu ändern, die ich ändern kann, und die Weisheit, das eine vom anderen zu unterscheiden.« Das Schwierigste ist, zu unterscheiden, was wir ändern können und was nicht. Ändern können wir eigentlich nur unser Verhalten, unsere Handlungen und das, was wir im Leben für wichtig halten – also unsere Werte und unsere Entscheidungen. Die Liste der Dinge, auf die wir keinen Einfluß haben, ist wesentlich länger, aber zu den wichtigsten Punkten darauf zählen Gedanken, Erinnerungen, Körperempfindungen, Dränge, Impulse und Gefühle – und das Verhalten anderer Menschen.

Wenn Ihnen dieser Stuhl nicht gefällt, was können Sie dann tun? Sie können ihn so, wie er ist, nach draußen bringen und ihn auf diese Weise loswerden. Sie können ihn auch hinauswerfen und sich dauerhaft davon trennen. Aber wie steht es mit Ihren Gedanken, Gefühlen und Erinnerungen? Können Sie mit ihnen genauso verfahren? Warum können Sie Ihre Gedanken nicht einfach hinauswerfen? Weshalb können Sie sich nicht dauerhaft davon lösen? Gedanken und Gefühle sind keine greifbaren Objekte. Man kann sie nicht festhalten, berühren oder permanent entfernen. Innere Erlebnisse lassen sich einfach nicht ebenso beeinflussen wie äußere Objekte.

Unsere Kultur macht uns jedoch in vielfältigen Formen glauben, wir könnten unsere inneren Erlebnisse ebenso beeinflussen wie Objekte in unserer äußeren Umgebung. Wir hören diese Botschaften ständig: »Beruhige dich«, »Mach dir keine Sorgen«, »Reiß dich zusammen«, »Ruhig Blut«, »Wo ein Wille ist, ist auch ein Weg« usw. Als Kind haben Sie gelernt, einen heißen Ofen nicht zu berühren – ihn also zu meiden –, und das ist auch gut so. Aber inneren Schmerz kann man nicht meiden. Trotzdem versuchen wir oft, auf emotionalen Schmerz und andere für uns schwierige innere Erlebnisse so zu reagieren, als handle es sich um einen heißen Ofen – als ob Gedanken, Gefühle, Impulse und Empfindungen uns tatsächlich schaden könnten und als ob wir sie vermeiden könnten.

Wir können nicht nach Lust und Laune entscheiden, ob wir mehr oder weniger von einer schemabedingten Emotion spüren möchten. Weil die Emotion Furcht bei den meisten Schemata eine Rolle spielt, werden wir sie uns anhand eines Beispiels anschauen. Das folgende kleine Gedankenexperiment veranschaulicht, warum es problematisch ist, Emotionen steuern zu wollen. Nehmen wir einmal an, ich sage zu Ihnen, gleich komme ein Löwe in den Raum, der nur Menschen fresse, die Angst erkennen ließen oder wegzulaufen versuchten. Da der Löwe ungeheuer sensibel ist, entdeckt er auch die geringste Spur von Furcht, die bei Ihnen aufkommt. So lange Sie sich nicht fürchten und Sie nicht versuchen wegzulaufen, kann Ihnen nichts passie-

ren, weil der Löwe Sie dann nicht frißt. Aber sobald Sie das geringste Anzeichen von Furcht erkennen lassen oder versuchen wegzulaufen, merkt der Löwe dies und frißt Sie auf.

Was würde in solch einer Situation passieren? Wahrscheinlich würden Sie sich fürchten. Könnten Sie diese Furcht unter Kontrolle bringen? Könnten Sie sich zwingen, sich nicht zu fürchten? Und wie wäre es mit dem Weglaufen? Glauben Sie, Sie könnten verhindern, daß Sie versuchen würden wegzulaufen? Könnten Sie sich zwingen, nicht zu laufen? Wahrscheinlich würden Sie es schaffen, sich am Weglaufen zu hindern, aber könnten Sie auch verhindern, daß Sie sich fürchten?

Denken Sie nun einmal darüber nach, was geschehen würde, wenn ich Sie darüber aufklärte, daß der Löwe Sie, so lange Sie ihn streicheln, nicht fressen wird. Wahrscheinlich würden Sie ihn dann sofort streicheln, oder? Und wenn ich Ihnen sagen würde, wenn Sie den Löwen füttern, dann frißt er Sie nicht? Was würden Sie dann tun? Wahrscheinlich würden Sie ihm etwas zu fressen anbieten. Ich will auf folgendes hinaus: Unser Verhalten – also das, was wir mit unseren Händen und Füßen tun – zu beeinflussen ist etwas völlig anderes, als unsere emotionalen Reaktionen zu beeinflussen. Gedanken, Gefühle und Empfindungen sind anders als physische Objekte in der realen Welt. Wir können Gedanken, Gefühle und Empfindungen nicht umherbewegen und nicht beeinflussen.

Unser Verhalten zu verändern und zu beeinflussen ist etwas völlig anderes, als zu versuchen, unser inneres Erleben zu verändern. Wir können zu unseren inneren Erlebnissen nicht auf die gleiche Art in Beziehung treten wie zu Objekten in der Außenwelt. Das funktioniert einfach nicht. Unsere Gedanken, Emotionen, Impulse und Erinnerungen befinden sich in uns, und wir können vor uns selbst nicht weglaufen oder uns entfliehen.

Schmerz und Leiden erleben hundert Prozent aller Menschen. Irgendwann fühlt sich jeder enttäuscht, kritisiert, einsam oder traurig. Ist es Ihnen schon jemals gelungen, eine Emotion dauerhaft auszuschalten? Ist es Ihnen schon einmal gelungen, zu verhindern, daß ein bestimmter Gedanke in Ihrem Geist auftauchte? Solche Erlebnisse scheinen sogar um so häufiger aufzutreten, je stärker Sie sie verhindern wollen. Je stärker Sie sich bemühen, nicht *wütend zu sein, um so wütender werden Sie. Je weniger Sie depressiv sein wollen, um so depressiver sind Sie. Wenn Sie für Angst anfällig sind, können Sie sogar Angst vor der Angst bekommen. Vielleicht fragen Sie sich dann: »Warum habe ich Angst? Ist es denn normal, daß ich so ängstlich bin? Wie und wo hat das mit der Angst angefangen? Sind andere Menschen auch so ängstlich wie ich?« Aber all das verstärkt die Angst. Letztlich entsteht durch den Kampf gegen schwierige Emotionen noch mehr Schmerz.*

4. Untersuchung der Kosten des Vermeidens schmerzhafter Emotionen

Um der Gruppe zu helfen, die Kosten des Vermeidens zu verstehen, können Sie eine Übung nutzen, die dem *Erforschen der Rückseite* in Kapitel 7 (S. 118 ff.) sehr stark ähnelt. Bitten Sie um eine Freiwilligenmeldung, und führen Sie die Übung bezogen auf den Gedanken durch, den derjenige auf die Karteikarte geschrieben hat, der sie sich als Etikett angesteckt hat.

Fragen Sie den Freiwilligen, mit welchem Schema der Gedanke verbunden sein könnte, und schreiben Sie weitere mit diesem Schema verbundene Gedanken und Gefühle auf seine Karte. Sobald fünf oder sechs Gedanken und Gefühle auf der Karte notiert sind, halten Sie die Karte dem Freiwilligen sehr nahe vor das Gesicht. Bedrängen Sie ihn mit der Karte so sehr, daß er entweder wegschaut oder die Karte wegstößt. Sie können auch vorlesen, was auf der Karte steht (Sie spielen dann praktisch den Geist des Klienten), und die Karte dabei weiter direkt vor sein Gesicht halten. Fragen Sie ihn: »Wie treten Sie zu diesen Gedanken und Gefühlen, wenn Sie sich bei Ihnen melden, normalerweise in Beziehung?«

Führen Sie dem Freiwilligen vor Augen, wie er sich in seine Bemühungen, bestimmte Gedanken und Gefühle zu eliminieren, verstrickt und wie er versucht, diese wegzustoßen, zu vermeiden und sich nicht anzuschauen. Machen Sie ihn darauf aufmerksam, was für ein Kampf für ihn mit dem Versuch, diese Gedanken und Gefühle zu vermeiden, verbunden ist. Untersuchen Sie, wie sich diese Gedanken und Gefühle als hinderlich erweisen könnten.

Schauen wir uns den Gedanken [das Gefühl] auf dieser Karte an. Hat der Gedanke [das Gefühl] Sie schon einmal davon abgehalten, etwas zu tun, das Ihnen wichtig war? Wovon genau hat der Gedanke [das Gefühl] Sie abgehalten?

Notieren Sie auf der Rückseite der Karteikarte die wertebasierte Intention, die durch den Gedanken bzw. das Gefühl behindert wird. Werden Sie sich darüber klar, welcher Wert damit verbunden ist, notieren Sie auch ihn, und fordern Sie alle Gruppenteilnehmer auf, dies ebenfalls zu tun. Nähern Sie anschließend die Vorderseite der Karteikarte, auf welcher der schemabedingte Gedanke oder das entsprechende Gefühl notiert ist, dem Freiwilligen, und helfen Sie ihm zu erkennen, daß sein Wert sich um so weiter entfernt, je weiter er den Schmerz von sich stößt.

Was könnten Sie mit dieser Karte machen, wenn Sie von diesem Erlebnis weiterhin fliehen und weglaufen wollten – wenn Sie den Gedanken bzw. das Gefühl loswerden wollten? Sie können natürlich weiterhin versuchen, ihn [es] von sich wegzustoßen oder ihn [es] sogar wegzuwerfen. (Entfernen Sie die Karteikarte vom Klienten, knüllen Sie sie zusammen, oder werfen Sie sie in den Papierkorb.)

Aber ist Ihnen schon einmal gelungen, einen Gedanken oder ein Gefühl dauerhaft zu entfernen? Haben Sie es schon einmal geschafft, ihn [es] von sich fern zu halten? Und wenn Sie die Karte wegwerfen und sie dann tatsächlich weiter entfernt ist, was ist dann außerdem weiter weg? Was steht sonst noch auf der Karte? Je weiter entfernt der Gedanke [das Gefühl] ist, um so weiter entfernt ist auch Ihr Wert. Und je näher der Gedanke [das Gefühl] ist, um so näher ist der Wert. Können Sie dem Wert näher kommen, ohne dem Schmerz näher zu kommen? Die Frage ist also: Sind Sie bereit, den Gedanken [das Gefühl] auf der Karteikarte zuzulassen, wenn Sie dadurch auch dem auf der anderen Seite vermerkten Wert näher kommen?

Nachdem Sie erklärt haben, daß man der Umsetzung der eigenen Werte nur näher kommt, wenn man bereit ist, auch dem schemabedingten Schmerz näher zu sein, sollten Sie der Gruppe nun zu erkennen helfen, wie man Raum für schwierige Gedanken und Gefühle schaffen kann. Nehmen Sie die Karteikarte des Freiwilligen, und legen Sie sie ihm auf den Schoß. Fragen Sie ihn, wie sich dies anfühlt, und erforschen Sie dann mit Hilfe von Fragen wie den folgenden die Defusion von problematischen Gedanken und Gefühlen.

Wie viele Wörter befinden sich auf der Vorderseite der Karte? Und wie viele Buchstaben befinden sich dort? Welche Farbe hat die Tinte, in der sie geschrieben sind? Können Sie sie rückwärts lesen? Können Sie es zulassen, diese Buchstaben und Wörter zu sehen, und sie einfach zu beobachten? Können Sie sie einfach so lassen, wie sie sind, ohne sie von sich wegzustoßen oder mit ihnen zu kämpfen?

Fordern Sie die Gruppenmitglieder auf, die Karteikarte in der kommenden Woche ständig bei sich zu tragen, um zu üben, schmerzhafte Gedanken und Gefühle zuzulassen, ohne sich in sie zu verstricken.

Wären Sie wohl bereit, diese Karte während der ganzen nächsten Woche immer bei sich zu tragen? Schauen Sie sich einmal täglich den Gedanken oder das Gefühl an, das auf der Vorderseite vermerkt ist. Kämpfen Sie nicht dagegen an. Und vermeiden Sie ihn [es] nicht. Und sehen Sie ihn [es] auch nicht als die Wahrheit an. Schauen Sie die Vorderseite der Karte einfach an, bleiben Sie in Kontakt mit dem, was darauf steht, und stecken Sie die Karte anschließend wieder in die Tasche. Sind Sie dazu bereit? Und sind Sie vielleicht auch bereit, noch einen Schritt weiter zu gehen? Könnten Sie sich dazu verpflichten, die Intention zu realisieren, die auf der Rücksei-

te der Karteikarte vermerkt ist, und würden Sie die Karte bei sich führen, während Sie diesen Schritt tun?

5. Gespräch über das Erleben der Defusion durch Tragen eines Etiketts

Fragen Sie die Klienten, wie es sich für sie anfühlte, die Schilder mit den schmerzhaften Selbsturteilen zu tragen. Fragen Sie sie auch, ob sich ihre Gefühle oder ihr Unbehagen über die Schilder im Laufe der Sitzung verändert haben oder gleich geblieben sind. Ob sie vergessen haben, daß sie die Schilder trugen, oder ob sie sich deshalb während der ganzen Sitzung befangen gefühlt haben.

6. Erforschen des Sich-Lösens von Kontrollstrategien

Die experientielle Übung *Das Seil loslassen*, die in Kapitel 7 ausführlich beschrieben wurde, kann den Gruppenteilnehmern zu verstehen helfen, daß Kontrollstrategien nur in begrenztem Maße funktional sind. Außerdem lassen sich mit Hilfe dieser Übung die Vorteile von Verhaltensflexibilität angesichts wahrgenommener Hindernisse demonstrieren. Bitten Sie um die Meldung eines Freiwilligen, der bereit ist, die Übung auszuführen. Sie brauchen für die Übung ein zwei Meter langes Seil. Der Freiwillige soll im Rahmen der Übung nacheinander folgende Schritte ausführen.

1. Fragen Sie den Klienten nach einer schemaaktivierenden Situation aus neuerer Zeit, und lassen Sie ihn die damit verbundenen Gefühle und Gedanken beschreiben. Verdinglichen Sie diesen schemabezogenen Schmerz, indem Sie Fragen über seine Form, Größe und Farbe, sein Gewicht, seine Oberfläche usw. stellen. Sie können auch fragen, ob sich diese physischen Eigenschaften verändern oder ob sich der Schmerz irgendwie bewegt.
2. Hat der Freiwillige den schemabezogenen Schmerz klar als ein Ding beschrieben, erklären Sie ihm, daß Sie dieses Objekt aus ihm herausnehmen und es in sich selbst hineinnehmen werden. Spielen Sie dieses Übertragen des Schmerzes durch.
3. Halten Sie das eine Ende des Seils, und bitten Sie den Freiwilligen, das andere zu halten. Untersuchen Sie anschließend, wie sich der Klient zu dem Schmerz, wenn dieser sich zeigt, verhalten hat.
4. Ziehen Sie am Seil, und lassen Sie den Freiwilligen mit Ihnen als dem Repräsentanten des schemabedingten Schmerzes kämpfen. Erinnern Sie ihn daran, daß er auch Gefühle und Gedanken nicht vergessen sollte. Ziehen Sie ihn umher, oder lassen Sie ihn versuchen, von Ihnen wegzukommen, indem er Sie ein bis zwei Minuten lang zieht.

5. Empfehlen Sie dem Freiwilligen, auch andere Lösungen auszuprobieren. Notfalls kann er das Seil auch loslassen.
6. Läßt der Freiwillige das Seil dann tatsächlich los, repräsentieren Sie weiter den Schmerz und folgen dem Klienten überallhin.
7. Helfen Sie dem Freiwilligen, darauf zu achten, daß der schemabezogene Schmerz auch dann noch da ist, wenn er das Seil fallen gelassen hat. Allerdings kann er sich nun frei bewegen, auch in Richtung der Werte, die ihm wichtig sind. Der Schmerz ist zwar noch da, aber der Klient selbst entscheidet, in welche Richtung er sich bewegt; er wird also in seiner Bewegungsfreiheit nicht mehr durch einen Kampf eingeschränkt.

7. Visualisation zur Entwicklung der Beobachterperspektive

Eine weitere Möglichkeit, den Gruppenteilnehmern zu helfen, die Beobachterperspektive zu entwickeln und die Identifikation mit ihren Selbsturteilen und anderen schemabedingten Gedanken und Gefühlen aufzulösen, besteht in der Durchführung einer Visualisation, in der ein kürzliches schemaaktivierendes Ereignis erforscht und geklärt wird, in welcher Beziehung es zu ähnlichen Situationen früher im Leben steht. Anschließend wendet sich die Visualisation einem positiven Erlebnis aus neuerer Zeit zu, um zu demonstrieren, daß sich Gedanken, Gefühle und andere private Erlebnisse ständig verändern und uns folglich nicht definieren können. Es folgt eine Beschreibung der Visualisation (basierend auf Hayes *et al.* 1999/2004).

1. Bitten Sie die Gruppenteilnehmer, sich bequem hinzusetzen und die Augen zu schließen.
2. Fordern Sie sie auf, sich an einen Augenblick im Laufe der vorigen Woche zu erinnern, in dem bei ihnen ein Schema aktiviert wurde. Leiten Sie sie dazu an, sich intensiv an diesen Vorfall und alle mit ihm verbundenen Bilder, Geräusche, physischen Empfindungen, Emotionen und Gedanken zu erinnern. Insbesondere sollen sie dabei auf Gedanken, Geschichten, Urteile und Voraussagen achten und darauf, ob ihnen diese Dinge bekannt vorkommen – so wie alte und oft gehörte Geschichten.
3. Machen Sie sie darauf aufmerksam, daß das Selbst, das die Erinnerung beobachtet, mit dem Selbst in ihrer Erinnerung identisch ist.
4. Fordern Sie die Klienten dann auf, sich von der Erinnerung an das kürzliche Erlebnis wieder zu lösen und sich an eine der ersten Situationen zu erinnern, in denen das Schema, um das es in dieser Erinnerung ging, aktiviert wurde und in

denen jene mittlerweile altbekannte Geschichte zum ersten Mal auftauchte – ein frühes Erlebnis, vielleicht mit einem Elternteil oder einer anderen Bezugsperson, in der Schule oder mit Freunden. Leiten Sie die Klienten dazu an, sich intensiv an dieses Ereignis und alle mit ihm verbundenen Bilder, Geräusche, physischen Empfindungen, Emotionen und Gedanken zu erinnern. Fragen Sie sie, ob die Geschichten, die mit diesem frühen Ereignis verbunden sind, auch in aktuellen Beziehungen eine Rolle spielen oder ob sie den Eindruck haben, daß sie diesem sie selbst betreffenden Erlebnis zu entfliehen oder es zu vermeiden versuchen. Bitten Sie sie, aus einer mitfühlenden Haltung Raum für diese schwierige Erinnerung und für sich selbst zu einem früheren Zeitpunkt zu schaffen, und leiten Sie sie dazu an, alle diese Erlebnisse zu akzeptieren. Dabei kann Ihnen eventuell die Metapher vom *Himmel und Wetter* (S. 57 f.) helfen.
5. Weisen Sie sie darauf hin, daß das Selbst, das diese Kindheitserinnerung beobachtet, mit dem Selbst in ihrer Erinnerung identisch ist.
6. Bitten Sie die Gruppenteilnehmer, sich von der frühen Erinnerung wieder zu lösen und sich an eine Situation aus neuerer Zeit zu erinnern, in der sie Gedanken und Gefühle erlebt haben, die den durch das Schema aktivierten entgegengesetzt waren – vielleicht an eine Situation, in der sie sich zuversichtlich, sicher oder liebevoll sich selbst gegenüber fühlten. Auch in diesem Fall sollen sie sich alle Details der betreffenden Situation vergegenwärtigen: wo sie waren, mit wem sie zusammen waren und was in der Situation gesagt wurde, sowie welche Bilder, Geräusche, physischen Empfindungen, Emotionen und Gedanken damit verbunden waren.
7. Weisen Sie sie zum Abschluß noch einmal darauf hin, daß das Selbst, das die Erinnerung beobachtet, mit dem Selbst in der Erinnerung identisch ist – und in allen Erinnerungen, die im Rahmen dieser Visualisation zu Bewußtsein gebracht wurden, den positiven wie den negativen.

8. Hausaufgabe

Geben Sie den Gruppenteilnehmern folgende Hausaufgaben für die nächste Woche:

- In dieser Woche soll an der zu Beginn der Sitzung gewählten wertebasierten Intention und an der auf der Karteikarte notierten Intention gearbeitet werden.
- Fordern Sie die Teilnehmer auf, Raum für die unangenehmen Gefühle zu schaffen, die auftauchen, wenn sie sich bemühen, im Sinne ihrer Werte zu handeln.

Sitzung 9

Auch diese Sitzung beginnt mit der Überprüfung der Hausaufgaben und mit der Festlegung einer neuen Intention für die folgende Woche. Weil dies die vorletzte Sitzung ist, werden viele Themen und Fertigkeiten aus früheren Sitzungen rekapituliert, und die Gruppenteilnehmer erhalten Gelegenheit, neue Verhaltensweisen zu üben und sich zu ihrer Benutzung zu verpflichten. Ein wichtiger Fokus der Sitzung ist die Vermittlung effektiver Kommunikationsfertigkeiten. Die Sitzung ist nicht so befrachtet wie die vorherigen, so daß ein wenig Zeit bleibt, um an Dingen zu arbeiten, die vorher zu kurz gekommen sind. Außerdem können Sie die nicht verplante Zeit nutzen, um an Problemen zu arbeiten, mit denen einzelne Gruppenteilnehmer kämpfen.

ABLAUF

1. **Gespräch über die Erfahrungen der Gruppenteilnehmer bei den Hausaufgaben aus Sitzung 8 und Wahl einer neuen Intention für die nächste Woche (*Arbeitsblatt Wertebasierte Intentionen* — 10–15 Minuten).**
2. **Durchführung einer Visualisation, in der Reaktionen auf schemaaktivierende Ereignisse der letzten Zeit erforscht werden (5–10 Minuten).**
3. **Gespräch über effektive Kommunikation (Merkblatt *Ein Rezept für effektive Kommunikation* — 5–10 Minuten)**
4. **Durchführung eines Rollenspiels zwecks Üben von Defusionstechniken und anderer Reaktionen auf das zuvor in der Sitzung visualisierte Ereignis (Merkblatt *Defusionstechniken* — 45 Minuten).**
5. **Durchführung einer Visualisation, in der Achtsamkeit und Mitgefühl auf schemabezogenen Schmerz angewendet werden. Gleichzeitig wird das bereits früher in der Sitzung visualisierte Ereignis erneut erforscht (5 Minuten).**
6. **Hausaufgaben (5 Minuten)**

1. Überprüfen der Hausaufgaben

Fordern Sie die Gruppenteilnehmer auf, über ihre Erfahrungen mit der Umsetzung der wertebasierten Intention zu berichten. Befassen Sie sich mit allen Hindernissen, die aufgetaucht sind, und lassen Sie die Teilnehmer Vorschläge für Strategien sammeln, die diese Hindernisse zu überwinden helfen könnten. Lassen Sie alle Teilnehmer anschließend eine neue Intention für die nächste Woche festlegen. Diejenigen, die es nicht geschafft haben, die Intention umzusetzen, sollten am besten noch einmal an der Intention für die Vorwoche arbeiten, es sei denn, sie sind zu der Ansicht gelangt, daß diese Intention ihre Werte nicht zutreffend spiegelt.

2. *Visualisation zwecks Erforschung eines schemaaktivierenden Ereignisses der letzten Zeit*

Fordern Sie die Gruppenteilnehmer auf, die Augen zu schließen und sich eine Situation aus letzter Zeit vorzustellen, in der in einer für sie wichtigen Beziehung ihre Schemata aktiviert wurden und ihre Reaktion darauf nicht mit ihren Werten im Einklang stand. Erinnern Sie die Klienten wie bei allen Visualisationen auch diesmal daran, auf visuelle, auditive, kinästhetische und andere sensorische Aspekte zu achten. Sie sollen sich vergegenwärtigen, wo sie in der Situation waren, hören, was sie gesagt haben, und sich daran erinnern, was sie physisch zum betreffenden Zeitpunkt empfunden haben – und was sie in diesem Moment, während der aktuellen Visualisation, empfinden. Lassen Sie sie auch ihre Gedanken und Gefühle beobachten und ihre Aufmerksamkeit auf Dränge, Impulse und ihr tatsächliches Verhalten richten. Im Laufe dieses Prozesses können sie erneut zum damaligen Augenblick der Wahl in Kontakt treten. Unterstreichen Sie auch noch einmal, daß sie auf den inneren Drang, eine bestimmte Handlung auszuführen, nicht zu reagieren brauchen. Und schließlich können Sie die Gruppe dazu anleiten, sich darüber klar zu werden, was die weitere Nutzung alter Coping-Verhaltensweisen sie kosten würde.

> *Spüren Sie einen inneren Drang, sich auf eine bestimmte Weise zu verhalten? Was wollen Sie sagen oder tun? Sie brauchen nicht im Sinne eines solchen Impulses zu handeln. Sie können den Drang, ein altes Coping-Verhalten anzuwenden, auch einfach beobachten und Ihrer Selbstverpflichtung gerecht werden, dieses Verhalten nicht in die Tat umzusetzen. Wie haben Sie sich in jener Situation tatsächlich verhalten? Was haben Sie gesagt und getan? Wie hat sich Ihr Verhalten auf die andere Person ausgewirkt? Ist es der Nähe in Ihrer Beziehung zugute gekommen, oder ist die Distanz zwischen Ihnen und Ihrem Partner dadurch größer geworden? Verlangsamen Sie den gesamten Prozeß, und beobachten Sie das Ablaufen der Szene in Zeitlupe.*

Untersuchen Sie anschließend, wie diese Visualisation für die gesamte Gruppe war. Fordern Sie die Gruppenteilnehmer auf, sich eine wertebasierte Reaktion auf die Situation vorzustellen. Was hätten die Klienten gern anders gemacht? Wie hätten sie sich verhalten können, so daß es ihrer Beziehung zugute gekommen wäre?

3. Gespräch über effektive Kommunikation

Ein fakultatives Zusatzmodul für das Gruppenprotokoll (das im Protokoll für eine Einzeltherapie nicht enthalten ist) ist ein Assertivitätstraining. Es wird hier einbezogen, weil bei Klienten, die im Gruppenrahmen behandelt werden, oft die interpersonale Kompetenz unzulänglich ist. Wenn ihre Schemata aktiviert worden sind, sind sie oft nicht in der Lage, ihre Bedürfnisse und Gefühle so mitzuteilen, daß auch nur die Möglichkeit ihrer Erfüllung besteht.

Wenn Sie sich im Rahmen einer Gruppentherapie mit effektiver Kommunikation befassen wollen, können Sie den Teilnehmern das Merkblatt *Ein Rezept für effektive Kommunikation* geben.

EIN REZEPT FÜR EFFEKTIVE KOMMUNIKATION **Merkblatt**

Es folgt ein sehr simples Rezept für effektives Kommunizieren und selbstsicheres Vortragen eigener Anliegen. Sie brauchen die Aussagen nur so zu ergänzen, daß sie Ihrer persönlichen Situation entsprechen:

1. Als [beschreiben Sie das konkrete Ereignis objektiv und ohne zu urteilen],
2. fühlte ich [beschreiben Sie, wie Sie sich in der Situation fühlten].
3. Ich brauche [beschreiben Sie Ihr Bedürfnis im Sinne von Werten] (beispielsweise: »Ich brauche Verbundenheit, [Respekt, Ehrlichkeit usw.]«).
4. Wärest du bereit, zu [konkrete Forderung, aus der hervorgeht, wie die andere Person Ihr Bedürfnis erfüllen kann]?

Dazu ein Beispiel:

1. Als *wir geplant hatten, uns am Samstag um zwei Uhr nachmittags zu treffen, und du eine halbe Stunde zu später erschienst,*
2. fühlte ich mich *verletzt und betroffen.*
3. Ich brauche es, *mich auf dich verlassen und dir vertrauen zu können.*
4. Wärest du bereit, *in Zukunft pünktlicher zu sein und sicherzustellen, daß du deine Pläne in die Tat umsetzt?*

---

4. Durchführung einer Rollenspielübung zur Erforschung anderer Reaktionsmöglichkeiten

Bitten Sie einen Freiwilligen, vor die Gruppe zu treten und die Situation, die er zuvor visualisiert hat, in einem Rollenspiel darzustellen und gleichzeitig zu üben, anders als vorher darauf zu reagieren. Fordern Sie den Klienten auf, Sie über alle wichtigen Einzelheiten der visualisierten Situation zu informieren, damit Sie den Gegenspieler in der damaligen Situation spielen können. Geben Sie dem Freiwilligen eine Kopie des Merkblatts *Defusionstechniken*, und fordern Sie ihn auf, in seiner Reaktion auf die vorgestellte Situation seine Achtsamkeits- und Defusionsfertigkeiten – und nötigenfalls auch Fertigkeiten in effektiver Kommunikation – anzuwenden, so daß die Reaktion möglichst stark seinen persönlichen Werten entspricht und außerdem seine Beziehung gestärkt wird.

Anschließend können Sie im Gruppenrahmen ein Gespräch über das Rollenspiel führen und die Teilnehmer bitten, zu sagen, welche wertebasierten Verhaltensweisen sie in den visualisierten Situationen hätten benutzen wollen. Anschließend sollten sie zusätzlich zu der am Anfang der Sitzung gewählten eine weitere Intention festlegen, um in einer für sie wichtigen Beziehung im Sinne eines spezifischen Wertes zu handeln. Lassen Sie die Teilnehmer diese Intention aufschreiben.

5. Durchführung einer Visualisation, die Achtsamkeit und Mitgefühl auf schemabezogenen Schmerz anwendet

Führen Sie zum Abschluß der Sitzung eine Visualisation durch, die dem schemabezogenen Schmerz, der mit dem in dieser Sitzung visualisierten Ereignis zusammenhängt, mit Achtsamkeit begegnet. Diese Visualisation zielt darauf, den Gruppenteilnehmern zu helfen, sich dem Akzeptieren und der Bereitschaft im Hinblick auf schmerzhafte Emotionen zu öffnen und ihnen zu helfen, auch sich selbst Mitgefühl entgegenzubringen. Dazu können Sie folgendes Skript benutzen:

> *Machen Sie es sich in Ihrem Stuhl bequem, und schließen Sie sanft die Augen. Richten Sie die Aufmerksamkeit zunächst eine Weile auf Ihren Atem.*
>
> *Und nun erinnern Sie sich an den Augenblick, in dem in einer für Sie wichtigen Beziehung Ihr Schema aktiviert wurde – an das Ereignis, das Sie während dieser ganzen Sitzung visualisiert haben. Vielleicht haben Sie Entbehrung empfunden, sich verlassen oder unzulänglich gefühlt oder sich geschämt. Versuchen Sie, zu Ihrem zentralen Gefühl im Augenblick der Aktivierung des Schemas Kontakt herzustellen. Wo in Ihrem Körper erleben Sie das mit dem Schema verbundene Gefühl?*

Schauen Sie zurück, und versuchen Sie sich zu erinnern, wie oft dieses Gefühl heute bei Ihnen aufgetreten ist. Und wie oft im Laufe der vergangenen Woche? Wie oft während des letzten Monats? Versuchen Sie, sich an die erste Situation zu erinnern, in der Sie dieses Gefühl hatten, oder zumindest an eine der ersten Situationen dieser Art. Wenn Sie diese früheste Erinnerung vor Augen haben, heben Sie bitte die Hand.

Kennen Sie dieses Gefühl schon lange? Tritt es in vielen verschiedenen Beziehungen auf? Wie sind Sie zu diesem Gefühl in Kontakt getreten? Bleiben Sie bei dem Schmerz, und atmen Sie mit ihm. Wenn Sie irgendeinen Drang verspüren, dem Erlebnis zu entfliehen oder es wegzustoßen, dann registrieren Sie diesen Drang nur, und schauen Sie, ob Sie trotzdem bei diesem Erlebnis bleiben können. Wie fühlt es sich an, dieses Gefühl voll und ganz zu spüren, ohne dagegen anzukämpfen? Können Sie zulassen, daß Sie hundert Prozent Ihrer Erlebnisse mit Mitgefühl und sanfter Güte sich selbst gegenüber spüren? Können Sie Raum schaffen für alle Elemente Ihres Erlebens? Ist es wirklich notwendig, dieses Erlebnis wegzustoßen oder zu vermeiden? Oder ist dieser Schmerz etwas, womit Sie fertig werden können – etwas, das Sie beobachten können, ohne zu urteilen, und das Sie voll und ganz erleben können?

Achten Sie auf Gedanken, Emotionen, Empfindungen und innere Dränge, die aufkommen oder intensiver werden, und beobachten Sie sie mit Güte und Offenheit, als wäre dieser schemabezogene Schmerz ein weinendes Baby. Schauen Sie, ob Sie sich gestatten können, diesen Schmerz einzuladen und ihn als einen Teil von Ihnen anzunehmen, einen Teil, der immer bei Ihnen war und auch in Zukunft immer bei Ihnen sein wird. Nichts braucht korrigiert zu werden; nichts muß verändert werden. Sie sind genau da, wo Sie sein sollten. Wenn Sie bereit sind, können Sie Ihre Aufmerksamkeit allmählich weiter werden lassen und dann langsam die Augen öffnen.

6. Hausaufgaben

- Fordern Sie die Klienten auf, sich zur Umsetzung der wertebasierten Intention zu verpflichten, die sie zu Beginn der Sitzung für die kommende Woche ausgewählt haben, und außerdem an der Umsetzung der nach dem Rollenspiel über alternative Handlungsmöglichkeiten neu gewählten Intention in einer wichtigen Beziehung zu arbeiten.
- Weiterhin sollen sich die Gruppenteilnehmer in der Bereitschaft üben, schemabezogene Gefühle zu spüren und die mit ihnen zusammenhängenden Verhaltensimpulse nicht in die Tat umzusetzen.
- Tragen Sie den Klienten auf, nach Gelegenheiten Ausschau zu halten, alternative wertebasierte Reaktionen auf schemaaktivierende Situationen zu üben.

Sitzung 10

Wie Sitzung 9 ist auch diese letzte Sitzung nicht so stark mit Inhalten befrachtet wie die ersten acht Sitzungen, so daß ein wenig Zeit bleibt, sich mit Material zu beschäftigen, das in den vorangegangenen Sitzungen nicht behandelt werden konnte, und sich mit allen eventuell noch bestehenden Problemen zu beschäftigen, mit denen einzelne Gruppenteilnehmer kämpfen.

Diese Abschlußsitzung beginnt mit einer ausführlichen Achtsamkeitsübung, in der die Förderung des Selbstmitgefühls und des Mitgefühls anderen gegenüber als Weg zur Heilung genutzt wird. Auch der Erforschung der Erlebnisse der Teilnehmer in der Gruppe wird ein wenig Zeit gewidmet, und schließlich erhalten die Gruppenteilnehmer ein letztes Mal Gelegenheit, neue Reaktionsmöglichkeiten zu erproben. Die wichtigste Priorität ist in dieser Sitzung, daß die Gruppenteilnehmer Gelegenheit erhalten, neue wertebasierte Verhaltensweisen zu erproben und von den anderen Gruppenteilnehmern Feedback zu bekommen. Die Sitzung endet mit einer Erforschung potentieller Hindernisse und Planungsstrategien, die es den Gruppenmitgliedern ermöglichen, sich trotz dieser Hindernisse engagiertem Handeln zu widmen.

ABLAUF

1. **Durchführung einer Achtsamkeitsmeditation zwecks Förderung von Selbstmitgefühl und Mitgefühl anderen gegenüber (5 Minuten).**
2. **Gespräch über die Hausaufgaben aus Sitzung 9 (10 Minuten)**
3. **Gespräch über die Erlebnisse der Gruppenteilnehmer während der zehnwöchigen Arbeit (10–15 Minuten).**
4. **Ausführung einer Rollenspielübung zur Defusion und zur Entwicklung neuer Reaktionsweisen auf spezifische schemaaktivierende Ereignisse (Merkblatt *Defusionstechniken* und Merkblatt *Ein Rezept für effektive Kommunikation* — 35 Minuten).**
5. **Gespräch über potentielle Hindernisse und über das Entwickeln von Strategien für das Handeln im Sinne wertebasierter Intentionen trotz bestehender Hindernisse (15 Minuten).**
6. **Lassen Sie die Gruppenteilnehmer eine neue Intention wählen (10 Minuten).**
7. **Durchführung von Tests nach Abschluß der Behandlung.**

1. Durchführung einer auf Mitgefühl gerichteten Achtsamkeitsmeditation

Wenn den Gruppenteilnehmern geholfen wird, Mitgefühl sich selbst und anderen Menschen gegenüber zu entwickeln, so fördert das ihre Bereitschaft, ihren eigenen Schmerz und den Schmerz anderer anzunehmen. Dieses Annehmen von schemabezogenem Schmerz ist ein notwendiger Schritt, wenn man das Handeln an den eigenen Werten orientieren will. Es folgt ein Skript für eine Visualisation zur Entwicklung von Mitgefühl (Eifert & Forsyth 2005):

Schließen Sie zunächst die Augen, und richten Sie Ihre Aufmerksamkeit auf den natürlichen Rhythmus Ihrer Atmung. Sie brauchen den Atem nicht zu beeinflussen. Es reicht, wenn Sie sich auf Ihren Körper und Ihren natürlichen Atem einstimmen.

Nun vergegenwärtigen Sie sich einen Augenblick, in dem in einer Ihrer Beziehungen ein Schema aktiviert wurde. Treten Sie zu dem Schmerz in Kontakt, den dieses Schema in Ihnen geweckt hat. Atmen Sie beim nächsten Einatmen die Negativität und den Schmerz, die Sie spüren, vollständig ein. Atmen Sie das Unbehagen in dem Gewahrsein ein, daß im gleichen Augenblick viele Millionen Menschen auf der ganzen Welt die gleichen Empfindungen einatmen. Sie sind mit diesen Empfindungen nicht allein. Alle Menschen haben Schemata. Jeder fühlt sich in Beziehungen verletzt, zurückgewiesen, beschämt und geängstigt. Dieser Schmerz ist Teil des Menschseins in dieser Welt. Jemand anders auf der Welt empfindet wahrscheinlich in diesem Moment den gleichen Schmerz wie Sie.

Lassen Sie den Schmerz mit dem Atem noch tiefer in sich hinein. Atmen Sie mit jedem Atemzug auch den Schmerz und das Leiden anderer Menschen ein. Schaffen Sie in Ihrem Körper Raum für allen Schmerz, der mit dem Menschsein verbunden ist.

Und atmen Sie mit jedem Ausatmen Erleichterung, Mitgefühl und Güte gegenüber anderen Leidenden aus. Schaffen Sie Raum in Ihrem Inneren, um mehr von diesem Schmerz – Ihrem eigenen wie auch dem von anderen – einatmen zu können. Und atmen Sie bei jedem Ausatmen Linderung, Zuwendung und Mitgefühl aus. Suchen Sie den natürlichen Rhythmus Ihres Atmens. Öffnen Sie sich bei jedem Einatmen weiter, und verstärken Sie Ihre Bereitschaft, Raum für alles, was Sie erleben, zu schaffen. Sie brauchen den Schmerz, mit dem alle Menschen konfrontiert werden, nicht von sich wegzustoßen und ihm nicht zu entfliehen. Wir sind dazu geschaffen, mit all diesen Erlebnissen umzugehen, und sind in der Lage, sie zu fassen.

Sobald Sie sich bereit fühlen, können Sie allmählich die Augen wieder öffnen und die Intention bekräftigen, dem Schmerz der Menschheit weiterhin mit Güte und Mitgefühl zu begegnen.

2. Gespräch über Hausaufgaben

Fordern Sie die Gruppenteilnehmer auf, über die Umsetzung ihrer wertebasierten Intentionen zu berichten und insbesondere die aufgetauchten Hindernisse zu nennen. (Später in dieser Sitzung werden Sie ein ausführliches Gespräch über mögliche künftige Hindernisse führen sowie über Strategien für den Umgang mit ihnen. Außerdem werden Sie die Teilnehmer auffordern, eine neue Intention zu wählen.)

3. Gespräch über die zehnwöchige Gruppenarbeit

Leiten Sie ein Gespräch über die Erlebnisse der Teilnehmer in der Gruppe und speziell über ihre Erfahrungen mit dem Erforschen und Umsetzen ihrer Werte ein. Lassen Sie sie darüber berichten, welche Strategien bei den einzelnen Klienten gewirkt haben und welche sich letztlich als weniger wirksam erwiesen haben. Fordern Sie die Klienten auf, über alles zu berichten, was sie in der Gruppe über sich selbst oder ihr Verhalten in Beziehungen herausgefunden haben. Sie können sie auch fragen, woran sie nach ihrer Meinung noch arbeiten müssen und welche Werte sie weiterhin in ihrem Handeln umsetzen werden. Empfehlen Sie ihnen, weiter wertebasierte Intentionen zu identifizieren und jeweils eine Woche lang an deren Umsetzung zu arbeiten.

4. Rollenspielübung zwecks Erforschung neuer Reaktionsmöglichkeiten

Wiederholen Sie das Rollenspiel aus Sitzung 9 noch einmal, indem Sie um Freiwilligenmeldungen bitten und an schemaaktivierenden Ereignissen der vorigen Woche arbeiten. Fordern Sie alle Freiwilligen auf, zunächst ihr altes dysfunktionales Coping-Verhalten zu spielen; anschließend sollen die übrigen Gruppenteilnehmer ihnen Feedback geben und ihnen Vorschläge bezüglich neuer wertebasierter Verhaltensweisen machen. Sie können das gleiche Rollenspiel noch einmal ausführen lassen und den Freiwilligen dieses Mal auftragen, eine wertebasierte Reaktion zu üben, die durch Ehrlichkeit, effektive Kommunikation und Verletzbarkeit gekennzeichnet ist. (Wenn nötig, können Sie ihnen die Merkblätter *Defusionstechniken* und *Ein Rezept für effektive Kommunikation* aushändigen.) Fordern Sie alle Freiwilligen nacheinander auf, sowohl ihre alten Verhaltensweisen als auch die neuen zu erproben und festzustellen, wie es sich für sie anfühlt, sich anders als bisher zu verhalten.

5. Gespräch über potentielle Hindernisse und Strategien zu ihrer Überwindung

Zum Abschluß der Sitzung sollte noch über Probleme gesprochen werden, die hinsichtlich der Bereitschaft und des engagierten Handelns aufgetreten sind. Fordern Sie die Gruppenteilnehmer auf, sich über aktuelle Hindernisse klarzuwerden, die es ihnen erschweren, ihre wertebasierten Intentionen in die Tat umzusetzen. Verwenden Sie ein wenig Zeit darauf, zu erläutern, mit Hilfe welcher Strategien man trotz Hindernissen wertebasierte Intentionen verfolgen kann. Widmen Sie anschließend dem Erforschen potentieller zukünftiger Hindernisse ein wenig Zeit, und regen Sie die Gruppenteilnehmer dazu an, entsprechende Strategien zu entwickeln. Die Klienten sollten nun zukünftige Situationen voraussagen können, in denen bei ihnen Schemata wahrscheinlich aktiviert werden, und sie sollten darüber nachdenken, welche neuen Coping-Strategien sie in Augenblicken der Wahl benutzen können, um im Sinne ihrer Werte statt im Sinne alter dysfunktionaler Schemata zu handeln.

6. Wählen einer neuen Intention

Zum Schluß sollen die Gruppenteilnehmer sich noch einer neuen wertebasierten Intention verpflichten, die sich auf eine Triggersituation bezieht, mit der sie oft konfrontiert werden. Fordern Sie alle Teilnehmer anschließend auf, sich zu erheben und bekannt zu geben, wozu sie sich verpflichtet haben.

7. Tests nach Abschluß der Behandlung

Falls Sie eines der zu Behandlungsbeginn benutzten Testverfahren auch zur Messung der Behandlungsresultate nutzen wollen, sollten die Gruppenteilnehmer die entsprechenden Fragebögen nach Abschluß der Sitzung erneut durcharbeiten und ausfüllen.

Literatur

Bond, F. W., Hayes, S. C., Baer, R. A., et al. (2011). Preliminary psychometric properties of the Acceptance and Action Questionnaire II: A revised measure of psychological flexibility and experiential avoidance. *Behavior Therapy, 42*(2): 676–688.

Chawla, N., & Ostafin, B. (2007). Experiential avoidance as a functional dimensional approach to psychopathology: An empirical review. *Journal of Clinical Psychology, 63*(9), 871–890.

Ciarrochi, J., & Bailey, A. (2008). *A CBT practitioner's guide to ACT.* Oakland, CA: New Harbinger Publications; dt.: (2010) *Akzeptanz- und Commitmenttherapie in der KVT.* Weinheim: Beltz.

Cohen, E. (2002). *Interpersonal schemas in major depression and Axis II disorders.* PhD dissertation, York University, Toronto, Ontario, Canada.

Cohen, J. (1988). *Statistical power analysis for the behavioral sciences.* Hillsdale, NJ: Lawrence Erlbaum Associates.

Eifert, G., & Forsyth, J. (2005). *Acceptance and commitment therapy for anxiety disorders.* Oakland, CA: New Harbinger Publications; dt.: (2009) *Akzeptanz- und Commitment-Therapie für Angststörungen.* Tübingen: DGVT.

Eifert, G. H., McKay, M., & Forsyth, J. P. (2006). *ACT on life not on anger.* Oakland, CA: New Harbinger Publications; dt.: (2009) *Mit Ärger und Wut umgehen.* Bern: Huber.

Flasher, L. V. (2000). Cyclical maladaptive patterns: Interpersonal case formulation for psychotherapy with children. *Journal of Contemporary Psychotherapy, 30*(3), 239–254.

Gamez, W. (2009). *Experiential avoidance: Associations with psychopathology and quality of life.* PhD dissertation, University of Iowa, Iowa City.

Harris, R. (2009). *ACT made simple.* Oakland, CA: New Harbinger Publications; dt.: (2011) *ACT leicht gemacht.* Freiamt: Arbor.

Hayes, S. C., & Smith, S. (2005). *Get out of your mind and into your life.* Oakland, CA: New Harbinger Publications; dt.: (2007) *In Abstand zur inneren Wortmaschine.* Tübingen: DGVT.

Hayes, S. C., & Gifford, E. V. (1997). The trouble with language: Experiential avoidance, rules, and the nature of verbal events. *Psychological Science, 8*(3), 170–173.

Hayes, S. C., Strosahl, K., & Wilson, K. G. (1999). *Acceptance and commitment therapy.* New York: Guilford; dt.: (2004) *Akzeptanz und Commitment Therapie.* München: CIP-Medien.

Hayes, S. C., Wilson, K. G., Gifford, E. V., Follette, V. M., & Strosahl, K. (1996). Emotional avoidance and behavior disorders. *Journal of Consulting and Clinical Psychology, 64*(6), 1152–1168.

Hollon, S. D., & Kendall, P. C. (1980). Cognitive self-statements in depression: Development of an automatic thoughts questionnaire. *Cognitive Therapy and Research, 4*(4), 383–395.

Horowitz, L. M., Alden, L. E., Wiggins, J. S., & Pincus, A. L. (2000). *Inventory of interpersonal problems manual.* Odessa, FL: The Psychological Corporation.

Lev, A. (2011). *A new group therapy protocol combining acceptance and commitment therapy (ACT) and schema therapy in the treatment of interpersonal disorders: A randomized controlled trial.* PsyD dissertation, Wright Institute, Berkeley, CA.

Levenson, H. (1995). *Time-limited dynamic psychotherapy.* New York: Basic Books.

Levenson, H. (2010). *Brief dynamic therapy.* Washington, DC: American Psych. Association.

McKay, M., Davis, M., & Fanning, P. (2011). *Thoughts and feelings* (4. Aufl.). Oakland, CA: New Harbinger Publications; dt.: (2009) *Gedanken und Gefühle.* Paderborn: Junfermann.

Nordahl, H. M., Holthe, H., & Haugum, J. A. (2005). Early maladaptive schemas in patients with or without personality disorders. *Clinical Psychology and Psychotherapy, 12*(2), 142–149.

Ruiz, F. J. (2010). A review of acceptance and commitment therapy (ACT) empirical evidence: Correlational, experimental psychopathology, component, and outcome studies. *International Journal of Psychology and Psychological Therapy, 10*(1):125–162.

Saavedra, K. (2008). *Toward a new acceptance and commitment therapy (ACT) treatment of problematic anger for low income minorities in substance abuse recovery: A randomized controlled experiment.* PsyD dissertation, Wright Institute, Berkeley, CA.

Safran, J., & Segal, Z. (1996). *Interpersonal process in cognitive therapy.* Lanham: Jason Aronson.

Sullivan, H. S. (1955/2003). *The interpersonal theory of psychiatry.* Oxford, UK: Routledge; dt.: (1991) *Die interpersonale Theorie der Psychiatrie.* Frankfurt a. M.: Fischer TB.

Titchener, E. B. (1916). *A text-book of psychology.* New York: Macmillan.

Vuille, P. (2006a, March 5). Thoughts as sales representatives. [Online forum comment]. Retrieved from http://acbs.dharmatech.org/thoughts_as_sales_representatives

Vuille, P. (2006b, March 5). Your life as a movie [Online forum comment]. Retrieved from http://contextualpsychology.org/your_life_as_a_movie

Wegner, D. M. (1989). *White bears and other unwanted thoughts.* New York: Viking Penguin.

Wilson, K. G., et al. (2010). The Valued Living Questionnaire: Defining and measuring valued action within a behavioral framework. *Psychological Record, 60*(2), 249–272.

Young, J. (1999). *Cognitive therapy for personality disorders.* Sarasota, FL: Professional Resource Press; dt.: (2012) *Kognitive Therapie für Persönlichkeitsstörungen.* Tübingen: DGVT.

Young, J. (2004). »Schema Therapy for Couples.« Workshop, November 5 and 6, New York.

Young, J. (2012). »Schema Therapy: Beyond the Basics.« Workshop with Wendy Behary, January 27 and 28, Springfield, New Jersey.

Young, J., & Klosko, J. (1993). *Reinventing your life.* New York: Plume; dt.: (2006) *Sein Leben neu erfinden.* Paderborn: Junfermann.

Young, J., Klosko, J., & Weishaar, M. (2003). *Schema therapy: A practitioner's guide.* New York: Guilford Press; dt.: (2005) *Schematherapie.* Paderborn: Junfermann.

Zettle, R. D. (2007). *ACT for depression.* Oakland, CA: New Harbinger Publications.

Stichwortverzeichnis

Michelle Skeen

Lebensfallen in der Partnerschaft

Der Umgang mit einem Partner, der Sie ständig kritisiert

Schematherapie in Beziehungen

Mit einem Vorwort von Jeffrey Young
Übersetzt von Theo Kierdorf & Hildegard Höhr

188 Seiten, Klappenbroschur, mit Lesezeichen

»Ich empfinde es als sehr bereichernd, eine so gute Erweiterung des Ansatzes der Schematherapie kennenzulernen, die all jenen zu helfen vermag, die in schmerzhaften, destruktiven Beziehungen leben, weil ihre Partner sie ständig kritisieren.«

– Jeffrey Young

»Lebensfallen in der Partnerschaft *sollte Pflichtlektüre für alle Partner sein, die sich in ihrer Beziehung häufig verletzt, entwertet oder beschuldigt fühlen. Das Buch erläutert, warum dies passiert, und es erklärt, was man dagegen tun kann. Ich kann das Buch allen Betroffenen nur dringend empfehlen.«*

– Matthew McKay